中医肛肠病名家陈金泉
医案医论集

彭　林　主编

全国百佳图书出版单位
中国中医药出版社
·北　京·

图书在版编目（CIP）数据

中医肛肠病名家陈金泉医案医论集 / 彭林主编 .
北京：中国中医药出版社，2024. 12
ISBN 978-7-5132-8540-7

Ⅰ. R266

中国国家版本馆 CIP 数据核字第 2024Q5V427 号

中国中医药出版社出版

北京经济技术开发区科创十三街 31 号院二区 8 号楼
邮政编码　100176
传真　010-64405721
廊坊市祥丰印刷有限公司印刷
各地新华书店经销

开本 880×1230　1/32　印张 9.75　字数 236 千字
2024 年 12 月第 1 版　2024 年 12 月第 1 次印刷
书号　ISBN 978 - 7 - 5132 - 8540 - 7

定价　49.00 元
网址　www.cptcm.com

服务热线　010-64405510
购书热线　010-89535836
维权打假　010-64405753

微信服务号　zgzyycbs
微商城网址　https://kdt.im/LIdUGr
官方微博　http://e.weibo.com/cptcm
天猫旗舰店网址　https://zgzyycbs.tmall.com

如有印装质量问题请与本社出版部联系（010-64405510）

陈金泉简介

　　陈金泉生前是广东省第二批名中医师承项目指导老师，广东省名中医传承工作室指导专家，中华中医药学会肛肠分会授予全国中医肛肠学科名专家；曾任广东省中山市中医院肛肠科主任，主任中医师，广州中医药大学教授，从事中医临床工作40多年，德艺双馨，有丰富的临床经验。

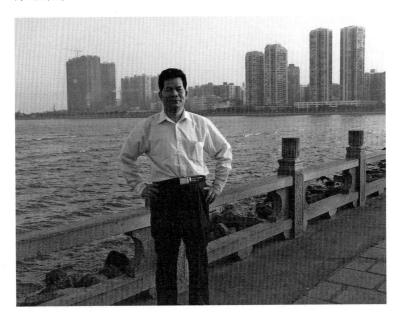

前　言

陈金泉是全国中医肛肠学科名专家，广东肇庆人氏，广州中医药大学附属中山中医院教授，主任中医师，一生致力于中医临床实践与学术研究，有丰富的临床经验和独到的学术思想。现在，我们把收集到的陈金泉相关医案、医话、医论，编辑成册，以飨读者。

本书共四章，第一章为陈金泉的医案，其中"亲撰医案"是根据陈金泉亲自撰写的文字资料整理而成；"其他医案"是由陈金泉的医案资料和编者的按语分析组成。

第二章为陈金泉的医论医话，是根据陈金泉亲自撰写的文献资料整理而成。

第三章为陈金泉的临床经验方，此章节是对陈金泉亲笔撰写的方药资料进行整理而成，药物组成、加减等内容均忠实于原文。

第四章是后学们传承陈金泉学术经验的体现。其中"陈金泉带教实录"由陈金泉的学生门诊跟师时理解分析陈金泉的医案，结合陈金泉审阅点评的评语构成；"陈金泉点评弟子医案"为陈金泉的学生应用陈金泉经验的临证医案,由陈金泉审阅点评;"陈金泉学术思想学习体会"是陈金泉的学生对陈金泉学术思想的理解总结。

陈金泉生前撰写的部分医案无按语,在本书中均予真实再现,未再额外添加按语,请读者见谅。

出版本书,旨在传承和发扬陈金泉名中医的医学经验,更好地服务临床。在此,要特别感谢陈金泉教授的家人,提供宝贵的原始资料,并参与编辑整理,才使得这本书能够顺利编辑出版。

我们希望这本书能够成为中医工作者学习和参考的宝贵资料,更好地为患者服务。

谨以此书纪念陈金泉老师!

编　者
2024 年 6 月

目　录

中医肛肠病名家陈全泉
医案医论集

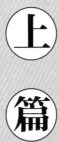

上篇

第一章 医 案

第一节 亲撰医案

一、冷秘案

赵某，女，36 岁。初诊：2009 年 11 月 29 日。

主诉：大便秘结难解伴无便意 20 年。

患者 15 岁左右开始无明显原因出现大便秘结难解，平时无便意，需自服泻药（自购药，自谓曾服过多种泻药），15 日左右排 1 次大便，大便干结，色黑，下腹轻微疼痛，偶有少许白色黏冻，平时畏寒，胃纳差，睡眠欠佳，右腰部、右髋关节及双膝以下酸痛。双下肢怕冷，即使夏天也需盖压衣物才觉舒服。2009 年 11 月 26 日电子结肠镜检查报告：回肠末端及全结肠未见明显异常病变。刻下症：面色淡白，四肢发凉，舌淡，苔白，脉沉无力。

西医诊断：功能性便秘。

中医诊断：便秘（气血两虚，阳虚寒凝）。

治法：补益气血，温阳通便。

处方：《备急千金要方》温脾汤加减。党参 20g，黄芪 20g，当归 10g，熟地黄 15g，干姜 5g，熟附子 5g，大黄 5g，郁李仁 15g，桃仁 10g，枳壳 10g，厚朴 10g，木香 10g（后下），酸枣仁 15g，首乌藤 10g。

嘱患者晚上睡前 2 小时服药，药渣次日复煎，内服。

二诊：2009 年 12 月 5 日。

服药后第 1 天即排出软便，之后每天排大便 1 次，质软，仍有腰膝酸痛。药已对症，守上方去大黄，加川续断 10g、肉苁蓉 15g，以壮腰补肾，润肠通便。

三诊：2009 年 12 月 14 日。

大便日 1 次，色黄，腹痛及大便白色黏冻消失，睡眠好转，双下肢酸软乏力减轻。继守上方，去木香、桃仁。

四诊：2009 年 12 月 26 日。

便意基本恢复，大便软，可自排，日 1 次，腹痛消失，右腰部、右髋关节及双膝以下酸痛基本消失。继守前方 3 周以善后。

按： 便秘的同时兼有四肢发凉、喜温怕冷、舌淡白、脉沉迟等阴寒症状者，称之冷秘。而其中以伴有全无便意者尤为难治。患者除有陈年冷秘外，还有失眠、腰膝酸软、下肢怕冷等心神失养、脾肾阳虚的症状。根据患者脉症，中医辨证为气血两虚、寒凝便秘。治宜补益气血，温阳通便。宗《备急千金要方》温脾汤加减治之。方中以党参、黄芪、当归、熟地黄大补气血，干姜、附子、大黄、郁李仁、桃仁温阳通便，枳壳、厚朴、木香行气导滞，酸枣仁、首乌藤养心安神。嘱患者晚上睡前 2 小时服药，一则便于发挥安神入睡作用，二则便于次晨恢复自主排便习惯。患者首诊服药后第 1 天即可自行排出软畅大便。随后加入川续断、肉苁蓉等壮腰补肾、舒筋止痛之品，经月余调治，终于恢复自主排便。多年无便意之顽秘得以治愈，失眠、腰膝酸痛症状也基本消失。

二、流产后抑郁泄泻案

霍某，女，28岁。初诊：2018年2月6日。

主诉：腹泻、肠鸣2个月余。

患者平素精神及大便正常，2个多月前因怀胎6个月无故流产，精神焦虑抑郁，继而被厂方辞退，以致心情更为悲伤。事后常叹息善哭，睡卧不安，胃纳不思，大便稀烂如水，日排1次，肠鸣如雷，流产后一直月经未潮。病后曾到市内多家医院诊疗。并行结肠镜检查报告：全结肠未见明显异常病变。诊断为产后抑郁症、肠易激综合征。以中西药治疗2个多月，因疗效不显，经朋友介绍到本人处诊疗。刻下症：患者面色暗滞，愁容满面，精神焦躁，叹息不止，时而伏案而泣，潸然泪下，舌淡红，苔白腻，脉弦细。

西医诊断：①产后抑郁症；②肠易激综合征；③焦虑失眠。

中医诊断：①产后脏躁（肝气郁结）；②泄泻（脾虚肝郁）。

治法：健脾化湿，疏肝解郁，养心安神。

处方：归脾汤合四逆散加减。党参15g，白术15g，茯苓20g，薏苡仁20g，白芍15g，莲子15g，陈皮5g，木香10g（后下），焦山楂10g，柴胡10g，醋香附10g，酸枣仁10g，制远志5g，五味子5g，甘草5g。

嘱患者放松情绪，解除顾虑，增强治疗信心，配合治疗。为使中药起到较好的安神作用，嘱患者头煎药液睡前2小时服，药渣次日早上再煎服1次。每日如此类推服用。

二诊：2018年2月22日。

心情颇佳，精神焦虑、紧张、易哭及失眠症状消失。大便已成形，日排1次，肠鸣如雷显减。治疗期间适逢春节，因病情明显好转，自谓过年期间甚为开心，心情畅快。面露笑容，精神好，舌淡红，苔薄白，脉弦细。病已近乎治愈，继守上方加郁金，继续疏肝木以善后。

处方：党参 15g，白术 15g，茯苓 20g，薏苡仁 20g，白芍 15g，莲子 15g，陈皮 5g，木香 10g（后下），焦山楂 10g，柴胡 10g，醋香附 10g，酸枣仁 10g，制远志 5g，五味子 5g，甘草 5g，郁金 10g。

随访 1 年，体重增加，上述症状一直无复发，并曰拟备孕二胎云云。

按：本例患者产前情绪及二便正常，流产后逐渐出现精神抑郁、焦虑不安、失眠、叹息、善哭、大便稀烂或成粒（日 1 次）、腹痛、肠鸣不适等症状，但结肠镜检查无异常病变，符合中医产后脏躁及西医产后抑郁及肠易激综合征特征。病由患者突发流产，心情不畅，情志内伤，以致精神忧郁，心神惑乱而焦虑不宁，叹息频作，时而潸然泪下。《素问·宣明五气》曰"心藏神，肺藏魄，肝藏魂，脾藏意，肾藏志，是谓五脏所藏"，《素问·举痛论》曰"思则气结"。产后气血虚损，心神失养，故失眠不安，忧思伤脾，脾不健运，肝失疏泄，木旺侮土，则焦虑抑郁，大便烂硬交替，腹痛不适。肝不疏泄，气郁肠腑故肠鸣如雷。舌淡红，苔白腻，脉弦细，均为脾虚肝郁气弱之象。治宜疏肝解郁，健脾扶土以抑肝木。方选四逆散合归脾汤加减治之，以柴胡、白芍、香附、郁金、木香疏肝解郁、理气止痛，归脾汤去养血滑肠之当归及滞腻之龙眼肉，专选党参、白术、茯苓、薏苡仁、莲子、陈皮以益气健脾、化湿止泻，酸枣仁、制远志、五味子以养心安神，焦山楂以开胃止泻。全方共奏健脾疏肝、理气解郁、养心安神、化湿止泻之效，辅以心理疏解，药物与心理疏导结合。服药仅2周，患者焦虑失眠、泄泻、腹痛症状顿失，服药近1个月，原有诸症消失。随访周年，未再复发。

三、成人腹部抽动症案

苏某，女，39岁。初诊：2018年7月13日。

主诉：腹部间断抽搐3年多。

3年前患者父亲在某三甲医院行心脏手术（具体病情及术式不详），术后曾安返病房，约半小时后因病情骤变，复急送该院手术室处理，继而告之不幸猝死。当时在场的患者苏某，见父亲突发病死亡，无法接受现实，身心突受刺激，当即心悸不适。继而心情不舒，闷闷不乐。3个月后逐渐出现全腹抽搐症状。患者病后心情忧闷，独坐或饥饿或站立时易诱发腹部抽搐或加重抽搐。餐后减轻，上床平卧则消失。抽搐时常伴上下牙齿发紧，张合不利。近年伴有嗳气、腹痛，大便稀烂，日1次，带黏液，睡眠差，月经正常，有慢性浅表性胃炎及卵巢囊肿手术史。病后曾到本市多家三甲综合医院诊疗，胃肠镜检查报告结果为慢性浅表性胃炎，全结肠黏膜未见明显异常病变，诊断为自主神经失调。曾服多种中西药物（具体药物不详）未见效果，后经朋友介绍邀本人诊疗。患者因受病情折磨3载有余，心情甚为焦虑紧张，甚至产生自杀念头。病后消瘦，现身高158cm，体重只有50kg。刻下症：神清，消瘦，面色暗滞，面有黄褐斑，舌淡，暗红，苔薄，脉弦细无力。查体：站立位，裸露全腹，见以肚脐为中心全腹持续抽搐，每分钟40多次，腹部抽搐的同时腹部可闻及明显辘辘之声。仰卧位见舟状腹，全腹软，无压痛及反跳痛，脐周可触及拳头大柔软蠕动性包块。

西医诊断：①自主神经失调；②慢性胃炎；③胃下垂待排；④功能性肠病。

中医诊断：①腹痉症（脾虚肝郁，心神失养，虚风内动）；②胃痞（脾虚气滞）；③泄泻（脾虚不运）。

治法：疏肝和脾，养心安神，镇痉止搐。

处方：芍药甘草汤合止痉散加减。龙齿 20g，全蝎 5g，柴胡 10g，白芍 10g，钩藤 20g，木瓜 10g，香附 10g，郁金 15g，茯苓 15g，法半夏 10g，葛根 20g，酸枣仁 10g，甘草 10g。

6 剂，日 1 剂。药渣复煎，日服 2 次。

二诊：2018 年 7 月 19 日。

腹部抽搐已减轻约八成，饥饿及站立抽搐较前减轻，嗳气、腹痛好转，大便成形，日 1 次，黏液显减，睡眠好。精神较前好转，腹部抽搐较前显减，腹部仍可闻及辘辘之声，脐周可触及拳头大柔软蠕动性包块。建议行上消化道造影检查以排除胃下垂可能。

三诊：2018 年 7 月 20 日。

腹部仍时有抽搐，但已较前明显减轻，嗳气、腹痛好转，今天大便稀烂，日 1 次，少许黏液，睡眠好。即日上消化道造影报告示：①胃炎；②轻度胃下垂。刻下症：舌淡暗红，苔薄，脉弦细无力。脾虚肝郁，中气下陷，虚风内动。予补中益气汤合归脾汤加减治之。

处方：炙黄芪 20g，党参 15g，当归 10g，升麻 10g，柴胡 10g，制香附 10g，龙齿 20g，钩藤 20g，白术 10g，茯苓 15g，白芍 10g，法半夏 10g，木瓜 15g，酸枣仁 10g，甘草 5g。

7 剂，日 1 剂，药渣复煎，日服 2 次。

四诊：2018 年 7 月 26 日。

患者诉从今天早上 6 点至就诊时（上午 8 点 43 分）腹部抽搐已完全消失。嗳气、腹痛好转，大便已成形，日 1 次，大便黏液消失。患者精神较前明显好转，面露笑容。观察约 10 分钟，腹部原抽搐症状及辘辘之声完全消失。药已显效。继守 7 月 20 日原方 14 剂以善后。

随访 5 个月，腹部抽搐一直未见复发。

按：抽动症临床多分为发声性抽动、运动性抽动、抽动-发声综合征三种，以进行性发展的多部位运动抽动和发声抽动为主要特征，多见于 5～12 岁儿童，成人则较为少见。

本例患者因其父心脏术后不幸猝死而惊吓忧思过度。《素问·灵兰秘典论》曰："心者，君主之官也，神明出焉。"心不藏神则心悸不宁，惊则气乱，故惊悸慌张。肝为风木之脏，主疏泄而藏血，喜条达而恶抑郁，主筋。肝气抑郁，营血虚亏，水（血）不涵木，则虚风内动，故而腹部抽搐频作，上下牙齿发紧。思伤脾土，脾虚不运，气滞中焦则腹疼痛、嗳气、纳差、泄泻。清阳不升，水湿凝滞脘腹，则辘辘有声。中气下陷则脐腹痞块时隐时现（胃下垂之胃体）。治宜养血安神、健脾疏肝、镇潜止搐。首以芍药甘草汤合止痉散加减治之，方中白芍、甘草和营解肌，全蝎、钩藤、龙齿、木瓜、酸枣仁镇痉止搐、养心宁神，柴胡合白芍、香附、郁金以疏肝解郁，茯苓配伍法半夏、葛根以升阳除湿、健运脾土。全方共奏养心安神、调和肝脾、镇潜止搐、升阳除湿之功。药仅 6 剂而腹部抽动症状减除八成，嗳气纳差好转。三诊钡剂造影提示有胃下垂，舌淡暗红，苔薄，脉弦细无力，辨之为心脾两虚、中气下陷，予补中益气汤合归脾汤补中益气、养血安神，以标本兼治。服药 7 剂后，患者腹部抽动 3 年之顽疾和腹部辘辘之声豁然消失，继服三诊方药加减调治 2 周。随访 5 个月，腹部抽搐症状未见复发，大便如常，余症（胃下垂症状）显减，嘱患者胃下垂症另行调治。

四、腹痛（急性胰腺炎）案

方某，男，36 岁。初诊：2018 年 6 月 28 日。

主诉：左中上腹及脐周疼痛 3 天。

患者发病前 1 天，晚餐时自饮葡萄酒 1 瓶（750mL）后，渐觉左侧中腹部疼痛，嗳气不适。次日下午再食蛋糕 1 个，至晚上 8 点开始肚脐左侧腹部疼痛加重，当晚入睡后至 12 点左右腹痛难忍，痛至苏醒，但无呕吐腹泻，无发热。6 月 27 日凌晨 1 点 38 分到本市某三甲医院急诊，当时值班医生查体：体温正常，血压 131/82mmHg，呼吸 21 次 / 分，脉搏 89 次 / 分，腹软，脐周及上腹部压痛，无反跳痛。全血白细胞计数为 22.19×10^9/L。诊断：腹痛查因。予间苯三酚、法莫替丁、左氧氟沙星静脉滴注至凌晨 4 点许。再予雷尼替丁、和胃消痞合剂（医院制剂）、补液盐散剂、四磨汤口服液、头孢克洛缓释胶囊口服。经上述处理后患者腹痛仍未见缓解，6 月 27 日下午 3 点复到该院内科门诊，经治医生开具上腹部 CT 检查，尿液分析检查，治疗药物。6 月 28 日上午，上腹部 CT 检查报告提示胰腺尾部体积稍增大，邻近脂肪间隙模糊，左肾前筋膜增厚，CT 诊断为胰腺尾部改变并左肾筋膜增厚，考虑急性胰腺炎；尿液分析无明显异常。因仍腹痛难忍，经朋友介绍到本人处诊治。患者主诉左中腹疼痛，行路时加重，伴腹胀嗳气，大便软，日 1 次。面色较淡白，略有疲乏之貌。舌淡红，苔黄，脉弦数。查体腹软，左中腹外侧明显深压痛，无反跳痛。

西医诊断：急性胰腺炎。

中医诊断：小结胸证（热结胸胁，枢机不利）。

治法：清热化湿，行气导滞。

处方：小陷胸汤合大柴胡汤加减。柴胡 15g，黄芩 10g，白芍 15g，半夏 10g，枳实 10g，制大黄 5g，大血藤 30g，白花蛇舌草 30g，黄连 10g，蒲公英 30g，木香 10g（后下），甘草 10g。

先予 1 剂，药渣复煎，日服 2 次，以观效果。

治疗期间除注意清淡饮食及避免过劳外，未做禁食及输液处理。

二诊：2018 年 6 月 29 日。

诉昨天服上药后大便烂，日排 2 次，当晚 9 时便后腹胀、腹痛明显减轻，今早腹胀、腹痛完全消失，唯快步走路振动时尚有少许腹痛。查体：腹软，左中腹原深压痛已消失。舌淡红，苔微黄，脉弦。药已显效，效不更方。继守上方 3 剂，每日 1 剂。

三诊：2018 年 7 月 2 日。

服药 3 天后腹胀、腹痛已完全消失，快步走路振动腹部已不疼痛。大便正常，日 1 次，略感乏力。查体：面色较淡白，左中腹原深压痛消失。舌淡红，苔微黄，脉弦无力。患者虽腹痛症状消失，但乏力，面色淡白，脉弦无力，结合血常规白细胞偏高，患者胰腺炎炎症可能仍未彻底消除，有炉火未熄之虑，且患者面色淡白、乏力，有正气渐虚之象。宜继守上方，去苦寒之黄芩、黄连、蒲公英，去消痞止痛之枳实、木香，加党参、白术、茯苓、陈皮以益气扶正。

处方：柴胡 15g，党参 15g，白术 15g，茯苓 15g，陈皮 10g，甘草 10g，白芍 15g，半夏 10g，大血藤 30g，白花蛇舌草

30g。

4剂，每日1剂。

四诊：2018年7月6日。

患者精神好，已6天无腹胀、腹痛，快步走路时亦无腹痛。二便正常，日1次，乏力明显改善。左中腹原深压痛消失。复查全血白细胞计数为$7.91×10^9$/L。

至此患者急性胰腺炎经9天纯中药治疗，腹痛完全消失，血白细胞恢复正常，临床告愈。为防复，继守7月2日方以善后。

处方：柴胡15g，党参15g，白术15g，茯苓15g，陈皮10g，甘草10g，白芍15g，半夏10g，大血藤30g，白花蛇舌草30g。

7剂，每日1剂。

按：急性胰腺炎是由胰酶激活后引起胰腺组织自身消化所导致的急性化学性炎症，本病分轻型和重型两种，是临床常见的急腹症之一。根据胰腺炎发病常有"心下满痛""拒按"等症状，急性胰腺炎可归属于中医学"结胸""膈痛""脾心痛"等范畴，如《灵枢·厥病》记载："厥心痛，腹胀胸满，心尤痛甚，胃心痛也，取之大都、太白；厥心痛，痛如以锥针刺其心，心痛甚者，脾心痛也。"《杂病源流犀烛·心病源流》曰："腹胀胸满，胃脘当心痛，上支两胁，咽膈不通，胃心痛也。"上述中医学描述的症状与急性胰腺炎的临床表现基本一致。其发病原因多为饮食不节，恣食肥腻醇酒，酿湿化热，损伤肝脾，肝失疏泄，脾失健运，积滞于中，邪热食滞互结，腑气不通，湿热蕴结中焦而发病。

该患者发病前自饮红酒1瓶，复饱食蛋糕而突发腹部胀满疼痛。急诊科初诊为腹痛查因，虽经抗菌、制酸、止痛等治疗，但腹痛症状未见缓解，而邀余诊疗。初诊时见患者腹痛持续，左腹侧深部触痛拒按，舌淡红，苔微黄，脉弦。根据体征及医院理化报告诊断为急性胰腺炎（轻型），中医诊之为"小结胸证"。并遵《伤寒论·辨太阳病脉证并治》中载"小结胸病，正在心下，按之则痛，脉浮滑者，小陷胸汤主之"，《金匮要略·腹满寒疝宿食病脉证治》言"按之心下满痛者，此为实也，当下之，宜大柴胡汤"，以小陷胸汤合大柴胡汤化裁治之。方中柴胡、黄芩和解少阳，枳实、大黄内泻热结，白芍助柴胡、黄芩清肝胆之热，枳实、大黄治腹中实痛，半夏和胃降浊，白芍、木香缓急止痛，大血藤、白花蛇舌草、黄连、蒲公英清热解毒。全方共奏和解少阳、通腑泄热、清热解毒、行气止痛之功。患者药后即下利两次，腹部胀满疼痛即随立减，8剂后腹痛及腹深压痛诸症消失，全血白细胞计数由 $22.19×10^9$/L 降至 $7.91×10^9$/L。后期以补益脾胃、疏肝清热之剂善后。随访4个月无复发。

目前急性胰腺炎多以西医药为主或中西医结合治疗。有医生认为"中医中药可促进胃肠功能恢复，减缓细菌移位，但不能治疗胰腺炎"。本例以纯中药治疗急性胰腺炎（轻型）表明：临床只要辨治得当，单纯以中医药也可快速治愈轻型急性胰腺炎。

五、中焦虚寒腹痛案

何某，女，41岁。初诊：2009年12月14日。

主诉：反复脐周疼痛3年余。

患者12年前怀孕时开始反复脐周剧痛，持续3年，屡治无效，后渐自行消失，约 6 年未再腹痛。3 年前上述脐周疼痛再次出现，大致同前。起床前脐周疼痛，起床后疼痛遂渐消失，每月发作 2～3 次。病后乏力，怕冷，大便正常，无明显消瘦，顺产 2 胎。刻下症：精神尚好，谈吐正常，舌淡红，苔薄，舌边质暗，脉弦无力。查体：面色淡白，腹软喜按，腹温较凉，未触及明显包块。2009 年 12 月 8 日结镜检查报告：乙状直肠黏膜充血水肿；乙状结肠有一粒息肉，直径约 0.3cm，扁平无蒂。

西医诊断：①慢性结肠炎；②乙状结肠息肉；③混合痔。

中医诊断：腹痛（中焦虚寒）。

治法：温中散寒，行气止痛。

处方：附子理中汤合吴茱萸汤加减。党参 20g，白术 10g，干姜 5g，熟附子 10g，大枣 10g，木香 10g（后下），小茴香 10g，吴茱萸 5g，艾叶 10g，延胡索 15g。

5 剂，煎服，日 1 剂。

二诊：2009 年 12 月 19 日。

腹痛减轻，自觉口干苦，腰酸不适，舌脉如前。药已有效，守上方加补骨脂 10g、黄芩 10g。

7 剂，日 1 剂。

三诊：2009 年 12 月 26 日。

腹痛及口干苦消失，乏力、怕冷显减，胃纳正常。药已显效，守上方加减。

处方：党参 20g，白术 10g，干姜 5g，熟附子 10g，木香 10g（后下），小茴香 10g，吴茱萸 5g，艾叶 10g，大枣 10g，熟地黄 15g。

7 剂，煎服，日 1 剂，巩固善后。

电话随访 1 年无复发。

六、重度失血性贫血（恶性淋巴瘤并发内痔大出血）案

阮某，男，41岁。初诊：2014年1月26日。

主诉：全身淋巴结肿大1年4个月，便血加重2天。

患者于2013年5月发现全身淋巴结肿大，经某三甲医院肿瘤科行腹股沟淋巴结活检，病理报告示：考虑弥漫性B细胞淋巴瘤。2013年8月12日CT检查见双腋窝、纵隔、腹腔、腹膜、腹股沟多发淋巴结肿大，考虑淋巴瘤可能性大。电子结肠镜检查：全结肠未见明显病变。患者病后在某三甲医院肿瘤科住院期间化疗4次，其间曾多次出现便后肛门出血。曾邀本科会诊治疗，便血时轻时重。此次患者第4次住院化疗，突然连续2天便血如注，大便稀烂，日排2次，最多时每次便血约120mL，伴心悸乏力，下腹疼痛不适。经肿瘤科使用有关止血药对症处理效果不显，其家姐带患者至本人办公室邀余诊治。刻下症：患者面戴口罩（因化疗后免疫力下降，自戴口罩以防交叉感染），自行摘下口罩后，见其面色苍白，说话无力，语音低微，双颈侧、双腋窝、腹股沟淋巴结明显肿大，凹凸不平，如生姜状隆起，质硬如石，舌淡，苔白，齿印，脉细数无力。肛门专科检查：肛门环状皮赘隆起，截石位肛内1、3、5、7、11点齿线附近黏膜隆起如蚕豆、核桃大小，淡红肿胀，表面带有明显血迹。查阅患者当天住院血常规显示：红细胞2.25×10^{12}/L，血红蛋白55g/L，红细胞压积0.22，血小板229×10^{9}/L。

西医诊断：①环状混合痔Ⅲ期；②内痔大出血；③恶性淋巴瘤；④贫血。

中医诊断：①混合痔并内痔大出血（气血虚亏，脾不摄

血）；②石疽（寒痰凝滞）。

治法：补气摄血，止血固脱。

处方：自拟气血双补止血汤加减。党参30g，黄芪30g，白术15g，茯苓15g，仙鹤草30g，地榆30g，侧柏叶10g，熟地黄15g，升麻10g，枸杞子10g，五指毛桃30g，灵芝20g，阿胶15g（烊化）。

6剂，煎服，日1剂。另予龙血竭胶囊口服，每次0.6g，日3次；裸花紫珠片口服，每次1g，日3次，连服6日。

二诊：2014年1月28日。

患者服药两天后便血显减，每次大便时滴血7～8滴，大便稀烂，日2次，下腹疼痛及心悸、乏力减轻，胃纳正常，舌脉如前。复查血红蛋白64g/L。药已显效，继守前方，因临近春节，予10剂内服，日1剂。继续口服龙血竭胶囊。

三诊：2014年2月19日。

患者服药期间便血基本消失。2月18日便后出血约30mL，大便成形，日1次。舌淡，苔白，脉细无力。继守上方2剂。

四诊：2014年2月21日。

咽喉疼痛1周，声音沙哑。便血基本消失，偶有几滴便血。纤维鼻咽镜检查报告：双扁桃体Ⅰ度肿大，咽后壁舌根部见淋巴滤泡增生，表面见多个黄白色脓点，左侧梨状窝、杓状会厌襞及环杓关节黏膜明显充血肿。以西药对症治疗，效果不显。面色仍较苍白，说话声音沙哑，舌淡，苔白，脉浮细数无力。西医诊断：①慢性扁桃体炎；②咽喉炎。中医诊断：乳蛾（虚火上炎，声门不利）。在1月26日处方基础上加细辛5g、蒲公英20g、金银花20g，以清热解毒，利咽消肿。4剂，煎服，日1剂。

五诊：2014 年 2 月 25 日。

咽痛基本消失，声音沙哑已不显，每次便后滴血 4～5 滴。乏力好转，大便稀烂，日 1 次，舌脉如前。守上方加减。

处方：党参 20g，黄芪 20g，白术 15g，茯苓 15g，仙鹤草 30g，地榆 30g，灵芝 20g，五指毛桃 30g，细辛 5g，红景天 10g，鸡血藤 30g，阿胶 15g（烊化）。

7 剂，煎服，日 1 剂。

六诊：2014 年 3 月 4 日。

咽喉疼痛及声音沙哑、嗳气消失。便后已无滴血，大便偶有少许血丝，乏力，大便软，日 1 次，口干欲饮温水。近期化疗后脱发严重，头发光秃。舌脉如前。查血红蛋白 79g/L。继守上方。5 剂，煎服，日 1 剂。

七诊：2014 年 3 月 10 日。

便血消失 1 周，略感咽干。余无特殊不适。守上方去细辛、党参，加太子参 20g 以益气养阴，加熟地黄 15g、菟丝子 10g 以扶正固本、补肾生发。

处方：太子参 20g，黄芪 20g，白术 15g，茯苓 15g，仙鹤草 30g，地榆 30g，灵芝 20g，五指毛桃 30g，红景天 10g，鸡血藤 30g，熟地黄 15g，阿胶 15g（烊化），菟丝子 10g。

7 剂，煎服，每日 1 剂。巩固治疗。

按：患者患恶性淋巴瘤，化疗后红细胞数量明显减少，出现严重贫血。又素有痔病，便后内痔出血如注，更使病情雪上加霜。正常情况下，痔严重出血不止，若内服药物无效，原则上最好用手术治疗，但因患者患有恶性淋巴瘤，病情严重，故本例患者只以中药内服以抑瘤治病，止血补血。根据患者脉症，辨之为气血双亏，脾不摄血。"气为血帅，血为气之母""有形之血难以速生，无形之气急当固守"，故治宜大补气血，以止血固脱。方药以自拟经验方气血双补止血汤加减治疗。本方由党参、黄芪、白术、茯苓、熟地黄、枸杞子、阿胶、仙鹤草、地榆、侧柏叶、升麻等组成。功能大补气血、补中升陷、止血固脱。笔者数十年来用本方治疗气血双虚型痔出血，或胃肠消化道出血，疗效颇著。

本例患者严重贫血，病情险恶，已有气随血脱之危候。治宜大补气血，止血固脱。首诊方中重用党参、黄芪、五指毛桃、升麻补气摄血，熟地黄、枸杞子、阿胶补血生血，白术、茯苓健运脾土，仙鹤草、地榆、侧柏叶收敛止血，灵芝能益精血，疗虚损、抑肿瘤、增免疫。服药6天后，痔出血即明显减少。便血由原来每次120mL以上减为仅数滴，并最终得以快速彻底止血。

治疗期间患者并发化脓性咽喉炎，咽喉肿痛，声音沙哑。辨之为气血虚损，虚火上炎，乳蛾壅阻不利。特在原方基础上伍入清热解毒之金银花、蒲公英；并妙用散寒利窍之细辛，因《中药学》云细辛"降冲逆而止咳，驱寒湿而荡浊，最清气道，兼通水源……温燥开通，利肺胃之壅阻"；故服药数天，患者咽喉痛消声清。后期在原方基础上先后加入具有补气清肺、收涩止血的红景天，及补血的鸡血藤，以巩固疗效。

治疗上防止痔病继发出血，增强患者体质，降低患者化疗的不良反应，创造条件帮助患者继续完成相关化疗疗程。

七、儿童腹部抽动症案

李某，男，6岁。初诊：2010年7月3日。

主诉（其母代诉）：腹部频发抽动伴轻微腹痛15天。

患儿足月顺产，出生时不会哭叫，经接生医护人员拍打双足底后始会哭叫，生长发育正常。平时大便秘结成粒，先硬后软，7～8日排便1次已5年，平时胃纳差。半月前腹部无明显诱因出现频发性抽动，并呕吐1次，但无头痛、抽搐。病后曾到本市某三甲医院儿科诊疗，行脑电图检查无异常，大便常规检查无异常。刻下症：患儿精神好，发育正常，望之全腹频发性抽动明显，每分钟约30次。全腹软，无压痛及反跳痛，未触及包块，颈软无抵抗，巴宾斯基征阴性，其余病理神经反射未引出。舌淡红，苔白，脉弦。

西医诊断：儿童抽动症。

中医诊断：腹痉症（肝脾失和，肝风内动）。

治法：调和肝脾，镇潜止搐，消食导滞。

处方：柴胡5g，白芍10g，郁金5g，钩藤10g，僵蚕5g，乌药5g，木香5g（后下），枳壳10g，郁李仁5g，独脚金10g。

4剂，煎服，日1剂。

二诊：2010年7月7日。

其母代诉，服药后全腹抽动消失，胃纳转佳，大便稍硬，有轻微腹痛。精神好，望之腹部已无抽动。药已对症，守上方加火麻仁以润肠通便。

处方：柴胡5g，白芍10g，郁金5g，钩藤10g，僵蚕5g，乌药5g，木香5g（后下），枳壳10g，郁李仁5g，独脚金10g，火麻仁15g。

7剂，煎服，日1剂。服药后腹部抽搐及腹痛、便秘消失，大便每日1次。

随访半年，无复发。

按：儿童抽动症是一种以秽语及多发性抽动等为特点的疾

病。目前西药主要采用氟哌啶醇、泰必利和哌迷清等治疗，但药物的不良反应较大，难以持久。《素问·阴阳应象大论》云："风胜则动。"《素问·至真要大论》又云："诸风掉眩，皆属于肝。"故凡一切抽动、抽搐、震颤、痉挛，均为风邪偏盛之象，多属于肝风内动之证。笔者认为本证与肝脾失和、风痰内扰关系密切。盖肝主筋，属木，主疏泄。脾居中焦，主肌肉，为气机升降之枢纽。小儿为稚阴稚阳之体，其脏未充，其志未定，易受内外环境的干扰而发生抽动之症。治宜调和肝脾，镇潜止搐，消食导滞。本方以柴胡、白芍、郁金疏肝解郁，和营止搐为君药。钩藤、僵蚕镇潜祛风，化痰镇惊为臣药。乌药、木香、枳壳、郁李仁、独脚金行气止痛，通便消滞为助使药。全方共奏调和肝脾、镇潜止搐、消食导滞之功。药仅4剂而腹部抽动止，胃纳转佳。再服7剂则大便顺畅、腹痛消失，腹部抽动未再复发。

八、妊娠咳嗽案

张某，女，30岁。初诊：2019年4月15日。

主诉：妊娠3个月，伴咳嗽1周。

患者头胎产后1年多，现怀二胎3个月。1周前口角先起水疱，继而出现口腔溃疡，及咳嗽、咽痛，白天咳嗽较轻，晚上7点至凌晨2～3点咳嗽严重，难以抑制，咳致无法入睡，或刚入睡即咳嗽致醒，平躺比坐着咳嗽更为严重，无法自止，故每晚大多半坐卧而睡，早上黄痰多。近日颜面水肿，双眼袋发黑，饮食无味，乏力不适。病后曾进食炸鸡、羊肉、姜醋猪脚、川贝雪梨银耳羹等。曾到某院内科中医师处诊疗，给予汤剂：瓜蒌子10g、瓜蒌皮10g、沙参15g、前胡10g、甘草10g、淡豆豉 10g、栀子 10g、北杏仁 15g、桔梗 10g、桑叶 10g、紫菀 10g、百部 10g。连服 2 剂，咳嗽更甚，且并发腹泻，日排 2 次。因恐频繁咳嗽扰动胎元，患者及家人甚为紧张，邀余诊疗。

刻下症：患者面色青暗，双眼下睑微黑，眼袋较显，舌暗红，苔白，中后微黄腻，有齿印，脉弦滑无力。

西医诊断：妊娠合并上呼吸道感染。

中医诊断：妊娠咳嗽（脾肺虚寒，寒痰包火）。

治法：温肺散寒，健脾化湿，略清虚火黄痰。

处方：陈夏六君汤合杏苏散加减。党参 15g，白术 10g，茯苓 15g，陈皮 5g，法半夏 10g，杏仁 10g，苏子 10g，前胡 10g，桔梗 10g，浙贝母 10g，桂枝 10g，黄芩 10g，甘草 5g。

4 剂，煎服，日 1 剂，药渣复煎，日服 2 次。

患者服药后疗效甚显，服药当晚即咳嗽显减，多可安睡，次日大便较前成形，日排 1 次，4 剂中药服完后，咳嗽、腹泻顿失，胎儿安泰，香甜入梦。

随访 2 个多月无复发。

按：妊娠期咳嗽中医称之为"子咳"。患者产后 1 年多，现复怀二胎 3 个月，体虚身弱，易感外邪。

患者病前 1 周先有外感上犯肺卫，口角出水疱，继而口腔溃疡，咳嗽，咽痛；复加饮食不节，寒热煎炸之品并进。后请前医治疗，处以清肺、养阴、滑肠之药，终观其方药与患者之现证体虚之质，似有虚虚之嫌，故服药后咳嗽更甚，且徒增泄泻。《妇人大全良方》曰："夫肺感于寒，寒伤于肺，则成咳嗽也。所以然者，肺主气而外合皮毛，毛窍不密，则寒邪乘虚而入，故肺受之也。五脏六腑俱受气于肺，以其时感于寒而为嗽也。秋则肺受之，冬则肾受之，春则肝受之，夏则心受之。其诸脏嗽不已，则传于腑。妊娠病久不已者，则伤胎也。"

对于咳嗽，民间有"日咳心中火，夜咳肺家寒"之俚语，可作为中医寒热咳嗽之简单鉴别参考。

根据患者晚上咳甚，痰少，早上痰黄，泄泻，乏力，舌淡暗，苔微黄腻，辨之为子咳，属脾肺虚寒，寒痰包火之证。治宜温肺健脾，散寒止咳，化湿止泻。方中以桂枝、苏子、杏仁、前胡、浙贝母、桔梗温肺散寒，宣肺止咳，以党参、白术、茯苓、陈皮、健脾益气，化湿止泻，助以安胎，以黄芩清肺火黄痰。方中标本、上下兼顾，肺脾同治，1剂而咳嗽顿减，4剂而咳泻两愈，安然入睡，胎孕安泰。可见审症求因，辨证施药，乃中医之秘钥也。

九、秘泻交替案

欧某，女，26岁。初诊：2010年1月6日。

主诉：大便稀硬交替10余年。

患者10多年来大便时硬时稀，有黏液，伴腹痛、肠鸣辘辘有声。患者平时常觉胸闷、头晕，加班熬夜则胸闷加重，全身怕冷不适，手足发凉，自觉双眼睑及双下肢浮肿，冬天睡觉时经常需用热水袋温暖被窝方能入睡，曾因头晕昏倒诊断为"低血压病"在广州中医药大学附属第一医院住院3天好转出院。平时口干但喜热饮。自述心电图、生化肝肾功能检查无异常。刻下症：面色淡白，口唇紫暗发黑，手足触之发凉，双眼睑轻度浮肿，舌红干燥，无苔，脉缓无力。血压88/44mmHg。

西医诊断：慢性结肠炎。

中医诊断：①久泻（脾肾阳虚，阴阳失调）；②便秘（津伤燥结）；③头晕（心阳不足，清阳不升）。

治法：温阳补肾，燮理阴阳。

处方：炙甘草汤合附参汤、六味地黄汤加减。党参20g，熟附子5g（先煎），桂枝5g，茯苓15g，白芍10g，山茱萸10g，生地黄10g，熟地黄15g，麦冬10g，丹参10g，甘草10g，阿胶15g（烊化）。

5剂，煎服，日1剂，渣复煎再服1次，日服2次。

二诊：2010年1月11日。

诉服药3天后，胸闷、头晕、怕冷等症状明显减轻，双眼睑已无浮肿，全身自觉温暖，睡觉已不用热水袋温被。大便正常，腹痛、腹泻、黏液便及肠鸣消失，口唇紫暗减轻。唯觉较为口干，余无特殊不适，精神好，舌红，舌面干燥无苔，脉缓无力。药已显效，守上方生地黄加至30g以养阴润燥。5剂，煎服，日1剂，巩固疗效。

随访8个月无复发。

按：脾主运化，肾主温煦。患者久患泄泻，脾阳虚惫，久病及肾，肾火衰微，火不生土，故泄泻日久不愈。《灵枢·决气》曰"中焦受气取汁，变化而赤，是谓血"，人体之血由中焦脾胃化生，饮食精微，由脾输运，上归于肺，变化而赤，上奉于心，而变为血。心主血，其华在面，其充在血脉。因患者脾胃健运失职，饮食精微虚损，心血不足。精血不能上供于脑髓则头昏不适，血不营于唇舌则舌淡唇黑。肾虚水泛，故双目浮肿。阳虚内寒，则全身怕冷不适，四末不温，手足发凉。阴阳互损，阳不布津则大便时结，舌燥口干。患者腹泻与便秘交作，治疗难在固肠止泻则大便易干结，润肠通便则腹泻更甚。治宜温阳补肾，燮理阴阳，固润双兼。方中取党参、附子、茯苓、温补脾肾、健脾止泻为君，桂枝、丹参、白芍温阳散寒、通脉、和营止痛为臣，山茱萸、生熟地黄、麦冬、阿胶补血润肠通便为佐，甘草调和诸药为使。全方共奏温阳补肾、燮理阴阳、健脾止泻、滋阴润肠、和营止痛之功，服药 3 天即胸闷、头晕、怕冷症状显减，双眼睑浮肿消失，全身觉暖，大便正常，无黏液，腹痛、腹泻及肠鸣消失。效不更方，再服 5 剂，原有诸症消失。随访 8 个月无复发。

十、痛经案

周某，女，34 岁。初诊：2009 年 11 月 22 日。

主诉：左下腹疼痛，经期加重 10 余年。

患者结婚多年，因男方无生育能力一直未孕，两年前在广州行异性精子卵巢植入术未能成功，后持续左下腹疼痛，月经期加重，月经有血块，病后曾到多家省市医院妇科及中医科治疗未见好转，遂邀余诊治。查体：面色淡白，形体稍胖，腹软、发凉，左下腹压痛，无反跳痛，舌暗红，苔少，脉弦无力。

西医诊断：子宫内膜异位症。

中医诊断：腹痛（气血两虚，寒凝血瘀）。

治法：气血双补，温经祛瘀，散寒止痛。

处方：四物汤加减。党参 20g，白术 10g，当归 10g，川芎 10g，香附子 10g，柴胡 10g，木香 10g（后下），干姜 5g，小茴香 5g，艾叶 10g，鸡血藤 30g，益母草 20g。

5 剂，煎服，日 1 剂，药渣复煎，日服 2 次。

二诊：2009 年 11 月 27 日。

服药腹痛减半，精神好。舌脉如前，按上方加熟地黄 20g以养血调经。5 剂，煎服，日 1 剂。

十一、便秘（横结肠乙状结肠冗长）案

梁某，女，10 岁。初诊：2009 年 11 月 27 日。

主诉（父母代诉）：便秘约 9 年，加重 3 年余。

患儿自幼经常便秘，3 年多来，便秘加重，大便 2～3 日 1 次，质硬，难排，胃纳差，经常腹痛，严重时伴呕吐。查体：神清，消瘦，脐下可触及一条索状包块，不固定。舌淡红，无苔，脉弦。嘱行钡剂灌肠检查。

西医诊断：便秘。

中医诊断：便秘（气阴两虚）。

治法：益气养阴，润肠通便。

处方：太子参 10g，麦芽 10g，白芍 10g，枳壳 10g，厚朴 10g，莱菔子 10g，谷芽 10g，郁李仁 10g，火麻仁 10g，牡蛎 20g。

3 剂，煎服，日 1 剂。

二诊：2009 年 11 月 30 日。

腹痛消失，大便仍秘结。钡剂灌肠检查报告为横结肠及乙状结肠冗长。舌淡红，苔微黄。

处方：太子参 10g，枳壳 10g，厚朴 10g，莱菔子 10g，制大黄 5g，谷芽 10g，麦芽 10g，白芍 10g，郁李仁 10g，火麻仁 10g，牡蛎 20g，熟地黄 10g，女贞子 10g，木香 5g（后下）。

5 剂，煎服，每日 1 剂。

三诊：2009 年 12 月 5 日。

服药后大便日 1 次，质软。

处方：太子参 10g，枳壳 10g，厚朴 10g，莱菔子 10g，制大黄 5g，谷芽 10g，麦芽 10g，白芍 10g，郁李仁 10g，火麻仁 10g，

牡蛎20g，熟地黄10g，女贞子10g，山楂10g，独脚金10g。

十二、晚期鼻咽癌案

王某，男，47岁。初诊：2018年7月30日。

主诉：左颈及耳前肿块2年，右耳耳聋、耳鸣、头痛半年。

患者2018年6月19日经海南省儋州市人民医院头颈部CT检查诊断为鼻咽癌并淋巴结转移。2018年7月5日至23日入住海南医学院第二附属医院，专科检查鼻咽右侧壁增厚，有少量出血点，无分泌物。右上颈可触及一约4cm×4cm大的淋巴结，质硬，活动，无压痛，边界清。海南省肿瘤医院2018年7月20日PET-CT检查诊断示：①考虑为鼻咽癌；②双侧颌下、双侧颈静脉周围及腹主动脉周围多发淋巴结，考虑为淋巴转移；③左侧腮腺上缘可见密度结节，考虑为转移瘤可能；④双肺局限性肺气肿。病后化疗1次。因不良反应大而未继续化疗，故特前来中山寻求中药治疗。刻下症：面色暗滞，右颈及左耳前乳突外肿物隆起，质硬固定，如拇指大，胃纳一般，无呕吐，舌淡红，苔微黄，脉弦。

西医诊断：鼻咽癌并多发转移。

中医诊断：颃颡岩（热毒蕴结）。

治法：清热解毒，化痰软坚散结。

处方：白花蛇舌草30g，蒲公英30g，半枝莲30g，薏苡仁20g，太子参15g，牡蛎30g，姜僵蚕10g，浙贝母10g，醋鳖甲15g，菊花10g，夏枯草20g，甘草5g。

14剂，带药回海南自煎，每日1剂，药渣复煎，日服2次（煎服法下同）。

二诊：2018年8月8日。

耳聋、耳鸣及头痛减轻，药已有小效。略感口干，舌脉如前。久病气阴两伤。继守上方加石斛、灵芝以养阴生津，扶正固本。

处方：白花蛇舌草30g，蒲公英30g，半枝莲30g，薏苡仁20g，太子参15g，牡蛎30g，姜僵蚕10g，浙贝母10g，醋鳖甲15g，菊花10g，夏枯草20g，甘草5g，石斛15g，灵芝10g。14剂。

三诊：2018年9月7日。

耳聋、耳鸣、口干好转，头痛消失。舌脉如前。继守2018年8月8日方，14剂。

四诊：2018年9月25日。

病情稳定，无特殊不适。亲友代为取药。守方14剂。

五诊：2018年10月12日。

耳聋、耳鸣及头痛消失。药后精神及体力明显好转，胃纳正常，体重增加6kg。守上方加解毒散结之山慈菇20g，14剂。

六诊：2018年10月12日。

亲友代为取药。电话中患者谓已无特殊不适，近来已能参加晚上割取橡胶劳动。继守上方去山慈菇（因药价较贵，患者经济较困难），加黄芪20g以扶正抑瘤。

按：鼻咽癌属于中医颃颡岩、鼻疽、鼻渊、鼻衄等范畴。本例鼻咽癌伴双侧颈淋巴结转移，与中医学中的"失荣""上石疽"等描述相似，其形成主要责之于正气不足，瘀热邪毒滞留，聚而不散。放疗时着重养阴生津，可重用玄参、沙参、麦冬、生地黄、玉竹等；化疗时可加黄芪、山茱萸肉、芡实等护脾益肾。若患者能耐受放化疗，并通过中药扶正治疗，增强体质，可提高生命质量，降低肿瘤复发。

十三、咳嗽（支气管炎）案

张某，女，53岁。初诊：2009年12月6日。

主诉：咳嗽1周，气促1天。

患者近因家中多人（共4人，其中有10个月男婴）感冒，加上带孙子日夜辛劳，睡眠不足等，以致抵抗力下降，近1周反复咳嗽，数天前曾高热达39℃，以疏风清热中药及去痛片内服后体温恢复正常。昨晚开始自觉呼吸气促，平卧时明显，自行口服头孢克洛，至半夜2点多，气促仍未缓解，3点到医院急诊，急诊病历记录神清，精神差，体温正常，听诊左上肺可闻干性啰音。诊断为上呼吸道感染，以头孢呋辛1.25g及氨溴索15mg加生理盐水静脉滴注。至早上8点咳嗽及气促症状未见明显改善，前来就诊，要求加用中药治疗，查舌淡红，舌尖红，苔微黄，脉弦。

西医诊断：支气管炎。

中医诊断：咳嗽（风热犯肺）。

治法：清肺宣肺，平喘止咳。

处方：麻黄10g，杏仁10g，桔梗10g，紫菀10g，前胡10g，苏子10g，地龙10g，百部20g，鱼腥草30g，黄芩10g，蒲公英30g，甘草10g，枇杷叶15g，桑白皮15g。

煎服。另予氨茶碱口服，每次0.1g，日3次。

患者约上午9点服药，至下午4点已觉咳嗽气促症状基本消失。第2日咳嗽明显减轻，听诊肺部啰音消失。

十四、久痢（溃疡性结肠炎）案

梁某，女。初诊：2009 年 7 月 22 日。

主诉：大便伴血性黏液 3 年余。

患者 3 年多来大便日 2～3 次，稀烂，伴鲜红或暗红色黏液，无腹痛，电子结肠镜诊断为溃疡性结肠炎。舌淡红，苔薄黄，脉缓。

西医诊断：溃疡性结肠炎。

中医诊断：久痢（脾虚血瘀）。

治法：补益气血，活血祛瘀。

处方：党参 10g，白芍 10g，艾叶 10g，茜草 10g，法半夏 10g，茯苓 15g，仙鹤草 20g，白术 10g，鸡血藤 30g。

二诊：2009 年 7 月 29 日。

大便排血性黏液减少，大便稀烂，日 2～3 次，舌淡红，苔白。中药按上方加减。加西药：每次服雷公藤多苷 20mg、白及胶囊（本院制剂）2 粒、刺五加片 2 片、复方谷氨酰胺肠溶胶囊 2 粒，均日服 3 次。

三诊：2009 年 8 月 17 日。

大便日 1 次，血性黏液减少，无腹痛。西药改为每次口服美沙拉嗪 0.75g、白及胶囊（本院制剂）2 粒，日 3 次。中药同前。

四诊：2009 年 9 月 11 日。

大便仍有血性黏液，大便硬，舌淡红，苔微黄，脉弦。

处方：黄柏 10g，白芍 15g，地榆 20g，茜草 10g，仙鹤草 20g，甘草 10g，白头翁 20g，茵陈 10g，火炭母 20g，鱼腥草 20g。西药同前。

五诊：2009 年 9 月 23 日。

大便日 1 次，质软，血性黏液不显。舌淡红，苔薄黄。

处方：党参 15g，山药 15g，赤石脂 30g，白芷 10g，茯苓 15g，当归 10g，仙鹤草 20g，丹参 10g，菟丝子 10g，黄芪 20g。

5 剂，煎服，日 1 剂。西药同前。

六诊：2009 年 9 月 30 日。

便血黏液减少，舌淡红，苔白，守上方。西药同前。

七诊：2009 年 10 月 2 日。

大便日 1 次，成形，血性黏液显减。舌淡红，苔微黄。

处方：太子参 15g，山药 20g，当归 10g，白术 10g，白芍 15g，艾叶 10g，仙鹤草 30g，女贞子 10g，菟丝子 10g。

5 剂，煎服，日 1 剂。西药同前。

八诊：2009 年 10 月 21 日。

大便日 1 次，成形，偶见血性黏液。舌淡红，苔白。中药按上方加减。西药同前。

九诊：2009 年 12 月 5 日。

便血基本消失，大便成形。

处方：败酱草 20g，白及 15g，山药 15g，仙鹤草 20g，女贞子 10g，白术 10g，白芍 15g，茯苓 15g，厚朴 10g，菟丝子 10g。

5 剂，煎服，日 1 剂。西药同前。

十五、风寒感冒案

梁某，男，51 岁。初诊：2009 年 12 月 25 日。

主诉：咳嗽 2 天。

患者鼻塞，声重，全身酸楚，恶寒，喉痒不适，咳嗽，痰白，乏力，大便正常，小便清长，面色淡白，舌淡，苔白，脉缓。

西医诊断：上呼吸道感染。

中医诊断：风寒感冒。

治法：祛风散寒，宣肺止咳。

处方：参苏散合桂枝汤加减。党参 20g，紫苏叶 10g，防风 10g，杏仁 10g，百部 20g，桂枝 10g，荆芥 10g（后下），前胡 10g，生姜 10g，鱼腥草 20g。

2 剂，煎服，日 1 剂。

二诊：2009 年 12 月 27 日。

咳嗽、咽痒、恶心、全身酸楚症状显减。舌脉如前。按上方加大枣 15g。5 剂，煎服，日 1 剂。

十六、甲状腺多发性结节案

卢某，女，51 岁。初诊：2010 年 2 月 1 日。

主诉：颈部肿痛不适，伴双手指颤动 1 个月。

消瘦，双手指震颤，双眼无外突。舌淡红，苔白，脉弦。血压正常。2010 年 1 月 25 日彩超诊断：右叶甲状腺多发性囊性混合性包块，左叶甲状腺多发性囊性结节。

西医诊断：甲状腺结节。

中医诊断：瘿瘤（气虚气滞，痰瘀结聚）。

治法：健脾益气，化痰散结。

处方：党参 20g，白术 10g，茯苓 15g，牡蛎 30g，桂枝 10g，僵蚕 10g，陈皮 5g，浙贝母 10g，白花蛇舌草 20g，猫爪草 15g，莪术 10g，法半夏 10g，白芥子 10g。

每日 1 剂，煎服，药渣复煎 1 次再服。

初诊后患者一直自行按上方配药服，2010 年 5 月 18 日二诊。患者自觉颈部肿痛基本消失，精神好，手颤已不明显。药已对症，疗效颇显，按上方继续守方服药。

十七、小儿咳嗽（扁桃体炎）案

钟某，男，5 岁。

其父代诉：低热，干咳少痰。查体示扁桃体红肿。舌淡红，苔黄，脉弦。

西医诊断：扁桃体炎。

中医诊断：咳嗽（风热外袭）。

治法：疏风解表，清热解毒。

处方：金银花 10g，连翘 5g，鱼腥草 15g，杏仁 5g，枇杷叶 10g，桔梗 5g，射干 5g，牛蒡子 5g，僵蚕 5g，岗梅根 10g，桑叶 5g，薄荷 5g（后下）。

3 剂，煎服，日 1 剂。

服药后咳嗽消失，扁桃体红肿消失。

后患者母亲说其儿子每遇咳嗽、扁桃体炎均服此方，屡服屡验，视为妙方，故以记之。

十八、慢性湿疹案

陈某，女，62 岁。初诊：2015 年 10 月 26 日。

主诉：双手掌及腰背部皮肤瘙痒 1 年多。

患者自 1 年前开始，无明显诱因出现双手掌及腰背部皮肤大片潮红、丘疹、瘙痒，病后曾到本市人民医院、广东省中医院皮肤科及本院诊疗，用药不详，效果不显。后经朋友介绍请本人诊治。查体：双手掌大鱼际区及腰背部皮肤出现大片粟粒状丘疹，内有小水疱，部分脱屑，二便正常，睡眠差。舌淡红，苔白腻，脉缓。

西医诊断：慢性泛发性湿疹。

中医诊断：浸淫疮（脾虚夹湿）。

治法：健脾化湿。

内服方：党参 15g，当归 10g，土茯苓 20g，白芷 10g，薄荷 10g（后下），薏苡仁 15g，甘草 5g，蝉蜕 5g，苍术 10g，地肤子 15g。

7 剂，煎服，日 1 剂，药渣复煎后再服 1 次。

外洗方：黄柏 10g，地肤子 15g，白芷 10g，薄荷 10g（后下），苦参 20g，艾叶 30g。

晚上洗澡后以上中药煎水外洗全身。7 剂，每日 1 剂。

按：湿疹是一种常见的易复发的变态反应性皮肤病，好发于头面、四肢屈侧及会阴等部位，常呈泛发性或对称性分布。湿疹是多因性疾病，一般认为与变态反应密切相关。部分与内分泌功能紊乱、自主神经功能紊乱有关，遗传因素亦为本病因素之一。病因复杂，给本病治疗带来了一定的困难。古代中医文献无"湿疹"之病名，根据其临床特征，主要归属于"浸淫疮""湿毒"之范畴，根据其发病部位不同而名称各异。如生于小腿的叫"臁疮"，生于肘窝或腘窝部叫"四弯风"，生于阴囊叫"绣球风"等，名称不下十余种。其发病与心脾肺等脏腑有关，如《素问·至真要大论》中论及病机十九条时说"诸痛痒疮，皆属于心"。其病因与饮食肥甘，风湿浸淫，湿热相搏等有关。如隋代巢元方在《诸病源候论》中记载："湿热相搏，故头面身体皆生疮。"明代陈实功在《外科正宗》补充了饮食不当，内生湿热之病因，并提出用蛤粉散外治方法。清代吴谦在《医宗金鉴》描述："此证初生如疥，搔痒无时，蔓延不止，抓津黄水，浸淫成片，由心火脾湿受风而成。"不仅对本病的临床症状作了较详细的叙述，而且将内因和外因有机地结合起来。以上论述表明，古代医家治疗本病已积累了较丰富的经验。

十九、小儿泄泻（急性肠炎）案

杜某，男，4岁1个月。初诊：2018年10月6日上午11点。

主诉：腹痛，腹泻伴发热4天。

患儿奶奶（本人肠癌术后患者）来电谓其孙子因进食雪糕，生食三文鱼并野外旅游暴晒，致呕吐，腹痛，腹泻，大便水样，日5～6次，发热39～40℃，不适已4天。患儿神疲乏力，不欲行走活动，纳差。病后曾到本市中医院急诊科、市人民医院及博爱医院等三甲医院诊疗，诊疗为发热待查、咽炎、胃肠炎等，予奥司他韦、安儿宁、双花抗病毒口服液、银蒿解热合剂等中西药治疗无效。遂打电话求助本人，为其孙子开中药治疗。接电话后，本人即嘱其微信发一张其孙子舌苔照片给我以作判断，舌象图片显示舌淡红，苔中后黄厚腻。

西医诊断：急性胃肠炎。

中医诊断：泄泻（湿热）。

治法：清热化湿。

处方：葛根芩连汤加减。黄连3g，黄芩5g，葛根10g，连翘5g，佩兰5g，藿香5g，厚朴5g，茯苓10g，木棉花10g，神曲5g，木香3g，甘草5g。

2剂，煎服，日1剂。

2018年10月6日下午4点，其奶奶来电说，患儿服药2小时后体温已恢复正常，大便日1次，偏稀，但已无水样便。神情活泼，已可起坐行走。

2018年10月8日傍晚6点，其奶奶来电说，患儿未再发热。大便烂1次，少许腹痛不适。发来舌象图见患儿舌淡红、干，黄腻苔明显减退，嘱继守上方。

3天后其奶奶再发来微信，谓其孙子服药2天后已药到病除，原有诸症消失，高兴之余，微信中对本人再三致以感谢！

按：2018年10月6日乃农历八月二十七日，虽阳历已近初冬，但南方仍酷暑难耐，食物极易腐变，滋生细菌，其时5岁幼童随家人外出旅游，烈日当空，先而感暑，继而进食雪糕，生食三文鱼等生冷不洁之物，以致暑热袭表，生湿冷冻之品直犯胃肠，内外交困。暑热温蒸于表则体若燔炭，高热不退；湿热壅滞胃肠，夹邪上犯则呕吐；食积湿滞中阻则胃腹疼痛阵作；湿热下趋大肠则泄泻频作。治宜清暑退热，清热止泻，消食导滞，行气止痛。方中藿香、佩兰、黄连、黄芩、连翘清热解暑、化浊止呕；茯苓、薏苡仁、木棉花化湿止泻；葛根生津止渴；厚朴、神曲宽中除满，消食导滞；木香行气止痛；甘草调和诸药。全方共奏清热解暑，消食导滞，行气止痛之功。患者服药2小时后即逐渐热退身凉，腹痛、泄泻也渐减；服药2剂，上述诸症消失。中医药治疗暑热泄泻急证，其效可见一斑。

二十、胃痛呕吐（急性食物中毒性胃炎）案

罗某，男，28岁。初诊：2016年3月10日晚8点到家就诊。

主诉：胃部剧痛伴作呕不适，全身肌肉酸痛，大便不畅2天。

追问病史患者3天前曾进食刺身。昨天晚上突发胃部剧痛，恶心作呕，但未吐出胃内容物。并出现明显恶寒不适，需盖2张棉被。昨天患者曾电话咨询本人指导自购藿香正气丸及小檗

碱内服，症状稍减，恶寒不适消失，但胃部剑突下仍有疼痛。大便细、少、不畅而上门求诊。刻下症：患者面色青白，舌淡红，苔微黄，脉缓。

西医诊断：急性食物中毒性胃炎。

中医诊断：胃痛（湿热食滞）。

治法：清热化湿，行气消滞。

处方：黄连5g，黄芩10g，藿香10g，法半夏5g，砂仁5g（后下），茯苓15g，白芍5g，紫苏叶10g，生姜10g，甘草5g。

1剂，煎服。

2016年3月11日8点42分患者微信告知："陈主任，现在感觉非常好，药到病除啊，您是神医，谢谢您！"

按：患者平素无胃痛史，本次起病突发腹部剧痛伴恶寒作呕，腹部微痛不适。根据其突发胃痛，伴明显恶寒不适，及其病前两天有进食刺身生冷鱼肉食物不洁史，而且春后气温骤升至25℃，生冷鱼肉易变质，食之易致细菌中毒。西医诊断为食物中毒性胃炎，中医辨证为湿热食滞，治以清胃化湿，行气消滞。方中黄芩、黄连清热解毒，藿香、砂仁芳香辟浊、和胃止呕。生姜、紫苏叶不仅和胃止呕，而且有抗过敏，防治鱼虾毒作用。白芍、甘草缓急止痛，调和诸药。诸药合用共奏清化湿热，行气止痛，导滞畅中之效果，1剂即效如桴鼓，诸症消失。可见中医药治疗急性胃肠炎，效果也是相当有效的。

二十一、产后恶露不绝案

廖某，女，33岁。初诊：2017年9月1日。

主诉：剖宫产后恶露不绝，色暗量少90多天。

患者于3个多月前因产前胎膜早破，遂行剖宫产。术后并发败血症，尿路感染。高热寒战、大汗淋漓，体温波动在 39～39.7℃，经静脉输液抗菌等对症治疗 5 天后好转。但产后恶露不净，伴腰骶酸痛。经本院妇产科住院治疗，住院期间血培养大肠杆菌阳性，经抗菌治疗，尿路感染症状及高热消失。但恶露量少仍持久不绝，至今 2 个多月未愈。妇科诊断为产后恶露不绝（气虚血瘀），以当归、川芎、桃仁、干姜、甘草、牡蛎、茜草、败酱草、桑叶、五指毛桃等治疗。效果不显而来要求本人诊疗。刻下症：谓产后一直恶露不绝，恶露每停止 3～4 天又复来少量，至今 90 天不绝；全身骨骼及腰骶酸痛，双下肢麻痹，起立则头晕，全身出汗多，大便软，3 日 1 次；下腹坠胀不适，消瘦，面色淡白；舌淡，尖红，苔微黄，脉沉细无力。

西医诊断：产后子宫复旧不全。

中医诊断：产后恶露不绝（气血两虚，湿热瘀滞）。

治法：补益气血，清热祛瘀。

处方：当归 10g，白芍 10g，熟地黄 10g，生地黄 15g，川芎 5g，党参 15g，炙黄芪 15g，甘草 5g，盐杜仲 10g，骨碎补 10g，黄柏 10g，续断 10g，地榆炭 15g，制益母草 10g。

7 剂，煎服，日 1 剂。

二诊：2017 年 9 月 8 日。

服药后第 2 天至今，连续 6 天恶露消失，头晕、全身骨骼及腰膝酸痛、双下肢麻痹均明显缓减，平时热则全身出汗，口干，口渴，欲喜热饮，舌脉如前。药已显效，守上方去清热养阴之黄柏、生地黄，加煅牡蛎以固表止汗，加鸡血藤以养血通痹。

处方：当归 10g，白芍 10g，熟地黄 20g，川芎 5g，党参 15g，炙黄芪 15g，煅牡蛎 30g，甘草 5g，盐杜仲 10g，骨碎补

10g，续断 10g，地榆炭 15g，制益母草 10g，鸡血藤 20g。

三诊：2017 年 9 月 18 日。

服药后恶露消失，腰膝酸痛及双下肢麻痹显减，出汗减少，口干欲饮好转。补诉近月双小腿阵发性发热，体温正常。大便软，3 日 1 排，舌淡尖红，苔薄白，脉缓无力。产后气血未复，虚阳外越故而双小腿发热。脾虚不运则大便软而数天 1 排。治宜甘温除热，润肠通便。守上方加减。因恶露已止，故去活血消瘀、固涩止血的益母草、地榆炭；仿补中益气汤及当归补血汤意，加柴胡以甘温退热除蒸；配伍火麻仁以润肠通便；并去煅牡蛎、鸡血藤，加生地黄。

处方：当归 10g，白芍 10g，熟地黄 10g，生地黄 15g，川芎 5g，党参 15g，炙黄芪 15g，甘草 5g，盐杜仲 10g，骨碎补 10g，续断 10g，柴胡 10g，火麻仁 10g。

7 剂，煎服，日 1 剂。

按：恶露指产妇分娩后随子宫蜕膜脱落，含有血液、坏死蜕膜等组织的阴道排出物。正常情况下，产后 4 ～ 6 周恶露即可排净，如果恶露增多，持续时间延长，或伴有臭味，即为产后"恶露不绝"。恶露不绝主要原因有子宫内组织物残留、宫腔感染、宫缩乏力、子宫复旧不全等。

由于产时伤其经血，虚损不足，不能收摄，或恶血不尽，则好血难安，相并而下，日久不止，渐成虚劳。当大补气血，使旧血得行，新血得生，不可轻用固涩之剂，致败血聚为瘕，反成终身之害，十全大补汤主之。如小腹刺痛者，蒲索四物汤主之。如产后月余，经血淋沥不止，宜用升陷固血汤。《景岳全书》云："产后恶露不止，因血热者，宜保阴煎、清化饮。因伤冲任之络而不止者，宜用固阴煎加减用之。若肝脾气虚，不能收摄，而血不止者，宜寿脾煎，或补中益气汤。若气血俱虚，而痰血津津不已者，宜大补元煎，或十全大补汤。若怒火伤肝，而血不藏者，宜加味四物汤。若风热在肝，而血下泄者，宜一味防风散。"以上诸治法，与《济阴纲目》理同，血崩门亦可参看通治。

二十二、崩漏说话无力案

何某，女，42岁。初诊：2016年5月24日。

主诉：月经量多，讲话无力8个月。

患者于去年9月开始出现月经量多，下蹲时月经夹带大量血块涌出阴道，每次持续10天左右才干净。平时二便正常，无头晕不适。患者病后曾到市内多家医院妇科诊疗服药，效果不显。今年2月到本市某三甲医院行妇科检查，诊断为子宫内膜增厚并以刮宫治疗，术后月经基本恢复正常，但每次月经仍带少量血块，患者自觉月经量多及刮宫后说话无力，行路气短，尤以上楼及授课时明显。患者诉过去曾人流1次，后也曾出现讲话无力和气短现象，但不及本次严重。患病后曾请本市某名中医诊疗以补中益气汤原方治疗，服药1周未见效。刻下症：患者身高170cm左右，体型稍胖，面色较白，舌淡，苔薄白，脉缓，两尺微弱。

西医诊断：子宫内膜增厚。

中医诊断：崩漏（气血两虚）。

治法：补中升陷，气血双补。

处方：补中益气汤合四物汤加减。黄芪20g，党参15g，当归10g，升麻10g，白术10g，茯苓15g，熟地黄20g，枸杞子10g，何首乌15g，白芍10g，五指毛桃20g，炙甘草10g。

7剂，煎服，日1剂，药渣复煎1次，日服2次。

二诊：2016年5月31日。

患者谓服药至第6天后讲话及行动气短感明显减轻，并于5月25日来月经1次，色量正常且已无血块。余无特殊不适。查舌脉如前。药已显效，守上方7剂以善后，随访1年无复发。

按：患者因长期月经量多，出血如涌，数月不愈，以至气随血泄，中气下陷，故说话无力，行动气短。病在气血两虚，中气下陷。清代吴谦在《医宗金鉴·删补名医方论》论补中益气汤时曰"补中益气汤：治阴虚内热，头痛口渴，表热自汗，不任风寒，脉洪大，心烦不安，四肢困倦，懒于言语，无气以动，动则气高而喘"，论四物汤时曰"四物（汤）具生长收藏之用，故能使营气安行经隧也。若血虚加参、芪……血寒加桂、附……欲行血去芍，欲止血去芎，随所利而行之，则又不必拘拘于四矣……如遇血崩、血晕等证，四物不能骤补，而反助其滑脱，则又当补气生血，助阳生阴长之理。盖此方能补有形之血于平时，不能生无形之血于仓卒，能调阴中之血，而不能培真阴之本，为血分立法"。

二十三、痛经案

黄某，女，16岁。初诊：2016年9月27日晚。由其父母陪诊。

主诉：月经来时腰腹胀痛难忍，伴大便水样3个月。

患者自11岁月经初潮，平时来经无明显腹痛。近3个月来，月经期下腹及腰骶部坠胀疼痛难忍，大便水样，经色暗红，无明显血块，大便无血无黏液，经后则大便正常。本次月经期甚是腰腹胀痛难忍，因无法坚持学习而请假就医。刻下症：神清，面色青白，候诊时见患者常以双手捂住下腹，舌淡红，苔薄白，脉弦细。

西医诊断：原发性痛经。

中医诊断：痛经（血虚肝郁）。

治法：养血疏肝，调经止痛。

处方：四乌汤（《郑氏家传女科万金方》卷一）加减。当归10g，白芍15g，川芎15g，熟地黄15g，甘草5g，香附10g，乌药15g，茯苓15g，柴胡10g，青皮10g，延胡索10g（打碎），木香10g（后下），益母草10g，丹参10g。

1剂内服以观效果。

二诊：2016年9月29日上午。

其母来电告知：女儿服上药后腰腹疼痛已减半，已无腹泻，唯仍有腰痛，余无不适。药已显效。守上方去木香、延胡索，加川续断、杜仲各10g以壮腰补肾。共4剂，煎服，每日1剂。

三诊：2016年9月30日下午5点左右。

患者母亲来电告知：患者服上药2天，腰腹疼痛消失，大便正常。

按：本病例月经前及月经期间伴有水样腹泻，下腹及腰骶坠胀疼痛难忍。月经期间腹泻，清代傅青主称之为"经前泄水"，在《傅青主女科》中论其病因病机为："妇人有经未来之前，泄水三日，而后行经者，人以为血旺之故，谁知是脾气之虚乎！夫脾统血，脾虚则不能摄血矣；且脾属湿土，脾虚则土不实，土不实而湿更甚，所以经水将动，而脾先不固；脾经所统之血，欲流注于血海，而湿气乘之，所以先泄水而后行经也。调经之法，不在先治其水，而在先治其血；抑不在先治其血，而在先补其气。盖气旺而血自能生，抑气旺而湿自能除，且气旺而经自能调矣。"

该患者经期腹泻、痛经并作，诊时诉腰腹胀痛，头痛，舌淡红，苔薄，脉弦细。是脾虚肝郁，兼有血虚气滞血瘀之象，治宜养血调经，疏肝和脾，行气止痛。

二十四、肠梗阻术后腹痛案

廖某，女，46岁。初诊：2013年3月8日。

主诉：肠梗阻术后持续腹胀、腹痛12天。

患者2周前（2013年2月26日）因突发腹痛、腹胀、呕吐到中山市人民医院就诊，诊断为肠梗阻、急性腹膜炎伴大量腹水，急诊收治入院，入院后行腹腔镜手术治疗。术中放出约3000mL腹水，化验报告为炎性渗出液。术后予抗炎对症处理，住院12天伤口愈合出院。出院后仍觉持续腹胀、腹痛，呼吸时觉胸膈疼痛，呼吸受限，经朋友介绍到本人处诊疗。刻下症：自述全身怕冷乏力，全腹疼痛、腹胀不适，不能腹式呼吸，呼吸、打嗝以及上举右手时，觉右胁及胸膈腹部之间有疼痛，并有呼吸受限感，胃纳差，大便烂，日2次，大便无血无黏液。查体：腹部有多个小切口瘢痕，腹软，腹式呼吸受限，面色淡白，舌淡红，苔白，脉缓。中下腹可触及大小约7cm×6cm包块，较硬，压痛，无反跳痛。

西医诊断：肠梗阻术后。

中医诊断：①腹痛（脾肺虚损）；②阴水（寒饮）。

治法：健脾利湿，温化寒饮。

处方：苓桂术甘汤合四君子汤加减。党参15g，白术15g，茯苓15g，陈皮5g，薏苡仁20g，炙甘草5g，鸡血藤30g，大腹皮30g，当归10g，大血藤30g，泽泻10g，桂枝10g。

3剂，煎服，日1剂。

二诊：2013年3月13日。

腹痛缓解，仍腹胀，按上方加白芥子10g、牡蛎30g以软坚散结。7剂，煎服，日1剂。

三诊：2013年3月20日。

腹胀减轻，胃纳正常，大便成形，日1次，大便无血无黏液，觉怕冷，乏力，嗳气，不能腹式呼吸，呼吸时觉膈膜疼痛，有呼吸受限感。舌淡红，苔白，脉缓。

处方：党参15g，白术15g，茯苓15g，陈皮5g，炙甘草5g，鸡血藤30g，桂枝10g，白芥子10g，牡蛎30g，法半夏5g，砂仁5g（后下），干姜5g。

7剂，煎服，日1剂。

四诊：2013年3月27日。

腹胀明显缓减，呼吸或打嗝时，右胁及腹部之间疼痛和呼吸受限感明显缓减，胃纳正常，大便成形，日1次，大便无血无黏液。觉怕冷，乏力，嗳气，无吐酸，上举右手时觉右上腹疼痛，舌淡红，苔白，脉缓。患者到博爱医院彩超检查报告：腹腔中度积液。

处方：党参15g，白术10g，茯苓15g，陈皮5g，鸡血藤30g，桂枝10g，白芥子10g，牡蛎30g，法半夏5g，砂仁5g（后下），干姜10g，泽泻15g，黄连10g。

7剂，煎服，日1剂。

五诊：2013年4月3日。

腹胀、嗳气减轻，胃纳正常，大便成形，日1次。呼吸及打嗝时觉右胁及腹部之间疼痛、呼吸受限感减轻。怕冷，乏力，舌淡红，苔白，脉缓。

处方：党参 15g，白术 10g，茯苓 15g，陈皮 5g，鸡血藤 30g，桂枝 10g，白芥子 10g，牡蛎 30g，干姜 10g，泽泻 15g，丹参 10g，五味子 5g。

7 剂，煎服，日 1 剂。

六诊：2013 年 4 月 10 日。

上举右手向左侧活动时右胁部疼痛和腹胀症状均减轻大半，行路时腹痛减轻，胃纳正常，嗳气减轻，大便成形，日 1 次，怕冷，乏力明显缓解，舌淡红，苔白，脉缓。

处方：党参 15g，白术 10g，茯苓 15g，陈皮 5g，鸡血藤 30g，桂枝 10g，白芥子 10g，牡蛎 30g，干姜 10g，泽泻 15g，丹参 10g，五味子 5g。

7 剂，煎服，日 1 剂。

七诊：2013 年 4 月 17 日。

右上腹疼痛减轻 70%，腹胀显减，上举右手时右胁部疼痛的症状消失，行路时腹痛的症状也消失，胃纳正常，嗳气，无吐酸，怕冷，乏力好转，大便成形，日 1 次。舌淡红，苔白，脉缓。守上方加黄芪以补中益气，并去牡蛎、干姜、五味子，加焦山楂。

处方：党参 15g，黄芪 15g，白术 10g，茯苓 15g，陈皮 5g，鸡血藤 30g，桂枝 10g，白芥子 10g，泽泻 10g，丹参 10g，焦山楂 10g。

7 剂，煎服，日 1 剂。

八诊：2013 年 4 月 24 日。

诸症消失，上举右手活动时已无右胁部疼痛，行路时已无腹痛，大便正常。舌淡红，苔白，脉缓。守上方加当归以补血活血。当天本院彩超检查报告腹腔少量积液。

处方：党参15g，黄芪15g，白术10g，茯苓15g，陈皮5g，鸡血藤30g，桂枝10g，白芥子10g，泽泻10g，丹参10g，当归10g。

7剂，煎服，日1剂，巩固治疗。

随访2年无复发。

按：肠粘连是由于各种原因引起的肠管之间、肠管与腹膜之间、肠管与腹腔脏器之间发生的不正常黏附。它是临床腹部手术常见并发症之一。患者常出现腹痛、腹胀、排便不畅、便干，严重的甚至失去腹腔这个密闭空腔的保护和温煦，直接和外界相通，寒邪直客于筋膜之上，血得寒则凝，血行涩滞，成为本病形成的原因之一。《素问·举痛论》曰："寒气客于小肠膜原之间，络血之中，血泣不得注于大经，血气稽留不得行，故宿昔而成积矣。"那么什么是膜原？所谓膜原，张介宾在《类经·疾病类》中注"举痛论"时云"膜，筋膜也。原，肓之原也"，在注"痹论"中云"肓者，凡腹腔肉里之间，上下空隙之处，皆谓之肓"，又在注"痿论"中云"盖膜犹幕也，凡肉理脏腑之间，其成片联络薄筋，皆谓之膜，所以屏障血气者也。凡筋膜所在之处，脉络必分，血气必聚，故又谓之膜原，亦谓之脂膜"。

《素问·举痛论》指出了寒客膜原是腹腔积聚形成的重要原因。而肠粘连的病变部位正是在膜原，且肠粘连与《素问》所记载的肠间积聚十分相似，其形成与受寒有密切相关。

肠粘连形成的另一原因在于术中的污染和出血。《灵枢·百病始生》曰："肠胃之络伤，则血溢于肠外，肠外有寒，汁沫与血相搏，则并合凝聚不得散而积成矣。"说明肠间积聚的形成与血、与津液渗于肠外相关，此和肠粘连的形成因素是相一致的。故而肠胃络伤，津血涩渗，寒客膜原，荣卫失和，气滞痰凝，五者相合，遂成此病。

《药品化义》曰"白芥子……横行甚捷……通行甚锐，专开结痰，痰属热者能解，属寒者能散。痰在皮里膜外，非此不达"，本品直达皮里膜外与本病病位最为相应。国医大师朱良春先生认为："白芥子对机体组织中不正常的渗出物之吸收，尤有殊功。"而肠粘连正是由过多纤维蛋白渗入肠间，机体不能很好地吸收所致，故用之为君；臣药有二，黄芪甘微温，善补肺脾之气，生白术，微苦温，取其补气健脾之功，肺与大肠相表里，脾主大腹，二药只在补肺脾之气，使肠动力有源，用之为臣。

二十五、腹痛腹泻（急性肠炎）案

罗某，男，28岁。同住宅小区邻居，2016年10月8日晚上8点微信就诊。

主诉：突发腹痛、腹泻2天。

患者国庆假期9天6次坐飞机往返国内及马来西亚、新加坡、印度、泰国等国家的7个城市，行程13000余公里，途中饮食杂乱，西餐、咖啡、瓜果并进，加上舟车劳碌，10月6日返程中突发腹痛、腹泻频作，甚至水样便，日排20多次，大便带黏液。伴轻度发热，全身乏力，口干不适，胃纳一般。自服小檗碱、蒙脱石散、喇叭正露丸等未见效果。10月8日晚下机到家后即电请本人诊疗。了解病情后嘱其在微信中发来舌苔图参考。见其面色淡白，舌淡红，苔薄，微黄腻。

西医诊断：急性肠炎。

中医诊断：泄泻（脾虚夹湿热）。

治法：健脾化湿，兼清热导滞。

处方：党参 15g，白术 15g，黄连 10g，黄芩 10g，藿香 10g，木香 10g（后下），神曲 10g，茯苓 15g，厚朴 10g，葛根 20g，白豆蔻 10g，甘草 5g。

1 剂，煎服。

2016 年 10 月 9 日晚上 8 点多在小区散步时遇到患者父亲，曰其子服上药 1 剂后第 2 天大便已基本成形，已无腹痛。嘱再服上药 1 剂。

2016 年 10 月 10 日 18 点患者来电曰："陈主任，你好呀！多谢你哈！你开的药，药到病除，只饮了 2 剂，即时大便正常了，今天大便成形，多谢你！"

二十六、感冒咳嗽案

易某，女，55 岁。2015 年 12 月 12 日 21 点 42 分微信求诊。

主诉：咳嗽、鼻塞、流鼻涕 5 天。

患者 5 天前开始出现咳嗽、鼻塞、流清鼻涕，干咳频作，无痰，少许气喘，伴咽喉疼痛，说话声音嘶哑，胃痛并向背部放射，时伴阵发性头晕，无发热。发来微信舌象见舌淡，苔薄白。

西医诊断：上呼吸道感染。

中医诊断：风寒感冒（肺气失宣，胃气失和）。

治法：解表散寒，温肺利咽。

处方：小青龙汤合杏苏散加减。桂枝 5g，麻黄 10g，白芍 10g，细辛 3g，法半夏 5g，生姜 15g，党参 15g，紫苏叶 10g，苏子 10g，前胡 10g，杏仁 10g，甘草 5g，桔梗 10g，橘红 10g。

5 剂，煎服，日 1 剂，药渣复煎，日服 2 次。

2015 年 12 月 14 日 11 点 10 分患者微信告知：陈主任，你真是神医，吃了你的中药太管用了，从昨晚开始基本不咳嗽了，也不怎么流鼻涕了，胃也舒服多了，以前感冒起码咳半个月以上，这次却立竿见影了，太谢谢您啦……认识您这个好大夫，是我们全家的荣幸！再次谢谢您！

数日后晚间在小区散步，偶遇其丈夫卢先生。他紧握本人双手说：陈主任，您真厉害。我太太自您开的 5 剂药后，咳嗽等症全部已愈。真是十分感谢您。

二十七、胃痛（急性胃炎）案

赵某，女，32 岁。初诊：2016 年 3 月 6 日。

主诉：胃部胀痛不适 1 天。

患者昨天进食变质草莓后胃部胀痛不适，嗳气频作，大便稀烂，日 3 次。平素体弱，怕冷，常腹痛不适，舌淡，苔白，脉缓无力。2015 年曾在本院行结肠镜检查：回肠末端及全结肠未见明显异常病变。查神清，消瘦，面色淡白。

西医诊断：胃炎。

中医诊断：胃痛（脾虚气滞）。

治法：健脾化湿，理气止痛。

处方：香砂六君汤加减。党参 15g，白术 10g，茯苓 15g，干姜 5g，法半夏 5g，佛手 10g，紫苏梗 10g，石榴皮 10g，炙甘草 5g，砂仁 3g（打极碎，放入上药煎好后去渣的药液中再煎煮 10 分钟）。

2 剂，煎服，日 1 剂。

2016 年 3 月 7 日患者微信告知："昨晚喝了一碗药后今早感觉好多了。药物喝时很辣，喝后胃舒服，大便正常。"

二十八、呕吐案

岑某，女，30岁。初诊：2016年5月8日电话求诊。

主诉：胃痛、呕吐、极度乏力2天。

患者为求减肥，自去年至今只进食早餐及午饭，晚餐则只吃1～2个苹果充饥。昨天突发胃痛、呕吐，并谓因全身及讲话无力，特请其母代诉。患者早上曾到当地某药店坐堂医生处诊疗，谓脾虚胃寒，开出红参15g，红枣15g，陈皮5g，煎服，未见效果。思之其长期节食，饮食失调，胃气虚损并上逆而呕吐频作。

西医诊断：急性胃炎。

中医诊断：呕吐（胃气虚损，胃气上逆）。

治法：补中和胃，降逆止呕。

处方：吴茱萸汤合四君子汤加减。吴茱萸3g，党参15g，法半夏10g，生姜10g，白术10g，茯苓10g，紫苏叶10g，陈皮5g，藿香10g，炙甘草5g，红枣10g。

1剂，煎服。

当天晚上9点，患者亲自来电，高兴告知服药后除少许口干外，其余症状全部消失。

药已显效。估计胃阴虚损，按上方去吴茱萸、藿香，加石斛5g，再服1～2剂善后。

二十九、暴泻（急性胃肠炎）案

岑某，女，30岁。初诊：2016年2月14日，年初八，微信诊病。

主诉：呕吐、水样腹泻2天。

患者因两天前进食变质啫喱。加上春节饮食不节，突发恶寒，呕吐1次，腹泻，水样，量少，不畅，日20余次，腹痛，肠鸣。曾自购蒙脱石散、盐酸洛哌丁胺胶囊等内服，无效，现伴纳差、口干。特要求开中药治疗。即嘱传来其舌象图，见舌淡红，苔微黄干，面色偏淡。

西医诊断：急性胃肠炎。

中医诊断：泄泻（湿热内蕴）。

治法：清热化湿，消食导滞。

处方：葛根芩连汤加减。黄连5g，葛根20g，法半夏5g，白术10g，茯苓15g，焦山楂10g，神曲10g，山药15g，木棉花15g，藿香10g，厚朴10g。

1剂，煎服，药渣复煎，日服2次。

2016年2月15日来电谓服药后呕吐，怕冷恶寒已除，大便虽烂，但较前畅顺。伴乏力，胃部胀痛，肠鸣，纳差，嗳气，神疲乏力。湿热已除，脾胃虚损。拟健脾化湿，和胃消滞善后。

处方：党参15g，法半夏5g，白术10g，茯苓15g，莲子15g，山药15g，藿香10g，焦山楂10g，泽泻10g，陈皮5g，砂仁5g（打碎泡服），麦芽15g，谷芽15g。

3剂，煎服，日1剂。

3天后诸症消失。

三十、便秘身热（更年期综合征）案

欧阳某，女，47岁。初诊：2015年8月11日。

主诉：大便难排6个月。

患者6个月前开始出现月经不规则，2～3个月1次，伴阵发性全身烘热，出汗，乏力，大便秘结，乏力，舌淡红，苔白，脉缓。

西医诊断：更年期综合征。

中医诊断：①便秘（阴虚肠燥）；②月经不调（肝肾两虚）。

治法：补益肝肾。

处方：茯苓 10g，当归 10g，白芍 10g，熟地黄 15g，甘草5g，生地黄 15g，地骨皮 10g，菟丝子 10g，女贞子 15g，珍珠母 10g，枸杞子 15g，山茱萸 10g，牡丹皮 10g。

5 剂，煎服，日 1 剂。

二诊：2015 年 8 月 18 日。

全身烘热及出汗消失，乏力减轻，睡眠较差，舌脉如前，药已显效，继守上加首乌藤以养心安神。

处方：茯苓 10g，当归 10g，白芍 10g，熟地黄 15g，甘草5g，生地黄 15g，地骨皮 10g，菟丝子 10g，女贞子 15g，珍珠母 10g，枸杞子 15g，山茱萸 10g，牡丹皮 10g，首乌藤 20g。

7 剂，煎服，日 1 剂。睡前 2 小时服。

三诊：2015 年 12 月 15 日。

全身烘热、出汗及乏力已 4 个月无发作。近因大便秘结，3～4 日一排，白带较多，但无异味。舌淡红，苔净，脉缓。诊为血虚肠燥。守上方去养阴清热之生地黄、牡丹皮、地骨皮，去安神定惊之珍珠母，加火麻仁润肠通便。

处方：茯苓 10g，当归 10g，白芍 10g，熟地黄 15g，甘草5g，菟丝子 10g，女贞子 15g，枸杞子 15g，山茱萸 10g，首乌藤 20g，火麻仁 10g。

7 剂，煎服，日 1 剂。

2016 年 3 月 8 日随访，患者高兴地告知发热、出汗及便秘未再出现。

三十一、头痛（高血压）案

廖某，男，44 岁。初诊：2016 年 4 月 15 日。

主诉：头痛 3 年。

患者头部发紧，前额疼痛，每晚 6～7 点时尤为明显。大便硬而难排，每天排便 6 次，伴胸闷，失眠易醒。平时嗜酒，酒后常有黑便。有高血压病史 4 年，血压可高达 200/120mmHg，病后在中山市人民医院诊疗，药用阿司匹林肠溶片、缬沙坦、氨氯地平片等，服药期间血压控制在 120/90mmHg 左右。但头部发紧疼痛、胸闷持续。刻下症：面色暗滞，双侧面部密集老年斑痣，舌淡红，有瘀斑，苔黄厚干，脉弦。

西医诊断：①高血压病；②血管痉挛性头痛；③失眠；④胃炎。

中医诊断：头痛（痰热瘀阻型）。

治法：清热化瘀，散结开胸。

处方：黄连温胆汤（《六因条辨》）合瓜蒌薤白汤加减。黄连 5g，生地黄 30g，竹茹 10g，毛冬青 30g，法半夏 5g，蒲黄 5g，薤白 10g，瓜蒌皮 15g，郁金 10g，石菖蒲 10g，丹参 10g，制大黄 10g。

10 剂，煎服，日 1 剂，药渣复煎，日服 2 次。

二诊：2016 年 4 月 27 日。

精神振奋，进门即对本人说：陈主任，服你的药很有效。服药后第 3 天头部发紧及前额疼痛即消失，睡眠明显好转，大便已畅顺，便色转黄。查面色好转，舌淡红，黄苔显减，脉弦。药已显效，守上方制大黄减为 5g，继服 7 剂。

三十二、盗汗（直肠癌术后体虚）案

郭某，男，72 岁。初诊：2016 年 3 月 29 日。

主诉：直肠癌术后大量出汗 2 个月。

患者 3 个月前行直肠癌根治术，近 2 个月来入睡后全身出汗，湿染衣服，伴鼻咽部热痛，打喷嚏，胃纳及大便尚可，舌淡红，苔净，脉缓。

西医诊断：直肠癌术后。

中医诊断：盗汗（气阴两虚）。

治法：益气养阴，固表止汗，助以抗瘤。

处方：生脉散加减。太子参 10g，麦冬 10g，五味子 5g，煅牡蛎 30g，浮小麦 30g，莲子 15g，白芍 15g，桔梗 10g，百合 10g，白花蛇舌草 20g，半枝莲 15g，甘草 5g。

7 剂，煎服，日 1 剂。

二诊：2016 年 4 月 8 日。

服药后全身出汗、湿染衣服、鼻咽部热痛及打喷嚏等症状全部消失，舌脉如前。守上方 7 剂以巩固治疗。

随访至 2016 年 5 月 10 日，一直未再盗汗。

三十三、慢性咳喘（慢性支气管炎）案

杨某，女，71 岁。初诊：2013 年 4 月 15 日。

主诉：咳嗽气喘反复发作 20 多年。

患者为退休教师，长期咳喘，痰白清稀带泡沫，平卧时咳喘加重。快步走路时咳嗽尤甚，需即时喝一口水，否则有窒息之感，平时怕冷，出汗湿染衣衫。就诊时室内气温约 24℃，但见患者内穿毛衣毛裤，面目浮肿，胃纳及大小便正常。舌淡，

苔白齿印，脉缓无力。

西医诊断：慢性支气管炎。

中医诊断：咳嗽（脾肺肾虚，肾不纳气）。

治法：温肾纳气，止咳平喘。

处方：党参 15g，白术 10g，茯苓 15g，橘红 10g，炙麻黄 10g，紫菀 10g，杏仁 10g，细辛 5g，桂枝 10g，制附子 10g（先煎），干姜 5g，五味子 5g。

7 剂，煎服，日 1 剂。

三十四、腹痛自汗案

李某，男，60 岁。初诊：2011 年 5 月 11 日。

主诉：腹痛伴全身出汗半年余。

患者半年来时脐周疼痛，痛时头晕作呕。每次发作时腹痛持续约半小时，疼痛时全身出汗，湿染衣服。平时伴有耳鸣，大小便正常。既往有冠心病史。查面色青白，腹部发凉，腹软，全腹无压痛及反跳痛，未触及包块。血压 110/80mmHg，心率 82 次 / 分，心律整。心电图检查未见明显异常。舌淡，苔白，齿印，脉弦无力。

西医诊断：腹痛查因。

中医诊断：腹痛（阳虚寒凝）。

治法：温中散寒，固表止汗。

处方：党参 20g，白术 10g，茯苓 15g，干姜 5g，桂枝 10g，吴茱萸 5g，法半夏 10g，白芍 15g，小茴香 10g，煅牡蛎 30g，炙甘草 10g。

7 剂，煎服，日 1 剂，渣复煎，日服 2 次。

二诊：2011 年 5 月 17 日。

服药后腹痛消失，头晕及出汗减轻，大便正常，舌淡，苔白，齿印，脉弦无力。药已见效，守上方加减，去桂枝、吴茱萸、法半夏、小茴香，加黄芪以固表止汗，加天麻、枸杞子以补肝肾，平耳鸣。

处方：党参20g，黄芪20g，白术10g，茯苓15g，干姜5g，白芍15g，煅牡蛎30g，天麻10g，枸杞子10g，炙甘草10g。

7剂，煎服，日1剂，渣复煎，日服2次。

三诊：2012年2月28日。

停药后时有脐周疼痛，耳鸣，出汗基本消失。守2011年5月11日方。

处方：党参20g，白术10g，茯苓15g，干姜5g，桂枝10g，吴茱萸5g，法半夏10g，白芍15g，小茴香10g，煅牡蛎30g，炙甘草10g。

7剂，煎服，日1剂。

四诊：2012年6月12日。

头晕作呕，视物旋转，面色淡白，舌淡，苔白，脉缓无力。

处方：党参20g，白术10g，茯苓15g，生姜10g，法半夏10g，白芍15g，枸杞子10g，川芎5g，吴茱萸5g，钩藤15g，大枣10g，炙甘草10g。

7剂，煎服，日1剂。

2013年4月因腹泻来诊，自谓经以上方药调治后，腹痛及自汗消失。

三十五、风热感冒案

招某，男，16岁。初诊：2010年12月29日。

主诉（其父母代诉）：头痛，恶寒，发热，咳嗽2天。

因其外婆患有感冒，2天前与之聚餐后出现头痛恶寒，发热38℃，伴咳嗽，痰黄，咽痛，全身酸楚不适，大便正常，精神差，舌红起刺，苔微干，脉浮数。

西医诊断：上呼吸道感染。

中医诊断：风热感冒。

治法：清热解表，宣肺止咳。

处方：薄荷10g（后下），柴胡10g，黄芩10g，鱼腥草30g，枇杷叶10g，杏仁10g，前胡10g，石膏30g，葛根30g，连翘10g，蒲公英20g，岗梅根30g，木蝴蝶10g。

水煎，内服。

2011年2月7日其父母来拜年时说，服药当晚出一身大汗，上述症状随之全部消失。

三十六、风寒咳嗽（过敏性咳嗽）案

刘某，男，47岁。初诊：2018年2月10日。

主诉：咳嗽20余天。

今晚应邀参加老友岁末宴请，同桌朋友刘某咳嗽频作。询之谓20多天前先患感冒，咳嗽，鼻塞流涕，经当地治疗，鼻塞流涕消失，但咳嗽及咽部至心窝上方瘙痒不止。咳甚觉气促不适、呼吸不畅。病后到当地医院诊疗，医生以抗生素、止咳药、泼尼松等治疗10多天，未见效果。平时怕冷，吃青菜即咳嗽加重。席间刻下症见面色潮红，稍胖，舌淡红，苔白微腻。同台高朋满座，不便脉诊。

西医诊断：过敏性咳嗽。

中医诊断：咳嗽（风寒犯肺，肺气失宣）。

治法：温散寒邪，宣肺止咳。

处方：以小青龙汤加减治疗。炙麻黄10g，细辛3g，五味子10g，法半夏10g，浙贝母10g（打碎），橘红10g，党参10g，钩藤20g，百部20g，白前10g，桔梗10g，杏仁15g，苏子10g，紫菀10g，五味子10g。

2剂，煎服，日1剂，药渣复煎，日服2次。

2天后电话复诊。患者告知服药后咳嗽明显减轻，谓再多服几剂以巩固疗效。

三十七、鼻渊（慢性鼻炎）案

邝某，男，18岁。初诊：2017年4月30日。患者在其母引领下慕名到本人家求诊。

主诉：反复鼻塞流涕4年，耳痛3年。

患者学生，有中耳炎病史。4年来鼻有堵塞感，伴打喷嚏、流清涕，久治无效，3年前开始出现耳痛。刻下症：面色较淡，二便正常，舌淡红，苔白薄腻，脉缓。

西医诊断：过敏性鼻炎。

中医诊断：鼻渊（肺脾肾虚，湿闭清窍）。

治法：健脾益气，祛风通窍。

处方：黄芪15g，茯苓15g，桔梗10g，白芷10g，紫苏叶10g，蝉蜕10g，荆芥10g（后下），薄荷10g（后下），辛夷花10g，炒苍耳子10g，甘草10g，杏仁10g。

2剂，煎服，日1剂。

2017年5月3日其母来取药。谓其子服药后上述症状好转。

三十八、腹痛（肾结石）案

杜某，女，42岁。初诊：2017年1月4日。

主诉：反复右下腹疼痛2年。

患者2016年肾彩超检查示：右肾上盏可见一大小约9mm×4mm强光回声团，诊断为肾结石。小便常规：尿蛋白（＋），尿隐血弱阳性。病后曾在某院泌尿科治疗数月，未见效果。现右下腹痛，大便软，日1次，小便黄。查右肾区叩击痛，其余查体未见明显异常。舌淡红，苔薄黄，脉沉细。

西药诊断：右肾结石。

中医诊断：①腹痛（肾虚湿热）；②石淋（肾虚湿热）。

治法：补肾清热，利尿排石。

处方：知柏地黄汤加减。知母10g，黄柏10g，熟地黄15g，牡丹皮10g，山药15g，茯苓15g，泽泻10g，金钱草30g，石韦10g，海金沙15g，鸡内金10g，车前子15g，木香10g（后下），乌药20g。

7剂，煎服，日1剂。药渣复煎1次，每日服2次。

二诊：2017年1月12日。

服药后大便稀烂，日1次。余症如前。守上方去滋阴润肠之知母、熟地黄，加泽泻10g。7剂。

三诊：2017年1月18日。

服药后右下腹疼痛减轻，大便先硬后稀，舌淡红，苔薄白。继守上方7剂。

四诊：2017年1月25日。

主诉腹痛继续减轻，大便已正常，舌脉如前。复查彩超示右肾上盏可见一个大小约7mm×4mm强回声光团，结石影已较前变细。加熟地黄，去泽泻，继服前方。

处方：黄柏 10g，熟地黄 15g，牡丹皮 10g，山药 15g，茯苓 15g，泽泻 10g，金钱草 30g，石韦 10g，海金沙 15g，鸡内金 10g，车前子 15g，木香 10g（后下），乌药 20g。

7 剂，煎服，日 1 剂。

五诊：2017 年 2 月 10 日。

右腰部时有疼痛，略感乏力，舌淡红，苔薄白，脉细无力。2017 年 2 月 9 日复查肾、输尿管、膀胱彩超，报告右肾结石消失。药已显效，气阴两虚渐显，按 2017 年 1 月 25 日方去苦寒之黄柏，去乌药，加太子参以益气养阴，加炒王不留行以软坚散结。

处方：熟地黄 15g，牡丹皮 10g，山药 15g，茯苓 15g，泽泻 10g，金钱草 30g，石韦 10g，海金沙 15g，鸡内金 10g，车前子 15g，木香 10g（后下），太子参 10g，炒王不留行 10g。

7 剂，每日 1 剂。

六诊：2017 年 2 月 17 日。

右腰部疼痛消失，乏力好转。守上方去木香。7 剂，日 1 剂。

七诊：2017 年 3 月 3 日。

右腰部疼痛消失，乏力好转，大便稀，日 4 次，无明显腹痛。守上方加诃子 10g 以固肠止泻。

八诊：2017 年 3 月 9 日。

右腰疼痛消失，患者谓上周有一天排尿时突觉尿道明显频急刺痛感，并觉有细小沙石排出，之后腰痛及排尿疼痛未再出现。

鉴于患者腹痛、腰痛及小便刺痛已消失，近期治愈，嘱暂时停药，定期追踪疗效。

三十九、脱疽（脉管炎）案

女婿妹夫之母，60 岁。初诊：2016 年 3 月。

主诉：双下肢跛行、麻痹，伴右足部红肿疼痛 6 个月，加重 3 个月。

患者素患糖尿病，已注射胰岛素数年，空腹血糖控制在 5 ～ 9mmol/L。两年前因车祸致双下肢胫腓骨粉碎性骨折，以钢板固定术治疗。因考虑患有糖尿病，恐术后伤口难以愈合，故钢板未予取出。平时有高血压、高脂血症、腰椎间盘膨出病史。刻下症：体型肥胖，精神差，跛行，上下楼梯需人搀扶，右下肢足部明显暗红肿胀，触之足背动脉搏动消失，舌淡红，苔微黄干，脉弦。

西医诊断：脉管炎。

中医诊断：脱疽（肝肾阴虚，气滞血瘀，兼夹湿热下注）。

治法：养阴清热，活血祛瘀。

处方：知柏地黄汤合四妙勇安汤、桃红四物汤加减。黄柏 15g，知母 10g，熟地黄 25g，牡丹皮 10g，山茱萸 15g，茯苓 10g，当归 10g，红花 10g，金银花 20g，毛冬青 30g，土鳖虫 5g，水蛭 5g，黄芪 30g，川续断 10g，延胡索 10g，两面针 20g。

10 剂，煎服，日 1 剂。

2016 年 4 月 10 日来电告知：服药后右足肿胀基本消失，右脚疼痛显减，甚至无痛。现唯有少许麻痹感，及右足跟行路有少许牵拉感，胃纳和，精神好转。

四十、双太阳穴疼痛案

蓝某，女，32岁。初诊：2016年1月20日。

主诉：双太阳穴疼痛1年，加重1天。

患者两侧太阳穴处疼痛约1年，咽部有痰，大便干结成粒，日1次，舌淡红，苔微黄，脉弦。2015年3月21日颅脑CT检查示双上颌窦炎，其余未见确切异常。

西医诊断：上颌窦炎。

中医诊断：①偏头痛（肝火上炎）；②便秘（阳虚肠燥）。

治法：清热止痛，润肠通便。

处方：蒲公英20g，菊花10g，川芎10g，细辛3g，制大黄5g，决明子20g，火麻仁15g，莱菔子20g，生地黄20g，女贞子20g，杏仁10g，枳壳10g。

7剂，日1剂。

2016年1月28日服药后头痛消失，大便好转。按上方去菊花、细辛、川芎，加熟地黄，以养血润肠通便，巩固疗效。

四十一、顽固性呃逆案

李某，男，40岁。初诊：2008年8月5日。

主诉：呃逆伴嗳气半年。

患者平素较为紧张，半年前无明显诱因出现频频呃逆，伴腹胀，嗳气，胃纳差，每餐进食不足一碗米饭，大便正常。3个月前因竞争村委主任落选，心情抑郁，更为不舒，呃逆明显加重。病后曾到江门找一位80多岁老中医就诊，并在本市多家三甲综合医院及广州大医院诊疗，均未见效果。病后消瘦，体

重下降逾 20kg。2008 年 8 月初入住本院某科，胃镜检查示慢性
胃炎，结肠镜检查未见明显异常，其余头部 CT、全腹 CT、生
化、肝胆脾胰肾 B 超等检查均未见明显异常。住院期间以口服
中药（具体不详）及西药多潘立酮、针刺足三里穴等治疗，未
见效果而出院。刻下症见患者消瘦，面色暗滞，精神焦虑，呃
逆之声频作，无法自已，舌淡红，苔微黄稍腻，脉弦，重按
无力。

西医诊断：慢性胃炎。

中医诊断：呃逆（脾虚气滞，肝郁犯胃）。

治法：疏肝健脾，理气止呃。

处方：旋覆代赭汤合吴茱萸汤加减。旋覆花 15g，代赭石
30g，法半夏 10g，吴茱萸 3g，生姜 10g，枇杷叶 20g，麦芽
30g，谷芽 20g，柴胡 10g，白芍 15g，党参 20g，茯苓 15g，甘
草 10g。

7 剂，煎服，日 1 剂，药渣复煎，日服 2 次。并嘱放松情
绪，泰然处事。

二诊：2008 年 8 月 12 日。

自诉服药后呃逆减半，呕吐 1 次，精神好转，但觉有轻微
头晕，胃纳转佳，舌脉如前。药已显效，继守上方加天麻、白
术以化痰平肝止眩。

处方：旋覆花 15g，代赭石 30g，法半夏 10g，吴茱萸 3g，
生姜 10g，枇杷叶 20g，麦芽 30g，谷芽 20g，柴胡 10g，白芍
15g，党参 20g，茯苓 15g，白术 10g，天麻 10g，甘草 10g。

3 剂，以观效果。

三诊：2008 年 8 月 15 日。

头晕及呃逆呕吐消失，胃纳已基本正常。药已显效，继守上方 7 剂，日 1 剂，以善后。

随访 1 年无复发。

四十二、小儿脱肛案

何某，男，3 岁 3 个月。初诊：2013 年 11 月 13 日。

主诉（其母代诉）：反复便后肛门肿物脱出 3 个月。

患儿平时大便干结成粒，常需努挣大便，便后肛门肿物脱出，需家人用手帮助回纳肛内，每次脱出约 2cm，带有黏液，无便血，平时多汗，常湿染衣服，晚上 11 点至 12 点出汗尤显，平时常咳嗽易哭，晚间遗尿 2 次，胃纳较差。查体：消瘦，面色淡白，舌淡，苔白，脉缓无力。其母出示手机拍摄的照片，患儿肛门有粉红色环状肿物脱出肛外约 2cm。

西医诊断：直肠脱垂。

中医诊断：①脱肛（中气下陷）；②便秘（血虚肠燥）；③自汗（肺虚不足）；④遗尿（肾虚不固）。

治法：补中升陷，益气固表，润肠通便，补肾缩尿。

处方：党参 10g，黄芪 10g，肉苁蓉 10g，白术 10g，金樱子 10g，鸡内金 10g，麦芽 10g，升麻 5g，白芍 10g，煅牡蛎 10g，五味子 3g，炙甘草 5g。

另猪膀胱 1 个，大枣 3 个。6 剂，上药加水 500mL 同煎至 150mL，分 2 次服，每日 1 剂。

二诊：2013 年 11 月 19 日。

其母代诉：服药后胃纳好转，大便已软，每日排 1 次。1 周以来便后直肠肿物只脱出 2 次，而且脱出长度较前减轻。出汗仍较多,药已对症,守上方连服 2 周。

三诊:2013 年 12 月 5 日。

胃纳正常,大便软,畅顺,全身出汗及肛门直肠黏膜脱出症状消失。药已显效。上方去煅牡蛎,服用 7 剂以善后。

按:纳差、多汗、便秘、脱肛、遗尿是儿童较为常见的症状。本例患儿以上五症并见,其病因病机多由素体虚弱,纳食不健,阴阳失调,肺气不足,腠理不固,而致汗液外泄。肺与大肠相表里,汗出过多,肠液干涩,则水不行舟而大便秘结难解。中气虚损,肠膜下陷,则直肠黏膜自肛门脱出而成脱肛。大便秘结,努挣排便则加重直肠黏膜脱出。

四十三、遗尿案

李某,女,13 岁。初诊:2011 年 11 月 22 日。

主诉(其父代诉):遗尿数年。

患者自幼即常有遗尿,至年纪稍长后常久坐看电视,为追求故事情节更常忍尿不排。现每晚遗尿 2 ~ 3 次,白天常有少量尿液溢出,无法自控,病后曾到多家医院诊疗未见效果。查体:神清,消瘦,面色清白,舌淡,苔白,齿印,脉细无力。

西医诊断:遗尿症。

中医诊断:遗尿(脾肾阳虚,膀胱失约)。

治法:温脾补肾,缩尿止遗。

处方:党参 10g,黄芪 10g,山药 10g,芡实 10g,巴戟天 10g,枸杞子 5g,五味子 5g,益智仁 5g,乌药 10g,覆盆子 5g,金樱子 10g,桂枝 5g。

另加猪膀胱 2 个,大枣 2 个,盐油少许同煎。共 7 剂,每日 1 剂内服。

二诊：2011 年 11 月 29 日。患者服药后遗尿消失。药已有效，守上方 14 剂以巩固疗效。随访 3 年无复发。

按:《素问·宣明五气》云"膀胱不利为癃，不约为遗溺"，皇甫谧《针灸甲乙经》曰"虚则遗溺"，清代陈飞霞《幼幼集成·小便不利证治》谓："小便自出而不禁者，谓之遗尿，睡中自出者，谓之尿床，此皆肾与膀胱虚寒也。"遗尿为膀胱失约，小便自行排出的一种疾病，多因肾虚。肾主水，为先天之本，与膀胱相表里。《素问·水热穴论》曰："肾者，胃之关也，关门不利，故聚水而从其类也。"《诸病源候论·小便不禁候》云："小便不禁者，肾气虚，下焦受冷也。肾主水，其气下通于阴，肾虚下焦冷，不能温制其水液，故小便不禁也。"

本例患者长期遗尿，诊时见消瘦，面色淡，舌淡，齿印，苔白，脉细弱。可知患者幼时脏腑娇嫩，形气未充，素体虚弱，脾肾虚损，更因平素久看电视，强忍憋尿不及时排泄，以致膀胱气化，开合失司，膀胱失约而致长期遗溺。

方中党参、黄芪补中益气，山药、芡实健脾补肾，巴戟天、金樱子温肾壮阳，枸杞子填精补血，五味子敛肺补肾、收涩固泄，覆盆子固精益肾，桂枝、乌药气化膀胱。猪膀胱又名猪脬，以猪脬为药引乃取其以形补形、以脏补脏之义，并作为引药直达病所，药食并补，效果满意，故患者 10 多年遗尿症服药 20 余剂竟然痊愈。

（陈金泉治验录由陈金泉撰写，彭林、陈萃怡、吕智豪整理）

第二节 其他医案

一、子宫内膜异位症痛经案

患者，女，43岁。初诊：2019年3月26日。

主诉：经期腹痛约30年。

患者月经来潮至今均经期腹痛，肛门疼痛，月经色红，无明显血块，大便稍硬，2日1次。查子宫有明显触痛，左侧内括约肌疼痛；舌淡红，苔微黄干，脉缓无力。

西医诊断：子宫内膜异位症。

中医诊断：痛经（气血两虚夹瘀热）。

治法：益气养血，清热化瘀。

处方：茯苓10g，北柴胡15g，延胡索15g，赤芍10g，黄芩10g，醋龟甲10g，醋三棱10g，醋莪术10g，四制益母草15g，生地黄15g，丹参10g，太子参10g，熟地黄10g，甘草5g。

14剂，煎服，日1剂。

二诊：痛经减大半，肛门疼痛至痛哭，影响睡眠。查体子宫触痛明显，左侧括约肌疼痛。舌淡红，苔薄黄，脉弦。

处方：守上方去黄芩，加红花以活血祛瘀。10剂，煎服，日1剂。

三诊：痛经比上诊减轻，肛门疼痛比前减轻。查体子宫触痛和左侧括约肌触痛均减轻一些。舌淡红，苔薄黄，脉弦。

处方：守上方去醋龟甲，加两面针、黄柏以清热活血，行气止痛，加白芍、鸡血藤以补血活血，调经止痛。

原方随症加减至七诊时痛经已减轻 70%，肛门疼痛消失，有下坠感，以前疼痛时无法做家务，现在工作生活无大的影响。查子宫触痛和左侧内括约肌触痛比前明显减轻。

编者按： 痛经分为原发性和继发性两类。原发性痛经指生殖器官无器质性病变的痛经。继发性痛经指由盆腔器质性疾病，如子宫内膜异位症、子宫腺肌病等引起的痛经。本案中，患者月经来潮至今均经期疼痛，辨病当属中医学"痛经"范畴。查子宫有明显触痛，左侧内括约肌疼痛，提示属于"子宫内膜异位症"。痛经主要分型为气滞血瘀、寒凝血瘀、湿热瘀阻、气虚血瘀、肾气亏虚，而实际的临床中可能更加复杂多变，往往多种证型合并。

初诊时患者经期疼痛，肛门疼痛，月经色红无明显血块，大便稍硬，2 日 1 次，舌淡红，苔微黄干。从患者大便情况，结合舌苔，提示患者内有瘀热。脉缓无力，则提示出了患者的久病体虚，气血两虚。子宫明显触痛，左侧内括约肌疼痛，痛处固定，按之疼痛加剧，属于中医血瘀之象，证型为气血两虚夹瘀热。故中医以益气养血、清热活血、化瘀止痛为治法，首方以生地黄、熟地黄补血清热，黄芩、北柴胡清热燥湿，延胡索、醋三棱活血止痛，赤芍、丹参活血祛瘀、通经止痛，太子参益气健脾、生津润肺，益母草清热活血调经，茯苓益气健脾，醋龟甲滋阴抑阳、养血补心。综看全方，清热化瘀，调经止痛治其标，益气补血治其本，标本兼治，以求症随药解。

二诊时患者痛经已减大半，肛门疼痛至痛哭，影响睡眠。查子宫触痛明显，左侧括约肌疼痛，舌淡红，苔薄黄，脉弦。苔从黄干到薄黄，提示阴虚内热已较前好转，但仍有子宫触痛及左侧括约肌疼痛，瘀血未化，故去黄芩加红花活血祛瘀。

三诊时患者痛经比上诊减轻，肛门疼痛较前减轻，查子宫触痛和左侧括约肌触痛均减轻一些，提示瘀血较前减，但仍有残余，需加强活血调经药物，故加白芍、鸡血藤以补血活血，调经止痛。舌淡红，苔薄黄，脉弦，可看出内热未清，但阴虚已较前好转，故去龟甲，加两面针、黄柏清热活血，行气止痛。原方随症加减至七诊时痛经已减轻 70%，肛门疼痛消失，有下坠感，以前疼痛时无法做家务，现在工作生活无大的影响；查子宫触痛和左侧内括约肌触痛比前明显减轻。

此医案中，患者痛经日久，病变复杂，辨清其病源之根本在于不通则痛，其痛经发为瘀血阻滞，瘀久化热，灼伤阴液，再加之久病体虚，故患者证型较杂，但其根本仍为瘀血阻滞，循其源，究其本，以标本兼治，则事半功倍，"药到病除"。

二、更年期过敏性鼻炎案

患者，女，51 岁。初诊：2017 年 9 月 16 日。

主诉：经常打喷嚏数年。

患者晚上鼻塞，打喷嚏，时有咳嗽，无痰，多汗，湿染衣服，双下肢发冷，肩背疼痛，腹部有发凉感，常有潮热盗汗，口干渴，睡眠差，经血带血块，大便正常，胃纳尚好，舌淡、苔白、齿印，脉弦数。

西医诊断：①变应性鼻炎；②更年期综合征。

中医诊断：鼻鼽（营卫不和，冲任不调）。

治法：益气固表，调和营卫，调畅冲任，敛阴止汗。

处方：熟党参 15g，盐菟丝子 10g，炙甘草 5g，炒苍耳子 10g，北柴胡 10g，防风 10g，煅牡蛎 30g，辛夷 10g，糯稻根

30g，白芍 15g，桂枝 10g，黄芪 15g，黑枣 10g。

14 剂，煎服，日 1 剂。

时隔一月二诊：鼻塞、打喷嚏、发热、出汗明显减轻，湿染衣服减轻，肩背疼痛、双下肢发冷好转，睡眠好转。口干渴减轻，喜饮热水，仍有经血血块。守上方加桑寄生以补益肝肾。7 剂，煎服，日 1 剂。

从三诊至十四诊历时一年零两个月，随症加减：当归、首乌藤、鸡血藤、杜仲、熟地黄、牛大力、山茱萸以补益肝肾，地骨皮、地榆炭以凉血活血；浮小麦、五味子以益气止汗。

变应性鼻炎发作次数越来越少，间隔时间越来越长，症状也随诊减轻。后半年才发作 2 次，治疗效果明显。

编者按：干祖望认为过敏性鼻炎的病因有三：一是寒邪袭肺；二是热郁肺经；三是卫气不固。凡阵发性的鼻痒，痒后狂嚏连绵，数以十计，形寒肢冷，或见肢体酸痛，属卫气不固、寒邪袭肺，治法主要为调和营卫，发散风邪，常用方有加味桂枝汤加减。

本例女性，51 岁，属更年期阶段，冲任不调，营卫不和，故见鼻塞，打喷嚏，双下肢发冷，潮热盗汗，睡眠差。因此本例在桂枝汤桂枝、白芍、甘草、大枣基础上加防风、辛夷、炒苍耳子，增强疏风解表之功，特别是辛夷通鼻。同时以熟党参、黄芪、菟丝子调冲任，煅牡蛎、糯稻根收敛清涕，同时敛汗固表。二诊加桑寄生意为调冲任需以补益肝肾为基础。此后随症加减亦逐渐以补益肝肾为主，汗多则加浮小麦、五味子以益气止汗。

三、肺癌术后案

患者，女，52岁。初诊：2017年6月19日。

主诉：肺癌术后3个月。

3个月前行右上肺癌手术，现呼吸气促，时有咳嗽，痰黏色白，易感冒，头痛，口苦，胃纳，睡眠一般，大便正常，舌淡，苔白，脉缓。

西医诊断：肺癌术后。

中医诊断：肺积（肺气不足，气阴两虚）。

治法：益气养阴。

处方：黄芪20g，人参片10g，甘草片5g，陈皮5g，升麻5g，白术10g，五味子5g，浙贝母10g，半枝莲20g，白花蛇舌草20g，牡蛎30g，红景天10g，北柴胡5g。

15剂，煎服，日1剂。

二诊：头痛消失，不易感冒，平静时无呼吸困难，上楼有气紧感，咳嗽减少，痰黄，舌脉象同前。肺脾两虚，守上方去黄芪、人参、陈皮、升麻，加党参、化橘红、鸡血藤以清热化痰，活血通络。20剂，煎服，日1剂。

患者总诊51次，历时1年16天，病情时有反复，守上方随症加减，诸症缓解。

编者按： 四诊合参，本例为肺积术后，肺气不足，气阴两虚，以补中益气汤加减，去当归身，加软坚散结之浙贝母、半枝莲、白花蛇舌草、牡蛎。

中医治疗肿瘤之法有多种，但是辨证选方最为重要。现代药理研究发现辨证使用补中益气汤具有抗基因突变及抗肿瘤作用。该方还能调节机体免疫功能，延长动物存活时间。提示在临床上使用抗肿瘤、化疗药物时，配合应用补中益气汤，可提高疗效，降低化疗药物的不良反应。

二诊时患者头痛消失，不易感冒，平静时无呼吸困难，咳嗽减少，生活质量明显改善。去黄芪、人参、陈皮、升麻，加黄芩、化橘红、鸡血藤以清热化痰、活血通络。

后遇天气变化而气紧加桔梗、五指毛桃、黄芪、党参以加大补气之力，痰多时加化橘红、陈皮化痰理气，睡眠欠佳加酸枣仁、五味子，双手有麻痹感时加鸡血藤、首乌藤、桑寄生以补益肝肾。随症加减，诸症改善。

四、糖尿病黑苔案

患者，男，58岁。初诊：2018年5月22日。

主诉：舌苔发黑1个月。

患者舌苔出现黑色，口苦，舌干，大便软，日1～2次，长期饮酒，舌红，散在长条状黑苔，脉迟，空腹血糖16.3mmol/L，糖化血红蛋白11.1mmol/L。

西医诊断：糖尿病。

中医诊断：黑苔（胃热伤阴）。

治法：清热凉血，滋阴降火。

处方：黄连10g，枳实5g，竹茹5g，甘草5g，生石膏50g，知母15g，麦冬15g，葛根20g，干石斛15g，天花粉15g，栀子10g。

3剂，煎服，日1剂。

二诊：黑苔已减半，口苦、口干明显减轻，口渴欲饮，夜尿1次。

处方：黄连10g，枳实5g，竹茹5g，甘草5g，生石膏

50g，知母15g，麦冬15g，葛根20g，干石斛15g，天花粉15g，栀子10g，生地黄30g，地骨皮15g。

7剂，煎服，日1剂。

三诊：舌苔黑色消失，苔薄黄，左舌面四分之一无苔，口苦、口干基本消失，口渴欲饮减轻，间有夜尿1次。守上方，5剂，煎服，日1剂。

编者按：糖尿病是一组由多病因引起的以慢性高血糖为特征的代谢性疾病，是由胰岛素分泌和（或）胰岛素作用缺陷所引起。主要的常见分型分为1型糖尿病和2型糖尿病，常见症状有多尿、烦渴多饮和难以解释的体重减轻。

糖尿病在中医属于"消渴病"范畴，消渴病的病因较复杂，禀赋不足、饮食失节、情志失调等原因均可导致消渴。消渴的病位在肺、胃、肾，尤以肾为关键。病机主要在于阴津亏损，燥热偏盛。其病性为本虚标实，以阴虚为本，燥热为标，两者互为因果。消渴病日久，则易发生以下两种病变：一是阴损及阳，阴阳俱损；二是病久入络，血脉瘀滞。血瘀是消渴病的中医病机之一，往往贯穿消渴病的始终。

黑苔，中医辨证多由灰苔或焦黄苔发展而来，常见于疫病严重阶段。主里证，或为热极，或为寒盛。若苔黑而燥裂，甚则生芒刺，多为热极津枯；若苔黑而滑润，多属寒盛阳衰。

患者长期饮酒，对于酒的论述，《本草发挥》引朱丹溪曰："《本草》只言其热而有毒，不言其湿热，湿中发热，近于相火，大醉后振寒战栗者，可见矣。又云酒性喜升，气必随之，痰郁于上，溺涩于下，肺受贼邪，金体大燥。恣饮寒凉，其热内郁，肺气得热，必大伤耗。"可见长期饮酒可致热毒内盛。

患者舌苔黑色，口苦舌干，提示热甚伤阴，津液分布不均。

因舌苔由胃气所生，而五脏六腑皆禀气于胃，其变化可反映脏腑的寒热虚实、病邪的性质和病位的深浅，被称为"中医的胃镜"。

综合患者的症状及舌脉，辨证分型为胃热伤阴。故初诊时治以清热凉血，滋阴降火，方中黄连、生石膏清热燥湿，知母清热泻火、滋阴润燥，天花粉、葛根、麦冬生津止渴，干石斛益胃生津、滋阴清热，栀子清热利湿、凉血解毒，枳实、竹茹清热化痰，佐以甘草调和诸药。以此方清胃热，加之益胃阴，以求症随药解。

二诊时，患者黑苔已减半，口苦、口干明显减轻，口渴欲饮，夜尿1次，从其舌苔来看，胃热已清除大半，但仍有残余，此时胃热未清，阴液仍有耗伤，故仍需巩固治疗。患者口渴欲饮，大量饮水致其夜间小便，故需加强养阴生津之品。二诊方剂与首方对比，加了生地黄，以清热凉血、养阴生津，加地骨皮清热凉血除蒸。二诊方剂与首方区别不大，首方以清热为主，二诊则在此基础上加强了养阴，正是先祛邪，再补正。过早的补益，会致滋补邪气，太晚补益，正虚邪恋，则病程缠绵。所以要正确辨证分析，在正确时机用药。

三诊时患者舌苔黑色消失，苔薄黄，左舌面四分之一无苔，口苦、口干基本消失，口渴欲饮减轻，间有夜尿1次。从患者的症状和体征来看，胃热已基本消除，无苔提示阴虚，是以守方5剂，力求清热养阴，病症痊愈。

五、肠易激综合征泄泻案

患者，男，51岁。初诊：2015年9月2日。

主诉：大便次数增多数年。

患者餐后常急便，大便稀烂，时成形，日5次，无腹痛，无便黏液，无便血，舌淡，苔白，脉缓。既往史和过敏史无特殊。体格检查：腹软，无压痛。辅助检查：结肠镜检查无异常。

西医诊断：肠易激综合征。

中医诊断：泄泻（脾虚夹湿）。

治法：健脾化湿。

处方：白术15g，茯苓20g，薏苡仁20g，白芍15g，陈皮5g，炙甘草5g，焦山楂10g，神曲15g，茵陈15g，炮姜炭5g，升麻10g。

7剂，煎服，日1剂。

二诊：2015年9月18日。

餐后急便基本消失，大便较成形，日3次，舌淡红，苔微黄，脉缓。守上方去炮姜炭、神曲，加柴胡10g，黄芩10g，葛根30g。7剂，煎服，日1剂。

编者按：肠易激综合征（IBS）是一组持续或间歇发作，以腹痛、腹胀、排便习惯和（或）大便性状改变为临床表现，而缺乏胃肠道结构和生化异常的肠道功能紊乱性疾病。患者以中青年人为主，发病年龄多见于20～50岁，女性较男性多见，有家族聚集倾向，常与其他胃肠道功能紊乱性疾病如功能性消化不良并存伴发。按照大便的性状将IBS分为腹泻型、便秘型、混合型和不定型四种临床类型，我国以腹泻型多见。

泄泻是临床常见的病证，以排便次数增加和粪便有量与质的改变为特点，其病因较多，外感寒热湿邪、内伤饮食及情志、脏腑功能失调，均可导致泄泻，且病机复杂多变，常有兼夹或转化，但脾虚湿盛是泄泻发生的关键病机。临床辨证首先辨其虚实缓急。急性者多为实证,以寒湿、湿热、伤食泄泻多见;久泻者以肝气乘脾、脾胃虚弱、肾阳虚衰多见,以虚证为主。治疗上总以运脾祛湿为主。暴泻应治以祛邪,风寒外束宜疏解,暑热侵袭宜清化,饮食积滞宜消导,水湿内盛宜分利。暴泻切忌骤用补涩,清热不可过用苦寒。久泻当以扶正为主,脾虚者宜健脾益气,肾虚者宜温肾固涩,肝旺脾弱者宜抑肝扶脾,虚实相兼者以补脾祛邪并施,久泻补虚不可纯用甘温,分利不宜太过。

本案中患者大便次数增多数年,时成形,考虑既往饮食不节,脾胃受损,脾失健运,故餐后即便,大便次数多。辨病当属中医"泄泻"范畴,结合舌脉象辨证为脾胃虚弱并夹带湿邪。治以健脾胃之气,化困脾胃之湿邪,方中白术、茯苓、薏苡仁、陈皮、炙甘草健脾益气;土虚则木乘,脾虚则肝气乘脾,故以白芍舒肝气,焦山楂、神曲和胃健脾,升麻升清阳止泻,茵陈利湿,炮姜炭温中散寒止泻。

复诊症状改善,餐后急便消失,大便较成形,日3次。疗效明显,去炮姜之温燥,加葛根、柴胡增升阳止泻之力。

六、湿秘案

患者,男,52岁。初诊:2007年4月29日。

主诉:大便难排约1年。

患者大便成形,费力难排,每次排便需半小时以上,大便带有黏液,日2次,伴下腹及肛内坠胀疼痛难忍,进食辛辣、饮酒等时尤觉不适。自谓因大便费时难解,常因蹲厕久,在坐便器上入睡而不觉。病后曾于2006年到广州某三甲综合医院住院治疗并行结肠镜检查，诊断为慢性结肠炎。屡经多位中西名医予中西药内服及保留灌肠治疗，效果不显。因久服抗生素而虚汗淋漓，伴颈腰疼痛，胃纳尚可，舌淡红，苔微黄稍腻，脉缓无力。肛门镜检查：直肠黏膜明显充血水肿，肠腔变细。

西医诊断：慢性结肠炎。

中医诊断：湿秘（脾虚气滞，湿阻大肠）。

治法：补中化湿，理气消胀。

处方：补中益气汤加减。党参15g，黄芪15g，白术15g，茯苓15g，怀山药15g，薏苡仁15g，扁豆15g，白芷10g，补骨脂10g，川续断10g，升麻10g，鱼腥草20g，火炭母20g，乌药20g。

7剂，煎服，日1剂。

二诊：2007年5月6日。因公务出差，中途只服药4剂，但觉直肠坠痛减轻，大便较成形，日2次，已较以往畅顺，舌淡红，苔微黄，脉缓无力。脾虚湿阻，湿热未清。药已有效。守上方4剂内服。另加清热化湿、行气止痛中药保留灌肠以药到病所，清利下焦湿热，标本兼治。

处方：黄连5g，败酱草20g，黄柏10g，两面针20g，徐长卿15g，白术10g，薏苡仁15g，白芷10g。

每日保留灌肠1次。

三诊：2007年5月10日。大便成形，日1次，明显畅顺，腹痛消失，肛内坠痛及多汗基本消失，舌淡红，苔微黄，脉较前有力。药已显效，继守上方内服及保留灌肠治疗。

四诊：2007年5月12日。腹痛及肛内坠痛消失，大便成形，畅顺，日1次。停止灌肠治疗，守上方内服20日以巩固治疗。

随访 3 年无复发。

编者按：关于湿秘，《素问·至真要大论》曰"太阴司天，湿淫所胜……大便难"，叶天士《临证指南医案》云"湿为重浊有质之邪"。"湿性下趋"的理论与现代结肠特别是乙状结及直肠水肿导致的便秘基本吻合。

广东地处岭南湿热之地，内外之湿最易侵袭人体导致便秘，因此岭南便秘常以湿着之气兼夹而缠绵。

湿秘常起病缓慢，缠绵难愈，西医难治，中医治疗有优势。早在《素问·至真要大论》就指出："湿淫所胜，平以苦热，佐以酸辛，以苦燥之，以淡泄之。"亦指出"故《大要》曰：谨守病机，各司其属"，即抓病机、认主证。

针对湿秘病机，确定治疗法则。若见秘则治秘，是对症治疗；见湿则化湿，是对因治疗；而化湿浊、调气机则是对病机治疗，见秘不治秘，脾健气行则便自通。临床上大便软甚至烂而难排者，要让大便先成形，成形大便有利于提高大便的敏感性和畅顺大便。

本例便秘一年余，辗转多家医院就诊，已做了全面的辅助检查，西医诊断为慢性结肠炎是成立的。一诊时，四诊合参，属于比较典型的脾虚气滞、湿阻大肠证。数十年的临床中看到慢性结肠炎往往就是以便秘、便溏或腹泻交替出现为表现。慢性结肠炎有实有虚，或虚实夹杂。正气虚弱时，邪气容易入侵，因此二、三诊时就夹有湿热之邪。四诊见腹痛及肛门坠痛消失，大便成形，畅顺，日排 1 次，此时正气逐渐恢复，邪气已清，但脾土之本未固，故后期仍需巩固治疗，方能 3 年不复发。

七、直肠癌术后汗出不止案

张某，男，84岁。初诊：2004年12月1日。

主诉：直肠癌造瘘术后出汗不止40余天。

患者40多天前因肠梗阻在本院外科行直肠癌造瘘术，术后自觉身体乏力，晚上头身出汗如雨，须换衫2次，以头及背部出汗为多，开空调则出汗稍少，胃纳尚好，失眠易醒，每晚辗转难安，每天睡觉不足2小时。查体：精神较差，左下腹有一人工肛门，内见燥粪数粒。舌淡红，中前干净，两侧舌面薄黄苔，脉细。

西医诊断：直肠癌造瘘术后。

中医诊断：盗汗（气阴两亏）。

治法：益气养阴，固表止汗。

处方：太子参30g，麦冬15g，五味子10g，浮小麦20g，牡蛎30g，龙骨30g，酸枣仁20g，女贞子15g，知母10g，黄柏10g，墨旱莲20g，沙参15g。

5剂，煎服，日1剂。

二诊：精神好，出汗显减，晚上已不用替换衣服，睡眠好转，少许咳嗽，痰少，色黄，舌淡红，苔薄微黄。守上方去墨旱莲，加杏仁10g、枇杷叶15g、鱼腥草30g。5剂，日1剂。

编者按：《医学正传·汗证》："盗汗者，寐中而通身如浴，觉来方知，属阴虚，营血之所主也。大抵自汗宜补阳调卫，盗汗宜补阴降火。"患者自觉身体乏力，晚上头身出汗如雨，舌淡红，脉细，辨证当属气阴两亏，治疗宜滋阴益气，一诊时重用太子参以益气生津，尤适于病后虚弱，气阴不足之证；汗为心之液，大量汗出导致心阴不足，影响睡眠，故失眠易醒，每晚辗转难安，以五味子、牡蛎、龙骨收敛固涩止汗出，镇静安神助睡眠。麦冬、沙参养阴清心，且麦冬具有除烦功效。墨旱莲、女贞子、黄柏、知母清热滋阴润燥。二诊时患者出汗、睡眠好转，出现咳嗽，痰少，色黄，加杏仁、枇杷叶、鱼腥草清肺化痰，降气止咳，加以巩固。

五脏化液，心为汗，汗者，精气也。汗为心之液，由精气所化生，不可过泄。出汗不正常地增多，中医学认为其病因有肺气不足、阴虚火旺、营卫不和、邪热郁蒸等，故需辨别阴阳虚实，辨证论治。

八、重度溃疡性结肠炎并发肛周脓肿案

梁某，男，43 岁。初诊：2005 年 1 月 17 日。

主诉：大便排血性黏液 7 年余，肛门红肿疼痛流脓约 1 个月。

患者自 1997 年初起，长期腹泻、大便排血性黏液，伴腹痛、消瘦，外院诊断为重度溃疡性结肠炎，经中西药治疗，症状反复发作。

2004 年 12 月 21 日因肛门肿胀剧痛，行动困难，以"肛周脓肿"收入院，大便日 4～5 次，伴血性黏液，肛门里急后重，面色白，头发枯黄，消瘦，跛行，肛周截石位 1～5 点皮肤红肿，面积约 12cm×8cm，表面暗红，质较硬，压痛，无明显波动，指检肛门松弛，左侧肛管直肠粗糙，指套有清稀脓性分泌物，味恶臭。入院当天在局麻下作脓肿切开引流术，术中放出约 40mL 脓液，脓液清稀，量少，色白如米泔水。术后切口一

直流出清稀脓水，1点位肛周肿胀，体温发热多天不退。考虑引流不畅，拟行脓腔扩大引流术。术前肠镜检查见直乙结肠严重溃疡，广泛瘢痕、息肉形成，乙状结肠肠腔狭窄，无法进镜，取活检病理诊断为溃疡性结肠炎。后在腰麻下行肛周脓肿手术，术中探脓腔深约6cm，深达坐骨直肠窝，宽约2cm，脓腔内有较多坏死组织，术后创口颜色淡白，脓水清稀，住院20余天出院。

出院5天后患者复觉肛门肿痛到门诊诊治，诉大便日10余次，稀烂，未见血性黏液，肛门急坠不适，口干，胃纳差，肛门肿痛，下午发热持续4天不退（38.5℃），肛周见有2cm×2cm引流切口，创面肉芽淡白浮肿，内有清稀分泌物流出，周围皮肤暗红肿胀，面积约8cm×4cm。舌淡红，苔微黄，部分光剥无苔，脉弦细。

西医诊断：①溃疡性结肠炎；②肛周脓肿。

中医诊断：①久痢；②肛痈（湿热下注，气阴两虚）。

治法：清热化湿，益气养阴。

处方：毛冬青30g，土牛膝30g，麦冬10g，墨旱莲15g，黄柏15g，知母10g，地榆20g，仙鹤草30g，山茱萸10g，怀山药15g，太子参20g，阿胶15g。

7剂，煎服，日1剂。

二诊：自诉服药第2天发热已消失，肛周肿痛基本消失，伤口脓水不显，肉芽好转，胃纳呆。按上方加麦芽、谷芽。7剂，煎服，日1剂。

三诊：伤口干燥，创面明显缩小变浅，无分泌物，周边皮肤稍潮红，大便日2次，成形，无便血，指检肛门已无压痛，舌淡红，苔微黄，脉弦细。

处方：毛冬青 30g，土牛膝 30g，重楼 20g，黄芪 30g，太子参 20g，白术 10g，墨旱莲 20g，山茱萸 10g，党参 20g，阿胶 15g，地榆 20g，怀山药 15g，黄柏 10g。

5 剂，煎服，日 1 剂。

四诊：伤口已愈合，精神好，大便正常，无便血。停阿胶，守上方 5 剂。

编者按： 溃疡性结肠炎是一种病因尚不十分清楚的结肠和直肠慢性非特异性炎症性疾病，病变局限于大肠黏膜及黏膜下层。病变多位于乙状结肠和直肠，也可延伸至降结肠，甚至整个结肠。病程漫长，常反复发作。

患者素体湿热内蕴，邪蕴肠腑，脂络受伤，腐败化为脓血而成痢。久痢耗伤气阴，气虚则见肛门急坠不适，阴虚则见午后潮热，气阴两虚，生化无源则见创口久而不愈。舌淡红，苔微黄，部分光剥无苔，脉弦细均为气阴两虚之象。治以清热化湿止痢，益气养阴固脱，予黄连阿胶汤合驻车丸加减。方中毛冬青清热解毒、活血通脉止痢，阿胶补血止血止痢，黄柏清热燥湿，墨旱莲凉血止血，麦冬、知母清热泻火、滋阴润燥，地榆、仙鹤草凉血止血止痢，土牛膝散瘀止痛，山茱萸收涩固脱，怀山药、太子参益气养阴，诸药合用。

二诊时患者发热已消失，肛周肿痛基本消失，症状较前明显好转，提示药已对症，仍有纳呆，故守原方加麦芽、谷芽健脾开胃。

三诊时湿热已基本消除，气阴渐复，但伤口仍未愈合，需加强益气养阴、托毒生肌的功效，故在上方基础去麦芽、谷芽、麦冬、知母，加重楼、白术、黄芪、党参。

四诊时临床症状已消失，在上方基础去阿胶巩固善后。

此医案中，患者痢疾日久，病变复杂，为虚实夹杂之证，湿热内蕴，气阴两虚，创口久而不愈。虽病情复杂，但循其源，究其本，以标本兼治，则事半功倍，药到病除。

（本节由郭亿莲整理）

第二章　医论医话

第一节　肛门病篇

一、痔病饮食疗法

传统理论认为痔是直肠下端、肛管和肛门缘的静脉丛曲张或结缔组织增生引起的柔软肿块，现代理论认为痔是肛垫下移或肥大引起的病理性改变。痔病的主要症状有便血、肛门肿物脱出、肛门肿痛等。饮食是预防痔病、减轻痔病症状、减少痔病复发的重要因素。平时痔病出现上述症状时，应首先到医院专科就诊以明确诊断和进行针对性治疗。同时可根据痔病的不同症状，辅以一些饮食疗法，以帮助身体康复。

1. 痔病出血

痔病的便血一般较鲜红，常点滴而下，或便后带血，严重者可有喷射状出血。经常出血会引起出血性贫血，严重者可引起出血性休克，应及时到医院进行诊治。在饮食治疗方面，若出血淡红，伴有头晕乏力、面色淡白者，多为痔病出血日久，气血两虚，可用党参20g，黄芪各20g，枸杞子10g，红枣10g，加猪瘦肉200g，或鸡肉200g，或乳鸽1只，花生油和食盐适量（下同），煲汤饮服。若出血鲜红、口苦、大便秘结者可用墨旱莲30g，槐花20g，生地黄20g，加猪肠头1条，煲汤饮服。

83

2. 内痔脱出

若内痔脱出伴肛门肿痛不适、口苦、舌红、苔黄者，多为大肠湿热下注。可用葛根 30g，升麻 10g，槐花 20g，加猪肠头 1 条，煲汤饮服。若内痔脱出伴肛内下坠、头晕乏力、面色淡白者，为气血两虚，中气下陷，可用党参、黄芪、金樱子各 20g，升麻、当归各 10g，加猪瘦肉，或鸡肉，或乳鸽，煲汤饮服。

3. 大便秘结

便秘可诱发或加重痔病，引起出血或血栓性外痔，应注意认真调理。若大便秘结，排便困难伴口苦、舌红、苔黄者，为大肠燥热，可用芝麻、生地黄、无花果、核桃仁各 20g，加猪肠头 1 条，煲汤饮服。若大便费力难排，伴头晕乏力、面色淡白者，为气血两虚，可用熟地黄、肉苁蓉、党参、黄芪、核桃肉各 20g，加猪瘦肉，或鸡肉，或乳鸽，煲汤饮服。另外平时可多吃一些木耳、蔬菜、紫菜、猪血、芝麻糊等以协助排便。

4. 小便困难

痔病肿痛或手术后，由于膀胱受到刺激，可引发短期小便不适或小便困难。若小便不畅或点滴难下伴口苦、尿黄者，可用车前草、玉米须、鱼腥草、生薏苡仁各 30g，鲫鱼 1 条，煲汤饮服。若年老体弱，伴头晕乏力，面色淡白，或男性老年患者伴有前列腺肥大者，可用党参、黄芪、玉米须、车前草各 20g，猪小肚（猪膀胱）3 个，煲汤饮服。

5. 痔病术后调补

痔病术后加强营养，有利于加快伤口愈合，促进早日康复。可多吃一些猪、羊、鸡、鱼、蛋、黄鳝等含有丰富蛋白质的食物，以加快伤口愈合。

6. 水果食疗

水果大多味甘多汁，生津止渴，开胃助食，通利二便，富含维生素和微量元素等。痔病伴便秘者可多食香蕉、桃子、西瓜、西梅、枇杷、熟木瓜等有润肠通便作用的水果。伴腹泻者，可适当吃一些柑橘、柿子、石榴、番石榴、杨梅、山楂、大枣等具有收涩止泻作用的水果。大便正常者，多食用一些苹果、梨子、葡萄等。

二、痔病防治简介

（一）什么叫痔

痔是由于肛管、直肠下部因黏膜衬垫下移以及血液循环不畅，血液回流障碍引起静脉屈曲扩张形成的柔软静脉团或肛管周围皮赘增生。痔病是一种常见病、多发病，痔病的发病率，占肛肠疾病发病率的 87.5% 左右。可见"十人九痔"之说，是颇有道理的。

（二）引起痔病的原因

引起痔病发生的原因很多，一般认为与以下因素有关：

1. 解剖学因素

局部血管弹性纤维少，直肠静脉又缺少静脉瓣，血管容易屈曲扩张，血流瘀滞，形成痔。早在两千多年前《素问·生气通天论》就记载有"筋脉横解，肠澼为痔"之说。

2. 直立体位

久坐久立，肛门位置较低，受重力及地心吸力作用，直肠下部血液回流不畅，易充血，瘀滞为痔。

3. 感染因素

肛门局部或肠道慢性炎症，引发痔病。

4. 慢性便秘或腹泻

顽固性便秘、排便时努挣或长期腹泻，腹压增高，肛门直肠部充血，静脉曲张，直肠黏膜衬垫下移脱出而生痔。

5. 妊娠与分娩

妊娠时腹压增大，盆腔静脉充血，直肠下部血管瘀血，分娩时用力过度等可致增大或脱出。

6. 遗传因素

有报道约 44% 患者有痔病家族史。

7. 饮食刺激

喜食辛辣、烈酒过度刺激肛门组织。

8. 其他

年高体弱、负重远行、久咳气喘、久病体虚、肝硬化腹水长期腹压增大、肛门括约肌松弛无力，可引起或加重痔病脱出。

（三）痔病的主要症状

1. 大便时出现无痛性出血

便后可出现大便带血、滴血或射血，常为间歇性。出血日久可以引起贫血，出现头昏、气短、乏力，甚者可发生出血性休克等病症。

2. 痔块脱出

轻度内痔肛门无肿物脱出；中度痔病便后可脱出肛门但可自行回复；重度痔病或有嵌顿者，便后肿物不能回纳肛内。

3. 疼痛

血栓性外痔或痔发炎、脱出嵌顿时肛门可引起局部肿痛，坐立不安。

4. 潮湿、瘙痒

内痔、外痔并发感染糜烂时可引起肛周瘙痒，潮湿不适。

（四）痔病与直肠癌

直肠癌是消化道发生率较高的恶性肿瘤，如不及早诊治，可危及生命。直肠癌初期很容易被误诊为痔病，直肠癌与痔病的临床表现有诸多相似之处，如便血、大便次数增多、肛门里急后重等。有上述症状者应及时到正规医院肛肠专科进行检查确诊。

（五）痔病的治疗

根据痔轻重程度及身体状态等可分别采用以下方法治疗：中西药（槐榆片、槐花冲剂等本院制剂）内服，洗剂（本院制剂痔舒息）外洗肛门，痔病肿痛可外用复方角菜酸酯乳膏、马应龙痔疮膏、复方角菜酸酯栓或化痔栓塞肛等。

三、痔病防治三字经

人患痔，在肛门；其症状，便鲜血。

严重者，常脱出；时肿痛，苦难言。

其病因，湿热虚；痔静脉，有血瘀。

初期轻，仅便血；清湿热，补虚弱。

中晚期，病渐重；常脱出，频下血。

早期痔，可注射；中晚期，扎与切。

新技术，推微创；痛苦轻，颇快捷。

直肠癌，也便血；色暗红，里窘迫；

易误诊，莫大意；做肠镜，早鉴别。

防痔疮，有妙诀；忌酒辣，煎炸热。

啖蔬果，粗粮食；大便畅，六腑洁。

常运动，勿久坐；勤洗浴，痔患却。

四、痔瘘患者术后一般须知

广义痔瘘手术一般包括痔病、肛周脓肿、肛瘘、肛乳头肥大、直肠脱垂等肛门疾病手术。此类疾病术后主要注意事项包括如何预治、减轻或避免术后疼痛、出血、尿潴留、肛门狭窄、促进伤口愈合、早日康复出院等。上述问题是痔瘘术后较为常见，医生及患者最为关心的问题之一。现就患者应如何配合医护人员做好上述问题的防范与处理，谈谈本人的一些防治体会，供患者朋友参考。

1. 术后疼痛

由于肛门受体神经支配，因此肛门对痛觉非常敏感。痔瘘术后疼痛的轻重程度与手术的大小、麻醉，手术的方法、技巧，术后镇痛方法，以及患者对疼痛的敏感性、耐受性与紧张程度，平时有无大量饮酒等密切相关。由于现代肛肠手术大多应用微创等较先进的方法治疗，因此痔瘘术后疼痛比以往已有明显减轻。一般来说，术后疼痛最为敏感时期主要在手术当天及术后排便以及换药期间。作为患者，较大的痔瘘手术最好选择住院治疗，术后若出现较明显的疼痛等问题可以得到及时的处理与治疗。手术与康复期间患者首先要放松紧张的情绪，大多伤口疼痛服一些止痛片即可缓解，剧烈疼痛则要告诉医生进行相关镇痛治疗。

2. 出血

大出血一般较少见。就患者方面因素来说，首先要注意手术后当天尽量不要排便。手术结束时医生一般会在肛内放入凡士林纱布或引流管，以压迫止血和引流观察。当麻醉过后，患者常有明显的肛门坠胀不适与欲便感，若此时剧烈活动或排便，则较易引起出血。如进行内痔结扎治疗者，术后第 5～10 天为结扎线脱落期，在此期间若剧烈活动或努挣排便也较易引起出血。此外，进行内痔结扎者，不要用手牵拉肛门的结扎线，以防过早脱落，发生出血。术后治疗期间，由于伤口未修复愈合，因此，患者排便时一般有一些便后带血或滴血现象，这时不要过度紧张，待伤口愈合后出血会最终消失。若术后肛门出现明显出血，或出现面色苍白伴有腹胀、肠鸣、欲便、头晕、出冷汗、脉细促、听诊肠鸣音活跃、血压下降等现象者，要注意警惕直肠内大出血可能，应及时告诉医护人员，以便及时检查与处理。

五、肛裂防治三字经

肛裂病，名思义，古称之，钩肠痔。

其症状，大便时，肛门痛，伴鲜血。

严重者，疼半日，常便秘，如撕裂。

观其肛，有溃裂，多位于，肛前后。

以指检，惧尔摸，肛门紧，兼哨痔。

其病因，多燥热，或虚火，粪燥结。

或术后，肛门窄，或湿疡，皮易裂。

其治疗，症轻者，调肛肠，先服药。

兼便秘，辨虚实，实而秘，清兼润。

若虚秘，补气血，或滋阴，增津液。

河水满，舟可划，便一软，血痛灭。

症重者，如大病，出血多，肛痛剧。

其治疗，宜手术，先扩肛，后侧切。

手术后，多指扩，便成条，免再窄。

防肛裂，有妙法，忌酒辣，煎炸热。

啖蔬果，粗粮食，大便软，魂门洁。

排便时，顺自然，勿努挣，勿用力。

常提肛，不久坐，勤洗浴，肛裂却。

六、一条苦藤两个瓜
——谈谈肛周脓肿与肛瘘的关系及其防治问题

人体肛门直肠周围间隙因细菌入侵、感染而发生化脓性感染称为肛门周围脓肿，简称肛周脓肿。本病好发于青壮年，但老年人或一些出生仅十多天的婴儿也可患病。本病男多于女。肛周脓肿发病率仅次于痔病、肛裂，是一种常见的肛门疾病。故中医学称之为"痔漏"病。引起肛周脓肿的原因有：

1. 肛门及肛管周围有很多皱褶，这些地方平时就寄存着大量的致病菌，为"藏污纳垢"之所。

2. 肛管内有多个开口向上如漏斗状的肛窦，有深达肛周间隙的肛门腺。当便秘时，由于干硬的粪便擦伤肛管，并引起肛窦感染发炎，继而细菌沿着肛腺导管扩散于肛门直肠周围，最终发展而成肛周脓肿。

3. 其他因素，如肛裂、痔病感染、痔注射或手术时消毒不严，局部外伤或患者原有结核病、溃疡性结肠炎、克罗恩病、糖尿病、白血病等疾病，或婴儿包裹的屎尿布经常湿染肛周等均可引发肛周脓肿。肛周脓肿的症状根据其发生所在部位、深浅不同而有不同的临床症状表现。例如发生于肛门周围、会阴部等处的皮下脓肿，由于位置浅，神经敏感，因此肛门局部常有明显的红、肿、热、痛感觉，全身症状则较为轻微或无。位于肛提肌以上部位的深部脓肿，在感染的早、中期阶段，则表现为轻度发热、怕冷不适等全身症状，常有肛内坠痛不适，便意频频等症状，肛门周围红肿热痛则不明显。当脓肿扩大，压力增大时，可肛内出现持续剧痛或雀啄样跳痛，并可蔓延波及肛周皮下组织。由于脓液毒素被大量吸收入体内，因而可出现全身高热、发冷，血常规白细胞升高等症状，此时常易被误诊为感冒发热等内科疾病。病情严重未能及时诊断或切开排脓者，可出现败血症、感染性休克，甚至死亡的危险。

那么，肛瘘又是什么病呢？它与肛周脓肿又有什么关系呢？人们常说肛周脓肿与肛瘘是一对难兄难弟，是一条藤上长出的两个苦瓜，这真是一点不假。因为肛周脓肿无论是自行溃破，还是经简单地切开引流后，其结果绝大多数都会遗留一种外口，经久不愈，常流脓水，反复肿痛，检查可见肛门有一外口以及与肛内相连通的病变硬管，这种病变，医学上称之为肛瘘。由于外口脓水如屋漏不止，反复发作，故中医称之为"肛漏"病。本病又好像有一只老鼠挖穿人体肛门并从肛内往外偷运粪便一样，故民间形象地俗称肛瘘为"老鼠偷粪"。一旦患上此病若不手术根治，则经久不愈。造成肛瘘长年不愈的原因主要是存在着感染的原发内口，肛内细菌及粪水等物质源源不断地进入瘘道，以及瘘道弯曲，引流不畅等。要想预防肛瘘，则首先要根治肛周脓肿。脓肿一旦发生，应及时治疗，不能"养痈为患"。因抗生素治疗该病的效果差，故不宜作为首选疗法。最有效、最可靠的方法是对脓肿实行及时切开处理，所有症状可随着切开排脓而消失。治疗时找准内口并将其内口一并切除是避免形成肛瘘的关键措施。

假如已经形成肛瘘，一般低位的处理较为简单。如为高位肛瘘，特别是高位复杂性肛瘘，由于病变常累及控制肛门括约功能的肌群，该肌群对控制大便有非常重要的作用，若直接切断或损伤该肌群，将有导致大便失禁的危险。因此一些肛瘘患者对手术治疗肛瘘深存顾虑，这是不难理解的。根据我们长期的临床经验与体会，运用中西医结合切开挂线，或切开缝合等方法治疗，可收到既根治肛瘘，又能最大限度地保护肛门功能及其完整性的效果。

预防肛周脓肿、肛瘘的方法很多，其中最为重要的是养成良好的饮食和卫生习惯。平时要注意少吃辛辣刺激之品，经常保持肛门清洁，便后清洗肛门，积极防治肛肠原发疾病如肛裂、痔病、腹泻、便秘、慢性结肠炎症、溃疡性结肠炎、克罗恩病等。如肛门发生疼痛、炎症时要及时治疗。

一旦患上肛周脓肿，要及时做根治性切开治疗，防止后遗肛瘘。如已患肛瘘，要及时治疗，防止反复感染，使肛瘘复杂化，增加治疗难度，甚至日久有癌变的风险。

七、痛苦难忍的肛门神经痛是个什么病？中医如何治疗

肛门直肠神经痛又称肛门直肠神经官能症，是指患者由于自主神经功能紊乱、肛门直肠神经失调而发生的一组症候群，

与精神因素和周围神经反射作用有关。患者主要症状是经常自觉肛内有疼痛、灼热、坠胀感，有的患者同时伴有肛周或会阴部有放射状疼痛，大便正常或稀烂，便意频频，有的同时伴有小便频急感，有的肛内有异物阻塞感或蚁爬感，有的发作时全身并发鸡皮疙瘩，有的怕光、怕声，怕别人触摸等，症状繁杂。严重时肛门疼痛难忍，有的甚至出现肛门阵发性及下腹抽搐跳痛，病情时轻时重，患者常伴有情绪抑郁、焦虑、紧张及急躁易怒，因经久不愈，痛苦异常，深受折磨，患者常自以为得了不治之症，因此心情更为紧张，肛门痛更为明显，严重者有的甚至萌生轻生念头，严重影响个人及家庭生活、工作与学习。

本病最大特点是，虽然患者主诉主观症状明显，但临床进行肛门局部及结直肠检查如指检、肛门镜、电子结肠镜、X线、超声、CT、磁共振（MRI）等一系列检查，却难以查到与自述症状相对应的器质性病变存在。部分患者可能还经过多次肛门手术或局部注射封闭治疗等，但疗效差，均难以解除有关症状。

本病常因心理和社会压力因素等而诱发或加重。可表现为多种症状，包括躯体和精神症状，如离奇古怪的幻觉症状、肛内有持续或阵发性的疼痛甚至剧痛，有的甚至用强烈的止痛针药也无法缓解，有的感到肛门内有蚁虫爬行感觉，有的患者可见肛门及腹部出现阵发性收缩，表情痛苦。

患者意识清晰，思维及行为举止正常，但患者个体心理素质较差，情绪较低落，常伴有失眠、多梦、头痛、心悸、梦中惊醒、胸闷不适、嗳气反胃、叹息连连等神经衰弱及胃肠功能紊乱症状。

病程较长，患者自觉有病并积极要求治疗，病情虽长，但一般没有明显消瘦。肛门神经痛患者发病率女性多于男性，更年期或接近更年期妇女较易发生。由于此类患者常因肛门直肠疾病在检查、诊治过程可能发生过失误、失败或屡治无效，而使患者精神受到刺激，产生恐惧、悲观、疑惑而引起持续性精神紧张，长期内心冲突的精神因素，造成中枢神经活动过度紧张而导致或加重本病。一般多由情志不畅、心情急躁或者局部刺激、衣裤摩擦等因素而诱发，并逐渐加剧。

中医辨治方面。《素问·至真要大论》曰："诸风掉眩，皆属于肝；诸寒收引，皆属于肾；诸气膹郁，皆属于肺；诸湿肿满，皆属于脾；诸热瞀瘛，皆属于火；诸痛痒疮，皆属于心……诸痉项强，皆属于湿……诸暴强直，皆属于风……诸病胕肿，疼酸惊骇，皆属于火……故《大要》曰：谨守病机，各司其属，有者求之，无者求之，盛者责之，虚者责之，必先五胜，疏其血气，令其调达，而致和平，此之谓也。"中医虽无肛门神经痛之病名，但根据其述症状及病因病机，认为该病与人体五脏失调，五志化火，喜、怒、忧、思、悲、恐、惊七情郁结以及工作、生活、婚姻、家庭压力较大等有关。因此治疗本病，宜心理安慰与药物治疗相并重。

患者及其家人都要树信心、调情志、除疑虑、释压力、消恐惧，治疗上宜养心神、健脾土、养肝血、疏肝郁、祛肝风、镇痉痛等，女性更年期并发本病者宜兼顾疏肝理气，调理冲任气血等，方可取得较好的治疗效果。

八、肛门突剧痛，鱼骨插肛中

那是3年多前（2009年）笔者遇到的事了。家住五桂山的廖大爷虽年过七旬，但因儿女孝顺，三餐不愁，晚年生活过得十分美满，平时身体也颇为健朗，唯有不足之处是岁月不饶人，年老齿落，牙齿掉了不少。平时吃东西除少了过往的甘香知味之外，其他倒没什么不适。但5天前他突然感觉肛门剧痛难忍，开始以为是便秘擦伤肛门之故，故未引起注意，4～5日，肛门肿痛越发明显，排便时更感疼痛难忍，行动不便，坐卧不安。数年前廖大爷因严重痔病，曾在中山市中医院肛肠科行痔病手术治疗，原痔病一直未见发作。这次廖大爷突发肛门肿痛，自以为可能又是痔病复发疼痛了，于是连忙叫家人开车送到中医院肛肠科找原手术医师，也就是本人陈金泉急诊。

　　进入诊室，廖大爷的家人就对本人说："陈主任，不知是什么原因，我老父近日突感肛门剧痛，烦请你详细检查一下。"我抬头一看，只见廖大爷眉头紧皱，面色青白，疼痛面容。本人认真地为患者做了检查。患者腹平软，未触及异常肿物，无压痛反跳痛。检查肛门时见患者肛门异常平滑，未见任何痔病复发之象，肛周也没有红肿发炎。但进行肛门指检时，患者肛门异常紧张，明显触痛，拒绝进一步检查。无奈，在征得患者及其家人的同意下，本人先为患者进行了肛门消毒，然后在肛门周围注射了一些麻药。患者肛门随之松弛，疼痛消失。再用手指探入肛门，发现距肛门口3cm上方有一块扁平锐利的异物插入肛管下方，经钳夹取出，发现造成廖大爷这几天肛门剧痛，寝食难安的原凶原来竟是一块约1.5cm×2.5cm大小的三角形鱼骨头。廖大爷细想起来，5天前确实食用了一顿鲩鱼（草鱼），可能是人老了，牙齿脱落，进食时食物未经充分咀嚼，鱼骨夹附着食物囫囵进入胃肠，最后到了肛门，由于肛门括约肌的作用，平时会形成像一道紧缩的瓶颈，夹有鱼骨的粪便到了肛门之后，由于用力过猛，外露在粪团外面的鱼骨就像刀子一样插入肛周，以致疼痛难忍。廖老伯经取出鱼骨及适当用了一些药抗菌消炎之后，疼痛再没发作。

食入异物刺伤肛门时有发生，其主要症状是排便突然发生较强烈的疼痛。如果骨头直接插入肛周组织，则一般无明显出血。骨头刺伤肛门，不但引起肛门异常疼痛，严重的还会导致感染，引发肛周脓肿，问题就更严重了。因此，平时进食鱼肉、禽、兽、骨头等食物时要细嚼慢咽，如感到有明显异物感，不要强行吞下。如发生急性肛门疼痛，近期又进食鱼肉、禽、兽、骨头等食物者，要首先考虑有肛门异物刺伤的可能，及时到医院就诊检查处理，以防加重病情。

附记：无独有偶，就在昨天（2012年7月27日）下午，本人又为从安徽省千里来中山市探望儿子的任老伯做了1次急诊肛门鱼骨取出术。任老伯今年61岁，3天前进食了鱼肉，前天（7月26日）早上排便时肛门突然好像被锥子扎了一下并发生持续剧痛，行动困难，坐卧不安。俗话说眼中钉、肉中刺，何况鱼骨插入人体最为敏感的肛门组织之中，更是痛之又痛了。由于患者实在忍无可忍，任老伯昨天（7月27日）上午不得不在家人的陪护下到本院肛肠科就诊。见患者痛苦面容，面色青白，弯腰拱背，无法就座。检查见肛门全周红肿隆起，指检肛门触及一细条状弯曲鱼骨状异物，一头插入患者后侧肛管中，无法取出。诊断：①肛门异物；②肛周感染；③环状混合痔并发感染。为及时解除患者的痛苦，防止感染进一步加重，我急患者之所急，在征得患者及家人的同意后，让患者即时入院，并做好有关术前检查及术前急诊、术前肠道准备工作。下午即行急诊肛门异物取出术、混合痔外切内扎术。下午4时许，患者在手术室麻醉成功，常规消毒铺巾，只半个多小时功夫，就为患者顺利完成了肛门鱼骨取出术（术中取出一条长约3.5cm

弯曲鱼骨）。术中发现，由于鱼骨像刀片一样锐利，患者在用力排便之时，竟然将6点位的巨大内痔划开了一个大的纵形裂口，并已感染化脓。经认真清除肛周感染组织，并进行环状混合痔外切内扎术，顺利完成了手术。困扰任老伯多天的肛门痛苦，也即刻消失了。

九、哪些肛肠疾病会引起肛内坠胀不适

近年有不少网友或患者咨询肛内出现坠胀不适是什么原因以及应如何治疗？

根据本人大量临床观察及资料研究提示，引起肛内坠胀的主要病症为直肠内脱垂。直肠内脱垂又称直肠内套叠，主要由直肠黏膜松弛引起。其主要病因是长期便秘或慢性腹泻，大便频繁，或年老体弱，中气下陷，导致大肠黏膜充血水肿，松弛下垂而出现肛内里急后重、肛门坠胀不适的症状。该病的最大特点是站立或走动时肛内坠胀明显，但平卧（睡觉）体位时肛内坠胀感消失。轻度的直肠内脱垂在电子结肠镜检查时直肠常无明显病变，故结肠镜检查多为未见异常。其原因是结肠镜检查时常需向直肠内送入适当气体以扩张肠管以便于循腔进镜，由于气体会导致直肠肠管舒展，拉平伸直原来松弛的直肠黏膜，故结肠镜检查常无法观察到直肠黏膜松弛的状态。

诊断本病最好用肛门镜检查，常可见直肠内黏膜有不同程度松弛下垂现象。需要注意的是，本病需与直肠癌、直肠巨大息肉、重度直肠炎、直肠内深部脓肿等鉴别，以防误诊与漏诊，因此出现上述症状后应及时到医院肛肠科进行检查以明确诊断。

本病如有消瘦、乏力、纳差、大便溏泻、肛内急坠不适、舌淡、苔白、脉缓无力者，中医多属脾气不足，中气下陷，治

宜补中益气固脱。以补中益气汤加减治之，药如黄芪20g，党参15g，当归10g，白术10g，升麻10g，枳壳10g，金樱子15g，牛大力20g，水煎内服。

如有肛内急坠不适、大便黏滞不爽、肛内灼热不适、舌红、苔黄腻者，中医多属湿热下注证型，治宜清肠化湿，消肿除重。可用葛根芩连汤加减，药如黄芩10g，葛根30g，地榆20g，白芍15g，枳壳10g，大腹皮15g，厚朴10g，生薏苡仁30g，甘草5g，水煎内服，常有较好效果。

如有明显内脱垂经服药效果不明显者，必要时以消痔灵直肠内黏膜注射治疗，常有良效。

十、小儿脱肛应如何治疗

患者父亲问：我儿子今年9月份满3岁，从2009年4月发现患病至今已1年多了。刚开始表现出便秘，小孩很恐惧大便，食欲不好，有时4～5日不大便，只能用开塞露。每次大便时，肛门都露出来一点红红的肉，但便后会自行缩回去，就没怎么重视。大概今年2月份开始，排大便后肛门肿物就不能缩回去了，之后，症状越来越严重，肛门肿物脱出越来越长，需要人为地托回去。这时才去看医生，于西双版纳某医院肛肠科就诊后，医生确诊为脱肛，说孩子小不能手术。只好去找中医治疗。又看了市医院的老中医，用了几付中药后还是没有什么好转（内服加外洗）。之后又看了草医、傣医等都没有效果，且还是便秘、食欲不好，小孩2岁半了，体重才12kg。现就诊于西双版纳州某医生，刚开始医生用了补中益气丸加麻仁润肠丸，每日1次按摩。便秘有所好转（基本2日1次大便），有2次大便后肛门肿物自己缩进去了。大概2周后停药，改吃中药和每日 1 次按摩。坚持了一个半月左右，大便可以控制在 1 ～ 2 日 1 次，但每次都还是有肛门肿物脱出，再也没有自行缩回去过了。希望陈金泉大夫能够治好小儿的病（现马上要到上幼儿园的年龄了，但病不好去不成。真急死人了！）贵院如有方法治好，我们可带小孩治疗。谢谢！

金泉答：小儿脱肛，医学上称为直肠黏膜脱垂，多发生于 1 ～ 5 岁小儿。主要原因是素体虚弱多病，大便秘结，经常努挣排便，或长期腹泻，大便频频，或经常咳嗽，哮喘，哭叫，腹压增高，或身体消瘦，直肠周围间隙组织瘦薄、松弛、缺乏支撑等，加上小儿发育未臻完善，直肠角较直，大便较易直接冲击直肠黏膜及肛门直肠周围组织等，久而久之较易造成直肠黏膜松弛而脱出肛门外，严重的甚至连直肠及乙状结肠也脱出肛门外。中医称直肠脱垂为脱肛。隋代《诸病源候论·痢诸病·脱肛候》说："脱肛者，肛门脱出也。"其主要原因为人体气血虚弱，中气下陷，或湿热下注，或阴虚燥热等。脱肛的主要症状是，便后肛门外有环状螺旋状柔软肿物脱出肛门外，表面暗红，带少许血性黏液，一般脱出 1 ～ 3cm 或更长，由于大便时小孩自感有不适或疼痛感，因此小儿很怕排便。每到排便时则哭叫不止，满头大汗，如有腹泻，由于直肠有炎症刺激，加上直肠黏膜脱垂，因此大便频频或虚恭不止。

治疗本病首先从病因源头上治起，如经常腹泻，则要健脾止泻；经常便秘则润肠通便；经常哭叫者则要查找原因，不能责骂，诱导其多些欢笑；经常咳喘者，要注意养肺止咳平喘；体质瘦弱者要注意增加营养。治疗要根据其虚、实、寒、湿、燥、热等不同情况，大多可以通过内服中药治疗加上便后及时用温盐水清洗肛门，以九华膏、痔疮膏等润滑局部，及时将脱出黏膜送回肛内，经1～3个月治疗，大多可以达到较好的效果。如脱出较严重，表面发暗，肿大嵌顿，坏死、疼痛明显等者应及时送医院进行治疗。

小儿脱肛一般多主张保守治疗。因小儿抗病能力较差，加上术后患儿换药不合作，注射或手术后肛门有一定感染及狭窄的概率等。因此如病情不严重，宜尽量先选择内服中药治疗，或待小儿长大些再注射或行手术治疗为宜。

十一、小儿肛门痒，蛲虫病作祟

小伟今年12岁，上小学6年级了。他平时上课时腰杆总是坐得直直的，一动不动，认真注意听老师讲课，因此，学习成绩一直名列班中前茅。但最近不知怎的，总是如坐针毡，经常不停蠕动下身，以致引来不少邻座的目光。为此，任课老师关心地打电话给其父母，诉说小伟最近精神不集中，学习成绩下降，询问小伟最近在家中的表现。经老师一问，小伟的父母突然想起，近来小伟的确有坐卧不安之感，而且经常诉说肛门瘙痒，特别是晚上入睡以后，发现小伟经常不由自主地用手搔抓肛门。小伟父母平时喜欢看些医学书籍，突然想起好像有一种什么寄生虫，喜欢寄生在人体的肛门中，昼伏夜出，到肛门外面产卵。为此，小伟父母决定待小伟入睡后对其下身进行"实地"侦察一番。当晚小伟入睡后，其父母轻轻拉开小伟的肛门，啊啊！竟然发现有几条小白虫在肛缘内，不停扭动，时弯时直，情景颇为吓人。

次日一早，小伟父母神色紧张就带着小伟来到本人的诊室，要求诊治他们的小伟得了什么病？怎样治疗与预防……我详细地听取小伟的"肛痒"病史后，小声地对小伟说，小伟来，请睡在检查床上，我为你检查一下。小伟很听话，愉快地睡在检查床上，我细心地轻轻扒开他的肛门，发现肛缘表面有些抓痕，表面有少许血迹，但并没有特殊病变。我最后使用一种名叫肛门窥镜的专科设备，涂上润滑油，轻轻插入小伟的肛门中进行检查，终于在距小伟肛缘上方约 2cm 的地方发现了 3～4 条长 1～1.5cm，如线头大小的灰白色的小虫，它一头钻到肛管组织里面，一头露在上面，不停地扭动着，看着小虫那自以为得意的样子，真让人反胃。检查完毕，其父母关切地问道："陈主任，我儿子患的是什么病啊！"我说：医学上称这种小虫叫蛲虫，蛲虫病是一种寄生虫病。蛲虫形体很小，雄虫体长 2～5mm，雌虫体长 8～13mm，样子如白色线头，因此，又称之为白线虫。蛲虫在人体内，头端钻入消化道黏膜里，以吸取营养和血液而生存，也吞食肠道内的营养物质，导致人体纳呆、消瘦。其虫卵多由口、鼻进入人体，在胃及十二指肠内孵化，孵化出来的幼虫移行于小肠，在大肠里发育成成虫。雌虫喜欢在夜间爬到肛门外，在肛门周围的皮肤上产卵，引起肛门皮肤及会阴部奇痒，有时还会引起肛门感染、形成肛周脓肿及肛瘘。患者用手搔抓后，虫卵附着在手上，如果不洗手就吃东西，虫卵就可被吞入肚子里，再次感染，如此反复不断地循环，即可患蛲虫病。因此预防蛲虫病，关键是注意个人卫生，饭前便后要洗手，若小儿出现肛门特殊瘙痒，要及时到医院检查一下，排除有关病变。那怎样治疗我儿子的蛲虫病呢？小伟父母又焦急地问我，我说治疗此病不难。我开出了一张治疗蛲虫的处方及几剂消食导滞的中药，嘱每晚服一粒治疗蛲虫的药物，连续服 2 晚。

过了第 3 天，小伟肛门不痒了，胃口也比治疗前好多了，而且小伟的学习成绩很快又回升了。

十二、如何用手机拍摄小宝宝的肛肠症状

婴幼儿患上便血、脱肛、肛门疼痛、瘙痒等症状的肛肠疾病并不少见。由于婴幼儿不太懂事，当他们患上肛肠疾病的时候，要到医院检查治疗就颇为麻烦。其中一个问题就是不配合检查，特别是一些原有其他疾病的患儿，平时到医院打过几次针、输过几次液的小宝宝，一旦再次进入医院，他们只要一看到穿白大衣的医生及护士就会触景生情，条件反射般地紧张起来，哭叫不停。由于患有肛肠疾病的患儿就诊，肛肠医生首先需要检查患儿的肛门甚至直肠。此时大多数患儿就会显得极不合作，他们常会不停地哭叫，在检查床上不断地扭动身躯，手足舞动，不管家人及医生怎么劝说，患儿就是不配合检查。这时不要说用肛门镜插入患儿的肛门观察肛门直肠内的情况，即使是用手轻轻地拉开患儿的小屁股，也显得十分困难。遇到这种情况，医生和患儿家人，都会显得无可奈何，望儿兴叹。

遇到这种情况怎么办？这时最好的办法，就是在来医院之前，在家里将患儿平时出现的一些肛肠症状如大便出血、大便分泌物、肛门肿物、直肠息肉、肛周寄生虫等，先用照相机或手机拍下来，待来医院后将照片或录像，拿给医生看一看以作参考，对诊断患儿的肛肠疾病，无疑是颇有参考价值的，说不定，医生凭着患儿家人提供的"存照"，就能诊断出患儿患的是什么疾病了。

那么，如何拍摄患儿的肛肠症状呢？首先如发现患儿大便有出血，要细心察看患儿是大便带血还是滴血、射血，血中是否混有黏液。如患儿诉说便时肛门疼痛或瘙痒则可能是肛裂，或有肛周湿疹，甚至肛门蛲虫症，这时可待患儿睡觉后轻轻拉

开其肛门，观察患儿前后侧肛管有无裂伤或有无蛲虫等在肛门口活动。如大便时见有肿物脱出肛门，则要细心观察是否平时肛门肿物并不明显，而是在努挣大便时肛缘有紫暗色肿物隆起，当大便后就会慢慢消失得无影无踪，如是这种情况则多为肛缘静脉曲张性痔病；如便后肛门有环状呈螺旋状肿物脱出，颜色鲜红或暗红，带有黏液或血性黏液者，则多为直肠黏膜脱垂；如便后有蒂状红色肿物脱出肛外，则可能是直肠息肉由于带有长蒂而脱出肛外等。凡遇上述种种症状，均可在家中用照相机或手机将有关症状拍摄或甚至拍录下来，待带小孩来医院就诊时，将照片或录像放给医生看一下，对诊治患儿的肛肠疾病，是颇有参考意义的。

需要注意的是，拍照时一是一般不要清洗局部，保持原样；第二是对好焦距，保证照片的清晰度与质量；第三是选好典型症状，准确拍摄。

第二节　肠道病篇

一、便秘的常用食疗方法和常用中药方剂有哪些

各位听众：大家好！

本人在肛肠专科临床时，经常有患者咨询便秘时吃些什么有助于改善便秘。现借中山电台《健康一族》这个广播平台，向各位听众介绍下便秘。

便秘一般可分为功能性便秘与器质性便秘两种。功能性便秘是患者胃肠道无明显器质性病变，而发生大便困难，数天 1

次，干结难排，并伴有腹胀或腹痛、胸闷、嗳气等症状的便秘。器质性便秘是指由于肠道发生梗阻，大便通道出现障碍而引起的便秘。慢性便秘在未确诊前，特别是伴有腹痛或便秘与腹泻交替，大便带血或有血性黏液，或近期明显加重的便秘，以及腹部可触及包块，便后包块不消失的便秘，更应及时到医院进行肠镜、X线等检查，以明确诊断。临床不论何种便秘，都可以辅助一些食疗的方法来改善便秘。下面介绍几种较为有效的便秘治疗方法。

（一）饮食疗法

1. 肉食类

猪、羊、鸡、鸭、鹅的血液，煮熟加盐、油、姜、葱食用，或加入米粥中食用，有润肠通便作用。猪大肠配花生、芝麻、核桃、无花果煲汤，喝汤吃肉。

2. 水果类

常吃香蕉、大蕉、西梅。

3. 蔬菜类

芦笋、蕨菜、南瓜、剑花及各种薯类，如番薯、马铃薯，可炒食、煲汤。

4. 果仁类

花生、松子仁、南杏、芝麻。

5. 菌类

冬菇、草菇、鲜菇。

6. 药材类

（1）各种质润类中药：熟地黄、黄精、何首乌、肉苁蓉、沙参、玉竹。

（2）蜂蜜香油汤

原料：蜂蜜 50g，香油 25g，开水约 100mL。

制作：①将蜂蜜盛在瓷盅里，用筷子或小勺不停地搅拌，使其起泡。当浓密时，边搅动边将香油缓缓注入蜂蜜内，共同搅拌均匀。②将开水约 100mL，晾至温热（约 45℃）时，徐徐注入蜂蜜香油的混合液体内，再搅匀使其成混合液体状态，即可服用。

服法：早晨空腹饮用。

应用：蜂蜜补虚润肠，与香油同用润肠之功更佳。加水做汤，用于津亏便秘、热结便秘、习惯性便秘，服之立效。

（3）二仁通幽汤

原料：桃仁 9 粒，郁李仁 6g，当归尾 5g，小茴香 1g，藏红花 1.5g。

制作：将上 5 味合煮于砂锅，30 分钟后去渣即可。

服法：代茶频饮。

应用：润肠通便，行气化瘀消胀。主治因血脉瘀阻、阻隔大便，以致腹部胀满、大便不通之症。

（4）土豆汁

原料：土豆适量。

制作：将适量土豆（150g 左右）洗净，加入 500mL 清水，煮熟捣烂绞取汁浆服。

服法：每早空腹服半杯。

应用：增强大肠蠕动，主治大便秘结。

（5）风髓汤

原料：松子仁 30g，核桃仁 60g，柏子仁 30g。

制作：将松子仁、柏子仁、核桃仁捣烂研膏，用熟蜜拌之。

服法：每日 1 次，每次 10g，用温开水送服，以 15 ～ 20 日为 1 个疗程。

应用：生津润燥。主治因津伤液燥而引起的大便秘结，尤宜于老年人便秘。

（6）四仁通便饮

原料：甜杏仁、松子仁、火麻仁、柏子仁各 10g。

制作：将四仁共捣烂，加开水 500mL 冲泡，加盖片刻。

服法：当茶饮。

应用：润肠通便。为老年津枯液少，阴虚所致的便秘者的理想辅助饮料。

（7）芝麻汤

原料：芝麻仁 6g，白米 30g，砂糖适量。

制作：先将芝麻炒干出香味。另取适量水，如常法煮米做粥，将熟时加入芝麻、砂糖。

服法：每次 1 剂，每日 2 次，早晚服食，以 7 ～ 10 日为 1 个疗程。

应用：润肠，益五脏。主治大便不通。

（8）肠耳海参汤

原料：猪大肠 300g，黑木耳 20g，海参 30g，调味品各适量。

制作：将猪大肠翻出内壁用细盐搓擦去污垢之物，洗净切断，海参用水发好切条状，木耳温水发好洗净，三者共放锅中加水及调味品文火炖煮 30 分钟，大肠熟后饮汤食物。

服法：佐餐食之。

应用：滋阴清热，润肠通便。适用于阴虚肠燥之便秘的治疗。

（9）苏子麻仁粥

原料：火麻仁、紫苏子各 40g，粳米 50g。

制作：将两药洗净，烘干，打成细粉，加入热水适量，用力搅匀，倾取上清药汁备用。粳米淘净入锅中，加入药汁，用中火徐徐煮熬成粥即可。

服法：每日1次，佐餐食用。

应用：润肠通便，养胃阴，益胃气。用于老年津亏便秘、产后便秘和习惯性便秘等证。

（10）郁李仁粥

原料：郁李仁6g，薏苡仁30g。

制作：将薏苡仁淘净备用，郁李仁研碎，放入锅内，加适量清水，用中火煮10分钟，弃渣留汁，加上薏苡仁，加入适量清水，用文火煮至米烂成粥即可。

服法：每日1次，早餐食用。

应用：润燥滑肠。适用于大肠气滞，大便燥涩不通。

（11）柏子黄蜜膏

原料：柏子仁100g，黄精100g，蜂蜜250g，白酒250g。

制作：先将柏子仁放入白酒内浸泡，6～7小时取出晒干待用。黄精捣碎，加清水适量，文火煮取浓汁，再放入柏子仁继续文火熬制浆糊状，加入蜂蜜搅熬成膏，最后盛入玻璃瓶中密封备用。

服法：每日1～2次，每次2汤匙，空腹服，温开水或温黄酒送下。

应用：润肠通便。适用于老年人大便秘结者食用。

（12）蜜胡桃

原料：蜂蜜100g，胡桃（核桃）肉100g，香油250g。

制作：将香油放锅内烧至七成热，分次放入胡桃肉炸至黄酥，捞出晾干后捣成细末，加入蜂蜜搅成糊状，放干净容器内保存。

服法：每日 1 ～ 2 次，分 5 ～ 10 日服完。

应用：滋阴润燥。可治疗老年性大便秘结。

（13）麻仁栗子糕

原料：芝麻仁、火麻仁各适量，栗子粉、玉米粉各 30g，红糖少许。

制作：将芝麻仁、火麻仁淘洗干净，晾干，研末，与栗子粉、玉米粉、红糖拌匀，加水适量，和面成糕，上笼用武火蒸45 分钟即可。

服法：佐餐食用。

应用：补脾健胃，益肾宽肠。适用于因肾气不足所致的便秘等证。

（14）鲜西红柿，每日饭后吃 2 ～ 3 个，有较好的通便作用。

（15）紫菜 10g，煲粥，食用时加香油适量，能滑肠通便。

（二）常用中药方剂

1. 辨证分型治疗

便秘分湿秘、热秘、虚秘、实秘，治疗上中医强调从整体观念出发，通过辨证施治，药、食、按摩等对人体的虚、实、寒、热、阴、阳、气、血、津、液等进行综合调理、治疗，以提高及巩固便秘的治疗效果。六腑者泻而不藏，大肠以通为顺，通下法为治疗便秘之常法。通下法能通腑清热，荡涤积滞，推陈致新，调理脾胃，活血祛瘀，改善血液循环，排毒减肥等。

一般急性实秘宜用峻下清下，慢性虚秘宜用缓下润导，器质性便秘慎用峻下（包括口服泻药清洁肠道）以防发生急性肠梗阻或肠穿孔。临床治疗应根据患者虚、实、寒、热、轻、重、缓、急以及体质差异等，分别处理。

（1）燥热证

主症：大便干硬难排，腹痛，腹胀，肛门窘迫，常致肛裂，疼痛滴血。口干欲饮，口疮，舌烂，口气重浊，胸闷呃逆，小便短赤，舌干，苔黄，脉数或滑实。

病机：胃肠燥热，津液耗伤，肠道失润。

治法：清热生津，润肠通便。

处方：麻子仁丸（《伤寒论》）加减。火麻仁20g，郁李仁20g，生地黄20g，女贞子20g，全瓜蒌20g，杏仁10g，厚朴10g，枳实10g。

（2）肝脾气滞

主症：大便涩滞不畅，大便干结或硬烂交替，腹痛腹胀，大便前腹痛明显，便后减轻或消失，或嗳气胸闷，精神抑郁，舌苔薄腻，脉沉或弦。

病机：气机郁滞，传导失司。

治法：行气导滞。

处方：三仁承气汤（《通俗伤寒论》）加减。火麻仁15g，松子仁15g，南杏仁15g，枳实10g，大腹皮10g，木香5g（后下），薏苡仁20g。

（3）脾肺气虚

主症：便秘不畅，或软而难排，数日一行，排便费力，肛门坠胀，便后便意仍存，面色淡白，体倦乏力，舌淡，齿印，苔白，脉缓无力。

病机：脾肺气虚，传导无力。

治法：益气通便。

处方：黄芪汤（《金匮翼》）加减。黄芪20g，党参20g，白术 15g，陈皮 5g，火麻仁 15g，升麻 10g，肉苁蓉 20g，制何首乌 15g。

（4）血虚阴亏

主症：大便秘结，便如羊屎，腹无所苦，伴面色淡白，头晕心悸，咽干少津，妇女月经不调，量少色淡，或月经期间便秘加重等。舌淡或淡红少津，苔少，脉细或细数无力。

病机：阴亏血虚，津不润肠。

治法：滋阴补血，润肠通便。

处方：益血润肠丸（《证治准绳·类方》）加减。熟地黄 15g，当归 10g，肉苁蓉 15g，火麻仁 15g。

（5）脾肾阳虚

主症：大便干或软而难排，腰酸腹冷，口淡乏力，小便清长，舌淡，苔白，脉沉无力。

病机：脾肾阳虚，阴寒凝结。

治法：温阳开秘。

处方：济川煎（《景岳前书》）加减。当归 10g，肉苁蓉 15g，枳壳 10g，党参 20g，黄芪 20g，胡桃肉 20g。

2. 单方验方

（1）番泻叶 5g，开水泡，放凉后加蜂蜜 30g，饮服。适合身体较为壮实的人服用。

（2）炒决明子 30g，碾碎，水煎 15 分钟，加蜂蜜 30g，饮服，每日 1～2 次。适用于中老年人便秘，高血压便秘。既能润肠通便，也可降血脂和血压。

（3）白术 60g，水煎 2 次，早晚各服 1 次，适用于脾虚便秘，能补气通便。

（4）何首乌 60g，熟地黄 20g，水煎 2 次，早晚各服 1 次。

适用于有腰膝酸痛、性功能低下等肾虚便秘患者服用。

（5）芝麻 30g，核桃仁 30g，猪大肠约 250g，煎汤服，适用于各种虚性便秘。可补血健脾，润肠通便。

二、便秘常用的检查方法

便秘原因较为复杂，为了明确便秘原因，为诊断和治疗便秘提供可靠依据，有关便秘患者应及时到医院请有关专科医师做便秘相关检查。

（一）粪便检查

直肠型便秘的粪便常呈坚硬条柱状，因常有直肠黏膜继发性炎症，或排便时损伤肛门，粪便外表可见黏液或血迹；大便状如羊屎，干硬成粒多见于痉挛型便秘；结肠易激综合征的粪便多呈羊粪状，或大便烂硬交替，大便带黏液，黏液涂片，检查一般正常或仅有少量的白细胞；便秘型溃疡性结肠炎，大便多有红白细胞及黏液，但应注意与直肠肿瘤鉴别。

（二）肛门指检

肛门指检十分廉便且重要，对于了解肛门括约功能，明确病变部位和性质，可提供重要依据。指检肛门括约肌紧张者多见于内括约肌失弛缓症，肛门紧张而兼疼痛者可能合并有肛裂；触及条柱状硬便及直肠明显膨大者，多见于直肠性便秘；便前检查直肠呈空虚状态，或触及粒状粪便者多见于结肠性便秘。指检时在直肠前方，耻骨联合以上若触及直肠向会阴方向突入者提示有直肠前突性便秘。肛内有触痛，指套带鲜血，肛管紧张或狭窄者见于肛门出口梗阻型便秘，如肛裂并发便秘等。据统计大肠癌有一半左右癌变位置在直肠指检可以触到的部位，因此临床应十分重视肛门指检；若肛管直肠触及质硬肿物、带暗红血液或血性分泌物者，要警惕合并肛管或直肠癌可能。

（三）内镜检查

包括直肠镜、乙状结肠镜、纤维（电子）结肠镜等。可以在直视或通过屏幕清楚了解肛门、大肠的病变的部位、性质、范围等外，取活体组织行病理检查以明确诊断。

1. 直肠镜检

简单实用，可直接观察直肠有无并发炎症、糜烂、溃疡、息肉、肿瘤、肛裂、痔瘘、狭窄，直肠黏膜有无松弛、脱垂、肠套叠等。

2. 结肠镜检查

对由结肠冗长、巨结肠、溃疡性结肠炎、克罗恩病、结肠憩室、肠结核、结肠肿瘤、肠梗阻、放射性肠炎、结肠易激综合征等引起的便秘，有重要的诊断和鉴别诊断价值。结肠冗长多位于乙状结肠或横结肠，表现为肠段过长，拐弯多，进镜难度较大；巨结肠者肠腔明显增大，张力极差，蠕动消失；结肠易激综合征，结肠镜检查时肠管极易痉挛，结肠黏膜一般正常；便秘型溃疡性结肠炎，其黏膜充血水肿、糜烂、溃疡现象一般轻于其他溃疡性结肠炎；长期服用蒽醌类泻药者，可见黏膜色素沉着斑。据笔者对 239 例便秘患者行电子结肠镜检查，发现其大肠，特别是乙状结肠直肠黏膜大多有不同程度的充血水肿炎症，个别甚至有松弛内套叠现象。乙状结肠直肠黏膜水肿可能是引起便秘的重要局部原因之一，值得临床注意。

（四）X线检查

1. 钡餐检查

钡餐检查，可了解钡剂通过胃肠道的时间，小肠与结肠的功能状态。肠易激综合征常表现为结肠袋加深；痉挛性便秘则肠腔常紧张变细，呈锯齿状或铅管状；弛缓性便秘或乙状结肠冗长者，大肠变长，扩张或下垂；出口梗阻型便秘，直肠明显扩大。对疑有结肠梗阻者，口服钡剂灌肠因可加重梗阻，应视为禁忌，为了明确结肠器质性病变的性质、部位与范围，宜用钡剂灌肠。

2. 排粪造影

排粪造影，可显示造影剂的影像，利用荧光技术观察排便的过程、速度。此项检查目前广泛用于临床。排便造影对疑有以下病因的便秘患者具有重要价值：盆底肌协同失调（耻骨直肠肌矛盾性收缩）和直肠前突（如有经阴道直肠壁手术史）等。

（五）排便功能检查

1. 结肠转运试验

结肠转运试验（colonic transit studies） 主要用以检测患者的结肠转运时间（colonic transit time；CTT），即消化道内容物自回盲瓣进入结肠后，在结肠蠕推动下通过全结肠直至由肛门排出所需的时间。利用放射学技术或同位素技术均可检测CTT，因放射技术简单实用，故在临床应用最为广泛。检查方法与参数：目前检查过程大概需7天。其中第1至第3天，每天同一时刻口服标志物，第4天及第7天拍摄腹部平片各1张。最后根据平片中的标志物残留数以推算结肠转运时间。为计算各节段结肠的转运时间，一般按腹部平片中骨性标志将残留标志物进一步分别定位在右半结肠、左半结肠、乙状结肠及直肠。通常脊柱右侧，第 5 腰椎与右侧骨盆出口连线以上的部位定为右半结肠；脊柱左侧，第 5 腰椎与左髂前上棘连线以上的部位定于左半结肠；上述两连线以下的部位定位于乙状结肠、直肠。临床应用：如 5 天内排出不足 80% 口服量者，可被认为结肠运送时间延长，便秘原因大致可确定是结肠运动功能不良，也称之为结肠无力症。转运试验的主要作用是为便秘患者的主观症状提供客观依据，它能区分正常结肠转运与结肠转运慢的患者，如果患者主诉大便次数减少，但反复结肠转运试验证实结肠转运正常，即可认定该患者有意或无意地夸大了症状。

2. 肛门直肠测压

测压技术应用于肛门直肠部位，测定相应部位不同的压力有助于对大便失禁、便秘做出有价值的评价。对慢性便秘患者行测压检查的内容包括直肠扩张时肛门内括约肌是否存在抑制反射，模拟排便时肛门外括约肌压力变化等，如果便秘患者缺乏肛门内括约肌的抑制反射，则提示先天性巨结肠，需进一步行组织活检以明确诊断。模拟排便时，若盆底肌协同失调（或称肛门痉挛），则测压可见肛门外括约肌的压力上升，同时肌电图可见肛门外括约肌活动增加。因此，肛直肠测压对便秘患者盆底肌协同失调的诊断具有一定的价值。

3. 盆底肌电图

盆底肌电图检查是评价耻骨直肠肌、肛门内外括约肌功能状况、自主收缩及神经支配情况的有效手段，对盆底疾患的诊断、治疗、手术监测和预后评价等有独特的作用。

三、甲状腺功能减退症为什么会引起便秘

某患者问：我是高三女生，去年9月初有一次一个星期没有大便，就去当地医院就诊，他给我开了"番泻叶"，服后大便通畅，我不知道它的厉害，于是吃了半年，现在一吃饭就腹胀，瘦了十多斤，不借助药物根本无法大便，做肠镜没有任何问题。现一直在某院就诊，查出甲状腺功能减退、继发性闭经。请问甲状腺功能减退症为什么会引起便秘，如何治疗？

金泉答：甲状腺是人体最大的内分泌腺体，它由左右两叶和峡部组成，好像蝴蝶结一样位于人体颈部甲状软骨下方，平均重量成人20～25g，女性稍大稍重。甲状腺的主要功能是合成甲状腺激素，调节机体代谢。

甲状腺激素具有重要的生理功能，其主要为：①促进新陈代谢，增加热能。②促进蛋白质合成，特别是使骨、骨骼肌、肝等蛋白质合成明显增加，促进生长发育，对长骨、脑和生殖器官的发育生长至关重要，尤其是婴儿期。③提高中枢神经系统的兴奋性，促进胃、肠、胆囊的收缩力等。此外，还有加强和调控其他激素的作用及加快心率，加强心缩力和加大心输出量等作用。当各种原因如甲状腺手术、营养不良、食物中的无机碘不足或吸收不良等导致甲状腺激素合成或分泌不足，或甲状腺激素生理效应下降时，均可引起甲状腺功能减退症（俗称甲减），而出现一系列全身性症状。其中成人甲减主要临床表现为畏寒肢冷、皮肤干燥、毛发稀疏、疲劳瞌睡、记忆力差、智力减退、反应迟钝、轻度贫血、面部四肢浮肿、目光呆滞、表情淡漠、少言寡语、四肢乏力等；妇女多有月经不调、月经过多或闭经、不易受孕等；在消化方面则可导致胃、肠、胆囊的

收缩力下降，肠蠕动无力，从而导致顽固性便秘，甚者出现麻痹性肠梗阻等，但各种胃肠理化检查则大多无异常病变，而且中西药治疗效果常不明显。

本人曾遇到过一个顽固性便秘 20 多年的女性患者，50 多岁，经多家医院久治不愈。患者自诉 20 多年前因 1 次腹部小手术后一直开始便秘，屡经中西医治疗毫无效果。来诊自诉怕冷，乏力，胃纳差，形寒肢冷，大便秘结，长期需口服泻药或用开塞露才能排便，舌淡胖，苔腻，脉缓无力。查体患者全身浮肿，按之软如面团，应指而起（属黏液性水肿）。在细究患者便秘原因之余，本人在为患者查体时偶然发现患者颈部有一淡淡的细小陈旧性瘢痕。当即追问患者有无甲状腺手术史，患者猛然回忆起 25 年前先做阑尾炎手术，伤口 1 周愈合出院，术后第 3 年因颈部肿大，检查发现甲状腺功能亢进做过甲状腺切除术，此后渐次出现便秘。即查患者空腹甲状腺素（T4），三碘甲状腺原氨酸（T3），果然明显低于正常值。西医诊断为甲状腺功能减退性便秘；中医诊断为脾肾阳虚便秘。予口服甲状腺素片，加温阳补肾通便中药，治疗数月，患者全身症状及便秘得以恢复正常。

甲状腺功能减退者便秘，需在医生的指导下予以甲状腺素，并根据患者阴阳虚实的不同辅以中药治疗，有相得益彰之效，如为永久性甲状腺功能减退者则需终身服用，以改善肠道蠕动功能，从根本上治愈便秘。

四、直肠癌术后为什么容易发生腹泻？怎么治疗

患者问：本人男，45 岁。2009 年 9 月 23 日成功行直肠癌手术，术后做过 1 次化疗，现每日腹泻 10 ～ 20 次，无明显便

血，该怎么治疗？

金泉答：在人体消化道近肛门侧有一段肠管称为直肠，该部分直肠特别宽大有如葫芦状，医学上称之为直肠壶腹。该段直肠主要功能是贮藏由上方大肠排泄下来的大便，待到有一定量及条件允许时，通过一系列的反射，肛门开放而将粪便排出体外。另外直肠还有一定的吸收粪便中水分的功能。

（一）直肠癌术后为什么容易发生腹泻

直肠癌是指发生在直肠部位的恶性肿瘤。根据临床观察，直肠癌手术后多有不同程度的排便次数增多，甚至腹泻，其临床症状可见大便次数明显增多，腹痛、腹泻、水样便或有较多黏液，肛门里急后重等，但极少有血性黏液，其原因一般与以下因素有关：

1. 局部器官与功能缺失。直肠癌术后造成肠道形态和功能改变以及大肠黏膜吸收面积减少，因此原直肠的贮便及吸收水分的功能就会受到很大影响，因此术后在一段时间内，大肠上方流下的粪便就好像坐上直通车一样，有多少就排多少。以致患者较易出现不同程度大便次数增多，或腹泻，或里急后重的现象，大便少则每日几次，多则十多次，甚至更多，这种腹泻多为吸收不良性腹泻。如便形正常，仅大便次数增多者，这种腹泻一般待 2～3 个月，人体适应后会明显减轻或消失。

2. 由于直肠连同肿瘤一起被切除处理后，大肠自主神经功能有时可能发生紊乱，肠胃蠕动失去其原有的规律，需要有个续渐恢复、适应和代偿的过程。

3. 手术切除肿瘤后，由于手术对患者的创伤刺激以及围手术期间使用抗生素预防感染等，一些年老体弱患者可能术后并发肠道菌群失调，出现腹泻现象。

4.术后接受化疗。由于化疗药物对肠黏膜有一定的刺激作用，因此也较容易出现腹泻现象。

5.饮食失调，如术后进食较肥腻的汤水，寒凉的瓜果、牛奶及奶制品等也较易引起腹泻。

（二）直肠癌术后腹泻的治疗

1.直肠癌术后发生腹泻，首先要及时就医，明确病因，对症治疗。患者如在直肠癌手术或化疗期间发生腹泻，患者及家属应首先及时向自己的主管医师汇报，以便医师及时针对患者的病情进行相关检查与对症治疗。一般直肠癌术后或化疗期间出现腹泻，多为肠道功能紊乱，菌群失调，并非细菌感染所致，使用抗菌、消炎药物治疗常无明显效果。

2.中医药治疗。本病属中医"泄泻"范畴，病机为术后内脏及元气受损，气血亏虚，脾失健运，水湿内停；或湿热内蕴，食滞中阻；或久泻伤津，气阴两虚；或脾肾两虚，肾阳虚疲等。治宜健脾化湿，或清热化湿，或益气养阴，或温阳补肾止泻等。可选用参苓白术散、葛根芩连汤、生脉散或理中汤加四神丸等加减治疗，常有较好效果。

现简略介绍一下直肠癌术后临床较为常见的湿热型及脾虚型腹泻的中医药治疗：

直肠癌术后若腹泻次数较多、腹痛、黏液黄稠、便时肛门灼热、舌红、苔黄或黄腻、脉滑数等者，中医多为大肠湿热下注。可用黄连5g，白头翁20g，火炭母30g，鱼腥草30g，葛根30g，茯苓15g，薏苡仁30g，怀山药20g，泽泻10g，木香10g（后下），甘草10g，加水500mL，煎至200mL内服，日服

1～2次，以清肠化湿，止泻。

若见面色淡白、乏力、纳差、大便水样、肠鸣、腹部冷痛、舌淡、苔白、齿印，脉细弱者，中医多为脾虚夹湿。可用党参20g，黄芪20g，山药20g，茯苓15g，陈皮3g，石榴皮15g，红枣5个，加水500mL，煎至200mL内服，日服1～2次，以益气健脾，化湿止泻。

以上方药谨供参考。

（三）饮食与身心调理

1. 直肠癌患者术后首先要注意正视现实，及时调整自己心理，保持乐观豁达的心态，树立战胜癌魔的信心和决心，同时劳逸结合，适当参加有益体育运动，如打太极拳等，对于促进康复与健康颇有助益。

2. 直肠癌术后饮食起居应遵守医嘱，饮食要定时定量、少食多餐、循序渐进、续渐增加。饮食以易消化、营养全面、高蛋白、高维生素、低脂低盐饮食为宜，少吃或不吃辛辣刺激、肥甘厚腻、烧烤、腌制等食物。腹泻期间不宜进食过冷、过热及产气性食物，如雪糕、冷饮、香蕉、西红柿、西瓜、红薯、蜂蜜等食物，这些食物吃多了易引起腹泻、腹胀等。对乳制品敏感性强的患者禁用乳制品。

3. 频繁的腹泻易造成肛门及肛周（或人工肛门周围）皮肤感染受损，导致患者出现皮肤湿疹瘙痒、糜烂甚至溃疡等，因此每次便后应及时以温水清洗肛门及肛周皮肤，如有潮湿瘙痒，局部可涂搽保湿乳剂或氧化锌油等，使肛周皮肤保持清洁和干燥。

五、直肠癌患者子女亲属应注意什么问题

山东某直肠癌患者家属问：直肠癌患者有遗传因素，我们儿孙们应该注意什么问题？我们家中奶奶和三个叔叔都是直肠癌患者，他们都先后去世了，给我们这个大家庭带来了沉重的经济负担和巨大的精神痛苦！我想咨询医生以下几个问题：

1. 我父亲未得此病，我们几个得这种病的概率高吗？

2. 我叔叔的孩子得这种病的概率高吗？

3. 这种病能不能在成为癌之前就能被发现，并通过治疗避免癌症的发生。

4. 我们年轻一代应该做哪些必要的检查？

金泉答：首先对你家族中几个人同时患上直肠癌并相继去世深表惋惜与同情。大肠癌是消化道恶性肿瘤之一，近年有明显增加趋势，而且有年轻化、症状迟发化倾向。在我国，大肠癌已上升为"癌老二"的地位。

1. 大肠癌与遗传的相关性

国外研究认为，大肠癌中有 70%～80%没有明确的遗传背景，这类大肠癌被称为散发性大肠癌，剩下 20%～30%有大肠癌家族史，具有家族聚集倾向，称为遗传相关大肠癌，遗传因素在大肠癌的发病中起着重要作用。遗传相关大肠癌根据其遗传机制和临床表现，大致可以分为四类：第一类是遗传性非息肉病性结直肠癌，在大肠癌中占 3%～5%；第二类是家族性腺瘤性息肉病，约占大肠癌发生的 1%；第三类是少见的癌综合征，例如黑斑息肉综合征、幼年性息肉病等，这类大肠癌所占的比例大约是 0.1%；第四类是家族性结直肠癌，其有明确的家族史和家族聚集趋向，具体遗传机制尚不清楚，这类大

肠癌占整体大肠癌的 20% 左右。医学研究认为大肠癌属于多基因的遗传病，其发病主要与环境因素和遗传因素相关，散发性大肠癌和遗传相关大肠癌的区别，主要是环境和遗传的作用大小不同，在遗传性大肠癌中，遗传因素的影响力度较大。家族史是遗传因素最直接的体现，患癌的危险度与家族史密切相关。而且危险度的强度与家族史中大肠癌亲属的数量、是否为一级亲属（一个人的父母、子女以及同父母的兄弟姐妹）、发病年龄相关。以没有家族史的发病危险度为 1，那么有腺瘤家族史家属的危险度为 2，如果是一级亲属则危险度还要高于 2，如果一级亲属年龄小于 45 岁，则危险度接近 4，如果有多个亲属，则危险度接近 4.5。危险最高的人群是多个一级亲属有肠癌家族史，而且发病年龄相对年轻（比如小于 45 岁）。总之，这些因素导致发病危险度增加了 2～6 倍。

2. 大肠癌十大预警信号

结直肠癌位居人体大肠深处，其起也渐，早期症状不显，但还是有以下十大预警信号：

（1）有大肠癌家族史，大肠癌系指结肠、直肠和肛门部位的恶性肿瘤，属于常染色体显性遗传性疾病，是人体错配修复基因缺陷所致，尤其是其父母均患此病者。据报告，约有 1/8 为家族性癌成员或其后代发生大肠癌。

（2）家族性腺瘤性息肉病患者，息肉多发病于青春期，大部分 40 岁前即可发生癌变。因此，患者一经确诊为家族性大肠腺瘤性息肉病，应尽早做全结肠、直肠切除术，以防癌变。

（3）大肠腺瘤息肉患者，若息肉直径超过 1cm，有很高的癌变可能，应及时进行镜下切除处理，以阻断息肉恶变。

（4）大肠癌患者，术后再现腹部或排便异常，癌胚抗原阳性，应及时做电子结肠镜检查，以排除大肠多原发癌的存在或肠癌复发。

（5）曾患有消化道肿瘤（如胃癌）、乳腺癌等，这些肿瘤与大肠癌的病因同源。

以上五点提示我们要重视大肠肿瘤高危人群，接下来还要重视对身体有关症状的警觉。

（6）中老年人不明原因出现食欲下降、乏力、消瘦者，应做好相关普查和随诊工作，以利于早发现、早诊断。

（7）不明原因出现进行性贫血、面色日渐苍白，已排除其他部位失血和血液疾病者。

（8）无原因大便习惯改变，大便习惯改变指排便感觉异常，排便不尽，大便硬烂交替，大便次数多，肛门里急后重，大便变形等，是大肠癌的早期表现症状之一。

（9）腹痛，发病初期腹部不适或隐痛，与排便相关。当出现阵发性腹痛，是因为肿瘤使肠腔狭窄，粪便通过受阻，多见于中晚期患者，此时腹部可能摸到包块或可见肠形，多伴有腹胀、呕吐、肛门不排气等肠梗阻表现。

（10）便血或血性黏液便，凡是便中带暗红色血色及血性黏液便者且持续出现，逐渐增多，具有诊断价值；大便潜血化验多次阳性，具有筛查价值，切勿当作"痔病""结肠炎"出血等对待，这在临床误诊误治病例中屡见不鲜，教训深刻。

3. 如何早期检查发现结、直肠肠癌

目前，结直肠癌患者的早期发现率不到40％，因此，癌前病变和早期肿瘤的诊断率，会改变结直肠癌患者总生存率。下面是国外目前对结直肠癌进行筛查的最新建议：

普通人群或远亲有结直肠癌或息肉的人群，应在50岁开始，每年进行 1 次粪便潜血化验，3～5 年进行 1 次结肠镜检查。

一级亲属有结、直肠癌史等危险者，检查同上，但应从 40 岁开始。

有两个亲属患结、直肠癌，其中之一是 50 岁前发病的人群，应在 40 岁或比患癌亲属发病年龄少 10 岁开始，每 3～5 年进行全结肠镜检查 1 次。

有遗传性非息肉病性结肠癌危险者，应从 25 岁开始或早于患病年龄 10 年开始，每 2 年进行全结肠镜检查 1 次，40 岁后每年 1 次基因检测或咨询。

有家族性腺瘤性息肉病危险者，12 岁后每 1～2 年进行结肠镜检查 1 次，应行基因检测或咨询。

有直结肠癌个人史者，手术后每 1～2 年进行 1 次全结肠镜检查，连续 3 年，正常后可 5 年检查 1 次。

有腺瘤个人史者，切除息肉后每 1～2 年检查 1 次结肠镜，若正常者可 3～5 年重复检查 1 次。

六、结肠镜检查——大肠癌首选的检查方法

直肠癌、结肠癌统称为大肠癌，是最常见的恶性肿瘤之一。发病年龄多在 40 岁以上，男性多于女性。大肠癌的发生与大肠腺瘤、大肠息肉、大肠慢性炎症（溃疡性结肠炎）等疾病及遗传、饮食等因素有关。进食高蛋白、高脂肪食物过多，被肠道内厌氧菌分解出具有致癌作用的物质也相应增多；摄入的纤维素量减少，又使粪便通过肠道速度减慢，使这些致癌物质与肠结膜接触时间增加，而导致癌变机会增多。

大肠癌早期发现、早期诊断及早期治疗是降低死亡率及提高生存率的主要策略之一。结肠镜具有直观、清晰度高、可拍

片、活检等特点，是检查大肠癌以及大肠癌前病变（如大肠腺瘤）的重要手段。

建议有大肠癌高危因素（如年龄超过 50 岁、有肠癌家族史等），或有大肠癌高危症状（如便血伴腹痛、大便改变等）的患者，应及时到医院进行结肠镜检查。

七、大肠息肉内镜治疗后健康指导

结直肠息肉，特别是大肠腺瘤性息肉，是一种与大肠癌密切相关的临床常见消化道疾病。由于息肉隐匿大肠深处，用一般检查化验、X 线、CT、磁共振等技术也往往不易早期发现，以致不少大肠息肉患者因最终癌变而失去了宝贵的最佳治疗时机，十分令人惋惜。

近十多年来，随着内镜的普及与临床应用，全面更新了消化道疾病尤其是结直肠息肉的诊断和治疗，使大量结、直肠息肉的病例达到了早期诊断，早期治疗，避免了癌变的恶果。内镜下结肠息肉的切除是一种非外科剖腹的微创无痛切除技术，是内镜诊断与治疗技术上的重大发展。结直肠很多息肉有发生癌变的可能，因而内镜下看见的息肉大都应尽早内镜下切除。但是，由于多数结肠息肉患者没有消化道出血、腹痛等明显症状，所以对于及时进行肠镜检查和及时内镜下切除治疗尚未能引起足够的重视，甚至放弃早期检查与治疗，直至癌变出血不得已才来治疗，但往往肿瘤已是晚期并已转移。结直肠息肉内镜下治疗的意义主要是切除结直肠癌前期病变，预防与阻断结直肠癌的发生，也可治疗结直肠息肉出血等消化道症状。目前此项技术在我国已普遍开展，我科在结肠镜诊断与治疗大肠息肉等方面积累了丰富的经验。根据我们的知识和经验，经结肠镜下高频电凝、电切息肉治疗后的患者朋友，还应注意术后用药，以预防术后并发症的发生。积极治疗与大肠息肉密切相关的肠道疾病，如慢性结肠炎、溃疡性结肠炎、慢性便秘等，以预防大肠息肉的复发与发生等。

兹将有关自我保健及有关注意事项简述如下，以供参考。

（一）休息与活动

1. 内镜治疗后应卧床休息1～3天，因为肠管仅几毫米厚度，电凝电灼切除息肉，卧床有利于黏膜创面修复，防止出血、避免穿孔等并发症的发生。

2. 息肉治疗后，要注意劳逸结合，在1个月内宜避免进行剧烈运动，提举重物，长途外出等，以防范息肉创面出血等并发症发生。

（二）遵守医嘱，积极治疗

1. 治疗后1～3天如果较长时间平卧在床上，要注意起床后不要急于下地，要先在床边坐上片刻，无头晕不适再下地，下地后站立一阵，无头晕反应再去厕所，完厕后慢慢起立，站稳，无头晕再回床休息。以防发生起立性昏厥，跌倒。

2. 大便时要注意顺其自然，不要努挣排便。以防擦伤息肉创面，引发出血。

3. 术后1周内根据手术情况进食流质或半流、少渣饮食，半个月内避免剧烈活动。

4. 术后1个月内注意观察粪便颜色及有无血便情况。如有不适，请随时到医院检查。

5. 保持稳定情绪，应尽量避免精神激动，保持心情愉快，以积极乐观的态度配合各项治疗和护理，以便尽快康复。

（三）定期复查

1. 根据息肉大小、形态、术中情况和病理检查结果制定复查肠镜的时间。

2. 术后复查肠镜的目的主要是及时发现有无新的结直肠息肉和术后有无复发。

（四）饮食保健疗法

1. 养成良好的饮食习惯，饮食多样化；进食要尽量定时定量。

2. 保持食物清洁卫生，防止致癌物的污染，改变不良的烹调方法，如不食或少食煎、炸、烘、烤食物。

3. 发挥食物中抗癌要素的作用。维生素、微量元素、纤维素称为食物防癌"三要素"，平时要注意多吃"三要素"食物。少吃或不吃熏、腌、泡和过烫、过碱、过冷、过硬等易诱发肠癌的食物，多吃新鲜蔬菜和水果。

（五）药膳疗法

可选择灵芝 50g，野生蘑菇 50g，猴头菇 50g，五指毛桃根 10g，怀山药 30g，枸杞子 10g，新鲜土茯苓 200g，其中 2～3 种，加适量猪瘦肉或鸡肉，红枣 3 个，煲汤，加适量油盐内服。

八、结肠息肉内镜下治疗后注意事项

最近有山东患者问：刚切除了息肉，离肛门 16cm，息肉切除后几天可以大便？可以吃什么等问题。

金泉答：大肠息肉电凝、电切后，创面需 15～20 天或以上才能愈合。因此治疗一周内，如无便血及明显腹痛现象者，可进食富含营养，易于消化的粥、粉、面等流质或半流质食物。一周以上者基本可以恢复正常饮食。

术后有大便者即可排便，但不要努挣排便。要注意保持大便软畅，并要注意大便有无带血、有无明显便血、有无腹痛等。如有便血及明显腹痛腹胀，要及时到医院检查治疗。

特别需要注意的是，术后 20 天内不能做剧烈的运动，如跑步、骑自行车、搬运重物、按压腹部、做俯卧撑、喝酒等，以防创面伤口出血，甚或导致肠穿孔发生等。

九、儿童便血应警惕直肠息肉可能

患儿李某，男，5 岁。2003 年 4 月某天初诊，其父母代诉，患儿大便稀硬交替，时有血性黏液，伴消瘦 2 年。曾到本市多家医院诊疗并行全腹 CT 检查未见明显病变。后经朋友介绍到中山市中医院肛肠科请本人诊疗，经检查肛门未发现明显病变。根据患儿症状表现，拟诊直肠息肉收入院。入院后在氯胺酮麻醉下行电子结肠镜检查发现患儿距肛门约 7cm 处有一个 3.5cm×2.5cm 大小息肉，亚蒂，基底部散在白色斑点，表面粗糙充血糜烂。即予电凝电切治疗，术程顺利，安返病房。病理报告为幼年性息肉。术后便血消失，生长发育良好，随访 5 年无复发。

幼年性息肉多发生于人体直肠或乙状结肠。顾名思义，本病主要好发于儿童，也可见于青年人，发病年龄自出生数月至 10 余岁不等，其中男性多于女性。70% 为单发，约 60% 发生于直肠和乙状结肠，息肉多为蒂状或亚蒂，形态呈球形、梨形，表面光滑，明显充血、出血为该类型特点。从我们近年积累的数十例幼年性息肉分析，息肉直径大小不等，主要症状为便时带暗红黏液性血液，大便烂或烂硬交替，日1次至数次不等，出血少则为大便表面带血，多则数十毫升至上百毫升不等。因长期出血及息肉炎性刺激可导致腹泻，以致发生电解质紊乱、慢性贫血、消瘦、面色苍白、平时易感冒出汗、头发稀疏枯黄、生长发育缓慢等症状。息肉若得不到及时诊断和治疗，将会继续增大。近直肠蒂状息肉有时可脱出肛门外，检查可见一肉红色蒂状肿物息肉脱出肛外，较大的息肉可导致肠梗阻引发急性腹痛、呕吐等症状。

既往认为幼年息肉不会发生癌变，1978年北京协和医院首例报告幼年性息肉癌变，并有淋巴结转移。南方医院在514例幼年性息肉中，发现6例合并腺瘤，其中1个腺瘤呈现重度不典型增生，同时发现2例幼年性息肉癌变。说明幼年性息肉虽然恶变率低，但也可发生癌变，应引起临床重视。

本病易误诊为肛裂、肠炎等，当父母的若发现自己的孩子经常出现慢性原因不明性便血，特别是带有血性黏液的便血时，应警惕有直肠息肉的可能，应及时到医院专科进行必要的检查（如肛门指检、肛窥检查，特别是电子结肠镜检查等），以便早日确诊与治疗，让自己的孩子健康成长。另值得注意的是，过去对脱出肛门的带蒂直肠息肉主张以手指扣断摘除处理，这种方法有引起大出血的危险，且易留下较长的残蒂有复发息肉的可能，应以结扎或结肠镜下电凝电切处理为最好。

十、学习紧张型肠易激综合征

对众多大中小学生来说，再过20多天，漫长的暑假就要结束，继而进入新的学年了。在往年，一些即将踏入中小学校新大门或面临中考或高考冲刺的学生，常常在上课或在校期间，时有突然或反复发生不明原因的腹痛、腹泻、便秘或大便烂硬交替等症状，而且，这些症状往往发生于平时学习成绩中等或中上水平，但自尊心较强，积极渴望上进的学子当中。这些患者若到医院就诊，常常无明显阳性病征，化验甚至结肠镜检查均无明显异常。遇到这些情况，主诊医生往往在疾病诊断一栏中写上肠易激综合征字样，给一些解痉止痛药治疗，但效果常不理想。我曾诊疗一个来自深圳的 16 岁女生，腹痛、便秘、腹胀不适反复发作 3 年，久治无效。平时上学则症状加重，节假日及寒暑假则症状减轻或消失。曾在当地及北京、南京等大医院治疗。先后做过全腹 CT、磁共振、结肠镜等检查均未见明显异常病变，后于某医院诊断为阑尾炎，做了阑尾切除术，术后患者仍反复腹痛、腹胀、呕吐、便秘。后考虑为术后并发肠梗阻，到某大医院就诊再施行手术松解治疗。术后仍反复腹痛、腹胀、排便困难。去年下半年，患者因反复请假治病，学业荒废，无法跟上学习进度而申请休学。患者自休学后，放松身心，竟然不药诸症消失，至今近 1 年未再复发。

此例患者可谓是一例罕见而且典型的学习紧张型肠易激综合征病例。肠易激综合征是临床最为常见的一种功能性肠病，该病主要症状有反复腹痛、腹泻、便秘或大便稀硬交替。有时大便夹带较多白色黏冻样液体，常因精神紧张、饮食不节、醇酒辛辣刺激、冷气烟雾等诱发或加重，特别是临床症状虽然明显，但全结肠镜检查肠道黏膜并无器质性病变（结肠镜报告多为全结肠未见明显病变或未见异常等）。发病年龄多为 10 多岁至 50 多岁，以女性为多见。在中医学中，本病属"肠郁"范畴。多因工作或学习压力较大，情志不和，忧思过度，肝脾不和，肠胃气机不利，传导失司，传导太过则泄泻不止，不及则大便秘结难下。木旺犯脾，肝气横逆则腹痛，腑气郁滞不舒则腹胀。因该病与很多炎症或器质性肠病类似，因此治疗此病前应先明确诊断，并行结肠镜等理化检查，然后施以心理疏导、中西医药物治疗等，多可收到较满意效果。

现举一案例如下。

阮某，女，19岁，中山市人，高中学生。初诊：2014年11月20日。由其母陪同来诊。

主诉：大便稀烂，日4次，大便带黏液及泡沫，腹痛不适3年，加重1个月。

患者自诉自读初三开始即自觉常有腹痛，大便稀烂，尤以开学及在校期间，尤其学习紧张时更为严重，周六日回家及节假日、寒暑假期间，症状明显减轻。平时学习成绩中等。查体：神清，消瘦，面色青白，腹软，全腹未触及明显包块，无明显压痛反跳痛。舌淡红，苔白，脉弦细。曾在本院行电子结肠镜检查，报告全结肠未见明显异常病变。

西医诊断：肠易激综合征。

中医诊断：泄泻（脾虚肝郁）。

病机：肝郁脾虚，木旺犯土。

治法：疏肝健脾，化湿止痛。

处方：陈夏六君汤合痛泻要方加减。党参15g，白术15g，茯苓20g，炙甘草5g，白芍15g，陈皮5g，防风10g，木香10g（后下），柴胡10g，焦山楂10g，香附10g。

5剂，煎服，日1剂。

二诊：2014年11月24日。

大便好转，前较成形，后面稀烂，日 2 次，已无黏液及泡沫，腹痛基本消失。舌淡红，苔白微腻，脉如前。药已取效，唯胃肠湿积未尽。上方加藿香 10g，继进 5 剂以巩固疗效。

此后患者未再来诊。事情直到 2015 年 7 月 3 日，本人在门诊时遇到一中年女患者因病来诊。入座后她第一句话就对本人说："陈主任，我很感谢您。"听了她的话，我感到很突然，因本人对面前这个女患者并不熟悉，于是我就问："你感谢我什么？"那中年妇女高兴地说："陈主任，你诊务繁忙，还记得有个叫阮某的孩子吗？她是我的女儿，去年正在读高三。因反复腹痛腹泻到过本市多家医院就诊，中西药服过，但一直无明显效果。去年 11 月经朋友介绍到你处诊治，你诊断她为肠易激综合征，是由学习紧张压力较大引起的，经你嘱她放松情绪，减轻压力，她认真按照你的嘱咐及服用你的中药治疗 2 周后，痛泻诸症逐渐消失了。今年还考上了大学本科哩，趁这次本人诊病之机，顺便特别感谢您。"原来如此。我连连说："祝贺祝贺，祝贺你女儿及时消除了病痛并顺利考上了大学。"

十一、结肠炎，会休息

患溃疡性结肠炎的患者，往往有相同的痛苦经历：疾病难以痊愈，生活备受折磨！有些人，甚至患病 10 多年，也无法摆脱此病的困扰！小小肠炎，为何如此难缠？

（一）奇怪：会休息的病

溃疡性结肠炎，简单来说，是一种慢性非特异性结肠炎症性疾病。我们的结肠管腔由内至外分为四层：黏膜层、黏膜下层、肌层和浆膜层。而令人厌烦的溃疡性结肠炎病变主要发生于结肠的黏膜层和黏膜下层。患者多以肠道症状为主，如腹泻、黏液脓血便、腹痛和里急后重等，有的还伴有腹胀、纳差、恶心、呕吐、肛周脓肿、肛瘘等症状。此外，约10%的患者可出现肠外症状：关节疼痛、反复口腔溃疡、皮下结节红斑、胆管炎、慢性肝炎等。部分病情较重的患者甚至会出现全身症状：发热、心率快、消瘦、贫血等。常言说"人老了易得病"，但溃疡性结肠炎多见于青壮年，尤其是20～40岁的人群。而且，该病发病与缓解常交替，这就像人体工作与休息交替一样，因此，在中医上，它又有"久痢"或"休息痢"之称。

（二）警惕：可能癌变的病

目前溃疡性结肠炎的病因尚未完全清楚，多认为与感染因素、遗传因素、自身免疫力下降、精神压力及疲劳、受凉、饮食失调及过敏等有关，且病情常反复发作，迁延难愈，是国内外公认的难治性疑难疾病之一。值得一提的是，溃疡性结肠炎是诱发大肠癌的病因之一。据研究，国外溃疡性结肠炎10年以上病史者癌变率为5%～10%，国内较低，为1%～3%。

目前认为，以下情况较易发生癌变：①20岁以前开始发病者；②病史超过10年者；③病变较重、范围广，累及全结肠者；④病理活检有中、重度增生者。因此，及早检查并及时采取措施治疗，非常重要。其中，结肠镜检查因具有安全、准确等明显优势，被公认为诊断溃疡性结肠炎的首选方法。通过肠镜检查，医生可清楚地了解患者结肠炎症的轻重程度及病变范围，并排除有无结直肠癌等其他重大疾病，必要时还可通过镜下进行活检以确诊。此外，医生甚至还可经镜下对大的出血病灶进行药物或氩气喷洒治疗。

（三）支招：中药灌肠，效果不错

既然这个病这么难治又有可能癌变，患者该怎么应对呢？总的来说，溃疡性结肠炎一旦确诊，患者应"及早、积极、综合"地治疗。根据病情，在中医药辨证治疗的基础上，可适当选用柳氮磺胺吡啶、美沙拉嗪、激素等药物。目前发现，采取中西医结合、内外（保留灌肠）兼治，疗效更好。同时，为提高和巩固疗效，患者还应注意适当进食富含营养、新鲜、易消化的食物，忌食辛辣刺激或生冷的食物，如牛奶、竹笋、海带、墨鱼、鱿鱼、腌制品（咸鱼、酸菜）等。还要强调的是，患者要保持乐观情绪，消除思想压力，适当参加体育活动，以提高自身免疫水平，这些都有助于促进溃疡性结肠炎的早日康复。溃疡性结肠炎并不恐怖，关键是患者要积极与医生沟通，按照医生的指导调理身体，共抗疾病。

十二、缺血性肠炎的临床症状诊断与治疗

缺血性肠炎是由于结肠血运不足而引起结肠黏膜坏死和溃疡，形成的急性或亚急性结肠疾病。结肠血运不足可因肠系膜血管阻塞，也可因这些血管的血循环动力学改变引起。本病发病通常在中老年人，少数也可发生于青年人或儿童。最常见的症状是餐后患者突然发生轻度或中度下腹疼痛，大便出现鲜血或血性黏液便，少数病例可出现剧烈腹痛，可伴有腹泻或便秘、腹胀、极度不安、出汗等症状。其原因可能是餐后人体大量血液集中上消化道，造成原已供血不足的结肠血液更为减少或绝对供血不足，产生结肠黏膜急性缺血、坏死，形成溃疡并出血。

本病无特别的前驱症状，腹部检查常仅有轻度压痛，部位

大多位于左腹部，最常累及脾曲与降结肠。本病多在患者原有动脉硬化症、器质性心脏病、心房颤动、血栓闭塞性脉管炎、结节性多动脉炎或其他结缔组织疾病等的基础上发病，也有的在施行手术后或行结肠镜检查前服泻药肠道准备后发病。本病行结肠镜检查，可明确出血部位和作出诊断。镜下可见结肠黏膜发生单发、直线型浅且较长的溃疡，溃疡之间常见有正常黏膜组织。本病轻者经及时治疗，一般预后较好，严重者可发生休克甚至危及生命安全。

一般及时以西医药扩容、抗菌等，结合中医药活血化瘀通脉治疗，可较快改善症状，治愈此病。

本病较易复发，应积极治疗原有并发疾病，平时或病愈后应多饮水，改善血液的黏稠度，防止复发。

十三、餐后腹痛便血警惕缺血性结肠炎

中老年人，餐后突然发生腹痛，大便排出暗红血液，近年经我科电子结肠镜检查发现并经病理检查确诊为缺血性肠炎患者已有数十例。

缺血性结肠炎是由于结肠血运不足，多为一过性血管痉挛缺血，或患有心血管基础病等，血管急性或慢性收缩闭合或血管堵塞致血运不畅，引起结肠黏膜坏死和溃疡而形成的急性结肠疾病。本病发病通常为老年人，少数也可发生于青年人或儿童。最常见的症状是餐后患者突然发生轻度或中度下腹疼痛，大便出现鲜血，少数病例可出现剧烈腹痛，可伴有腹泻或便秘、腹胀、患者极度不安、出汗等症状。其原因可能是，餐后人体大量血液集中上消化道，造成原已供血不足的结肠血液更为减少或绝对供血不足，产生结肠黏膜急性缺血性坏死和溃疡而出

现便血。本病无特别的前驱症状，腹部检查常仅有轻度压痛，部位大多位于左腹部。任何结肠部分均可罹患，但最常累及脾曲与降结肠、乙状结肠。

本病可做结肠镜或腹部 CT 检查协助诊断。结肠镜下常可见结肠黏膜发生纵型浅且较长的溃疡，溃疡间有正常黏膜，严重时溃疡亦可融合成片，甚至环周分布。

本病轻者经及时治疗，一般预后较好。严重者可发生休克甚至死亡。因此，临床发生上述症状患者，应及时到医院检查治疗，切勿延误病情。

十四、部分肛肠疾病的早查早治及预防措施

1. 养成良好的个人饮食与卫生习惯，少食辛辣刺激之品，保持大便软畅，像爱护自己的口唇及口腔一样爱护自己的肛门，有条件者便后尽量用清水清洁肛门，可减轻或避免痔病、肛裂、肛周脓肿等肛肠疾病的发生与发展。

2. 发生不明原因的便血、黏液血便、腹痛、大便习惯性改变（便秘、腹泻或便秘与腹泻交替出现）、腹部包块、肛门里急后重、大便化验潜血阳性、消瘦等症状者，建议及时进行肛肠相关检查，以排除慢性结肠炎、溃疡性结肠炎，特别是大肠息肉、大肠肿瘤（癌）的可能。

3. 大肠腺瘤性息肉是公认的癌前病变，超过 1cm 的大肠息肉有较大的癌变机会，应及时予以治疗，大多可经结肠镜下治疗，无创无痛，省时省钱，可免开腹手术之苦，有重要防癌作用。

十五、有肠道疾病做结肠镜检查还是做肠钡剂造影检查好呢

网友问：本人近来经常大便烂、大便带血性黏液、腹痛不适。想做一下肠道检查。请问做结肠镜检查或还是做肠道钡剂造影检查好呢？

金泉答：结肠镜及肠造影检查都是诊断大肠疾病的重要方法，两者各有优缺点。结肠镜能清楚观察到全结肠乃至回肠末段的黏膜表面病变情况，特别是对较微细的病变，如细小的肿瘤、浅表的糜烂溃疡灶、出血点、血管纹理、黏膜颜色、黏膜病变的严重程度等，能看得一清二楚，还能对病变组织在镜下进行活检及进行镜下治疗处理，其病变的发现率明显高于肠道钡剂造影检查。而肠道钡剂造影检查较易通过相对狭窄的肠腔，对结肠是否冗长，病变部位的定位，了解盆底大肠通道里大便的通过情况，阑尾有无炎症等诊断有帮助。

肠道钡剂造影检查和结肠镜检查各有优点，互为补充。

另外，现在大多数医院已开展无痛肠镜检查，目前的肠镜检查基本上痛苦很小。

（本章由陈金泉撰写，吕智豪、陈萃怡、彭林整理）

第三章　经验方

一、肛周脓肿经验方——银蒲消痈汤

处方：金银花 20g，蒲公英 30g，黄柏 15g，黄连 10g，紫花地丁 20g，白芷 10g，当归 10g，皂角刺 10g，土茯苓 20g，甘草 10g。

功能：清热解毒，消肿止痛。

主治：肛痈初起，局部红肿热，触之灼指拒按，或脓肿切开排脓后，脓液黏稠，创面红肿疼痛，舌淡红或红，苔黄腻，脉弦有力或弦数，属湿热蕴结证型者。

加减：肛痈红肿热痛明显，伴恶寒发热者，加连翘、柴胡、石膏以清热毒，大便秘结者加生大黄、枳实以泻热下行，伴湿热泄泻者加薏苡仁、葛根以清热化湿止泻，伴小便刺痛不畅者加车前子、滑石以清热通淋，并发肛周湿疹，潮湿瘙痒，加地肤子、蛇床子、白鲜皮以清热化湿止痒，糖尿病患者加天花粉、生地黄。

二、便秘经验方——养血通幽汤

处方：当归 10g，熟地黄 15g，黄精 15g，何首乌 15g，桑椹子 10g，火麻仁 10g，郁李仁 10g，川厚朴 10g，枳实 10g，川牛膝 10g，甘草 5g。

功能：养血润燥，行气通便。

主治：中老年慢性便秘（阴虚血虚，大肠燥热）。

加减：若大便细硬，或如羊粪状，上方加白芍 10g、玄参 20g、牡蛎 20g，秘结严重加熟大黄 10g，无便意加川牛膝 15g、淫羊藿 10g，伴气虚乏力加党参 15g、黄芪 20g，伴口干舌燥加女贞子 15g、玉竹 15g、天冬 15g，伴腹痛加白芍 15g、木香 10g，伴咳嗽气喘加苏子 10g。

三、肿瘤经验方

处方：王不留行 30g，夏枯草 30g，牡蛎 30g，柴胡 10g，白花蛇舌草 30g，半枝莲 30g，灵芝 10g，苏子 15g，甘草 10g。

功能：软坚散结，抑瘤抗癌。

主治：多种癌病。

加减：胃癌呕吐加旋覆花 30g、代赭石 30g、山豆根 30g，鼻咽癌加辛夷花 10g、苍耳子 10g，膀胱癌加车前子 10g，气虚加党参 30g、黄芪 20g，胃热加石膏 30g，热毒蕴结加山豆根 5g、连翘 10g，小便出血加小蓟 30g、仙鹤草 30g、蒲黄 30g，肿块加瓜蒌皮 15g、海藻 15g、炮穿山甲 15g，燥热便秘加大黄 5g，咳嗽加杏仁 10g。

四、肠痈经验方

处方：黄连 10g，大血藤 30g，白花蛇舌草 30g，当归 10g，皂角刺 10g，薏苡仁 30g，牡丹皮 10g，蒲公英 20g，冬瓜仁 20g，枳壳 10g。

功能：清热解毒，消肿止痛。

主治：阑尾炎。

加减：便秘加制大黄 5 ～ 10g，腹痛加木香 15g、延胡索

15g，发热加连翘 10g、柴胡 10g。

五、脱肛经验方

处方：黄芪 20g，党参 15g，柴胡 10g，升麻 10g，当归 10g，枳壳 10g，鸡内金 10g，白术 10g，五指毛桃 20g，怀山药 15g，金樱子 15g。

功能：健脾补气，升提固脱。

主治：脱肛或直肠黏膜松弛。

加减：便秘加郁李仁、火麻仁，腹泻加白术、茯苓，大便带黏液、直肠糜烂渗液加黄连、地榆，肿痛渗液加黄连、黄柏、白芷。

六、肠癌化疗后经验方

处方：党参 15g，黄芪 20g，白术 10g，鸡血藤 20g，五指毛桃 20g，当归 10g，枸杞子 10g，仙鹤草 30g，桑椹子 10g，白花蛇舌草 30g，半枝莲 30g。

功能：益气补血，通络解毒。

主治：肠癌化疗后。

加减：呕吐加姜半夏、陈皮、生姜，脱发加菟丝子、桑寄生。

七、缺血性结肠炎经验方——活血通瘀汤

处方：当归 10g，赤芍 10g，桃仁 10g，红花 5g，毛冬青 30g，五灵脂 10g，延胡索 20g，川芎 10g，台乌药 10g，枳壳 10g，甘草 5g。

功能：活血止血，行气止痛。

主治：缺血性结肠炎。

加减：便血较多者加三七粉（冲服）3g，兼有湿热者加黄芩 10g、黄连 5g，脾胃虚弱者加党参 15g、炙黄芪 30g，肠腔狭窄者加牡蛎 30g、土鳖虫 10g。

八、久泻经验方——温脾固泻汤

处方：党参 20g，白术 15g，茯苓 15g，制附子 10g（先煎），炮姜 5g，肉豆蔻 10g，肉桂 5g（泡服），石榴皮 15g，陈皮 5g，炙甘草 5g。

功能：健脾补肾，温阳止泻。

主治：脾肾阳虚型慢性泄泻等。症见泄泻、腹痛、腹胀经久不愈，畏寒怕冷，舌淡，苔白，脉缓无力等。

加减：腹痛加木香，纳呆加鸡内金、炒谷芽、炒麦芽，溃疡性结肠炎便血加赤石脂、仙鹤草等。

九、化疗后白细胞减少经验方——参芪升白汤

处方：党参 20g，黄芪 20g，鸡血藤 30g，五指毛桃 20g，当归 10g，黄精 15g，枸杞子 10g，白术 10g，补骨脂 10g，灵芝 10g。

功能：益气补血，养阴生精。

主治：化疗后神疲乏力，畏寒，易发感冒，自汗乏力，腰腿酸软，头晕眼花，纳差，低热咽干，生化检查白细胞明显减少，舌淡红苔白。证属脏腑亏损，气血两亏。

加减：食欲不振加鸡内金、麦芽，脱发加菟丝子、何首乌，

腰膝酸软加桑寄生、杜仲，偏阴虚加女贞子、桑椹子，气血两虚甚者加红参、鹿茸，血小板减少加鹿茸、阿胶、仙鹤草，妇女患者月经不调加益母草、熟地黄，闭经加淫羊藿、菟丝子、熟地黄、当归。

（**本章由陈莘怡、彭林、马普伟整理**）

中医肛肠病名家陈金泉
医案医论集

下

篇

第四章　学术经验传承

第一节　陈金泉带教实录

一、便血案

患者，女，42岁。初诊：2017年8月3日。

主诉：便血3个月。

患者1年前行子宫颈中分化鳞状细胞癌手术，并接受放射治疗。近3个月来，肛门时流血水或暗红血块，大便软，日1次，便意频，里急，纳差，脱发，舌淡红，苔白，脉缓。查体：肛门指检直肠狭窄，指套带血性黏液。

西医诊断：放射性肠炎。

中医诊断：便血（脾肾两虚，脾不统血）。

治法：健脾补肾，收敛止血。

处方：熟党参15g，白术15g，仙鹤草20g，地榆炭20g，熟地黄15g，墨旱莲30g，生蒲黄10g，鸡血藤20g，炙甘草5g，茯苓15g，黄芪20g。

7剂，煎服，日1剂。

二诊：2017年8月11日。

大便软，日1次，常有急便感的症状减轻，肛门时流血水及暗红血块减少，纳差，脱发。肛门指检直肠狭窄减轻，指套已无血性黏液。

处方：熟党参 15g，白术 15g，仙鹤草 20g，地榆炭 20g，熟地黄 15g，墨旱莲 30g，鸡内金 15g，麦芽 15g，生蒲黄 10g，鸡血藤 20g，炙甘草 5g，茯苓 15g，黄芪 20g。

14 剂，煎服，日 1 剂。

三诊：2017 年 9 月 22 日。

大便成形，日 1 次，常有急便感的症状消失，肛门出血减半，治疗前走路有肛门流血的症状现已消失，脱发减少，纳差，睡眠差。

处方：熟党参 15g，仙鹤草 20g，地榆炭 20g，生蒲黄 10g，龙血竭 5g，熟地黄 15g，侧柏叶 15g，墨旱莲 30g，鸡血藤 20g，炙甘草 5g，白术 15g，黄芪 20g。

14 剂，煎服，日 1 剂。

四诊：2017 年 10 月 16 日。

大便成形，日 1 次，少量便血。患者最近在当地医院行胸部 CT 检查，报告示肺转移，无咳嗽，纳差。辨证为脾肺两虚。

处方：熟党参 15g，炙甘草 5g，熟地黄 15g，五指毛桃 20g，鸡内金 10g，白花蛇舌草 20g，牡蛎 30g，半枝莲 20g，麦芽 15g，醋鳖甲 15g，大蓟 30g，鸡血藤 20g，仙鹤草 20g，黄芪 20g。

14 剂，煎服，日 1 剂。

五诊：2017 年 11 月 13 日。

大便成形，日 1 次，无便血。

处方：熟党参 15g，仙鹤草 20g，鸡血藤 20g，大蓟 30g，醋鳖甲 15g，麦芽 15g，半枝莲 20g，牡蛎 30g，白花蛇舌草 20g，鸡内金 10g，五指毛桃 20g，熟地黄 15g，炙甘草 5g，黄芪 20g。

14剂，煎服，日1剂。

学生心得：

子宫颈癌术后气血两伤，放疗后络伤血瘀。气虚失于统血，故便血。瘀血阻络，故便血暗红。脾气虚，清阳不升则便意频、里急、纳差。发为血之余，气血不足则脱发。治疗上宜补气补血，活血通络。

党参、白术、茯苓、炙甘草、熟地黄、黄芪补气补血，仙鹤草、地榆炭收敛止血，蒲黄、鸡血藤活血通络、化瘀止血，墨旱莲滋补肝肾、益发。服药后肛门里急减轻，便血减少，肛门指检指套已无血性黏液。效不更方，加鸡内金、麦芽消食开胃，若胃纳增，则气血生化之源足。

治疗一个月后肛门里急消失，肛门出血减半，脱发减少，肛门指检直肠狭窄减轻，指套已无血性黏液。守上方加侧柏叶、龙血竭加强止血，并去鸡内金、麦芽、茯苓。

再3周后就诊时，病情稳定，肛门出血减半，走路时肛门流血之象消失。当地医院CT报告肺转移，咳嗽不适，纳差。治疗上用上方加白花蛇舌草、半枝莲清热解毒、抗肿瘤，牡蛎、醋鳖甲软坚散结，并去地榆炭、生蒲黄、龙血竭、侧柏叶、墨旱莲、白术，加五指毛桃、鸡内金、麦芽、大蓟。

再1月后就诊，病情稳定，无便血，无肛门里急，胃纳增。守上法加减继续治疗。

本例子宫颈癌手术并放疗，气血亏虚、瘀血阻络，治疗上宜补气补血，活血通络。CT复查示肺转移后，治疗上加软坚化结、清热解毒抗瘤之药。

陈师评语：

患者子宫颈癌手术后元气大伤，气血两虚，复因放疗后火毒伤络，肉腐膜损而便血不止，治宜补气生血，止血生肌，后CT扫描有肺转移之象，故在原方基础上加白花蛇舌草、半枝莲、牡蛎、鳖甲以软坚散结，五指毛桃、鸡血藤有补气活血生血之功，临床用之效果颇显。

癌瘤多责于体虚、气滞、痰凝、瘀血、毒聚等互相郁结，日久积滞。中晚期术后放疗患者，多有气血亏虚、阴阳失调等病机表现，治宜辨证施治，宜保护胃气，调理气血，扶正祛邪，以提高生存质量与寿命。

二、肠癌术后案

患者，男，67岁。初诊：2017年7月31日。

主诉：盲肠癌术后3年，腹痛1周。

患者3年前行盲肠癌手术，现大便稀烂，日3次，带血性黏液，胃纳正常，口干口苦，舌淡红，苔微黄，脉缓，腹软，无压痛。腹部CT检查不排除肝转移。

西医诊断：盲肠癌术后，肝转移待排。

中医诊断：肠覃（湿热蕴结）。

治法：清热化湿散结。

处方：黄连5g，白芍15g，薏苡仁20g，甘草片5g，郁金10g，灵芝10g，太子参10g，姜黄10g，半枝莲20g，白花蛇舌草20g。

7剂，煎服，日1剂。

二诊：2017年8月8日。

腹痛消失，便血消失，大便稀烂，日1次，带黄色黏液，胃纳正常。

处方：白芍15g，薏苡仁20g，白花蛇舌草20g，半枝莲

20g，姜黄 10g，太子参 10g，醋鳖甲 15g，肿节风 20g，醋莪术 10g，莲子 15g，灵芝 10g，郁金 10g，甘草片 5g。

7 剂，煎服，日 1 剂。

三诊：2017 年 8 月 16 日。

无腹痛，无便血，大便烂，日 1 次，带黄色黏液，胃纳正常。

处方：白芍 15g，薏苡仁 20g，白花蛇舌草 20g，半枝莲 20g，姜黄 10g，莲子 15g，醋莪术 10g，土茯苓 30g，肿节风 20g，醋鳖甲 15g，太子参 10g，郁金 10g，甘草片 5g。

7 剂，煎服，日 1 剂。

学生心得：

盲肠癌术后元气大伤，脾失健运，水湿不化，故大便稀烂；湿蕴化热，热伤血络，故便下血性黏液。口干口苦，舌淡红，苔微黄，属湿热之象。治以清热化湿，散结补气。方中黄连清热燥湿，白芍平肝缓急，薏苡仁健脾化湿，郁金、姜黄活血散结，半枝莲、白花蛇舌草清热解毒、散结、抗肿瘤，灵芝补气安神、滋补强壮，太子参益气养阴健脾，用药后效果显著，7 剂腹痛、便血消失。二诊减黄连之苦寒，加莲子健脾化湿；CT 提示不排除肝转移，中药加强散结，予鳖甲软坚散结，莪术活血散结，肿节风清热解毒散结。

该病例肠癌术后肝转移，正气虚为本，湿热为标，瘀湿结聚，故治疗上要清热祛湿散瘀，软坚散结补正气。

陈师评语：

大肠癌初起以标实为主，次则正虚为主，常虚实夹杂，术后复有气血亏虚，正虚邪恋之证，术后治疗重在扶正固本，助以抑瘤驱邪，在辨证的基础上适当配伍一定抗癌作用的中草药，疗效更佳。

患者肠癌术后，正气不复，湿热留恋，正不胜邪，湿热瘀毒逆行结聚于腹则腹痛，湿毒下趋则便带血黏液，舌淡红，苔微黄为蕴结肝脾之象。治疗肠癌术后因元气大伤，宜扶正为主，以助清理瘀毒之邪，故以扶正固表汤加减。本例气阴两虚，湿热蕴结，故用黄连以清肠化湿止痢，加鳖甲、莪术等散结止痢，近期疗效颇著。

本例辨证用药分析恰当。

三、呃逆案

患者，男，53 岁。初诊：2017 年 1 月 10 日。

主诉：打嗝半年，加重 10 天。

患者打嗝频频，胃纳正常，大便软，日 2 次，无黏液。舌红，苔黄腻，脉弦，腹软，无压痛。胃镜检查诊断慢性非萎缩性胃炎并糜烂，幽门螺杆菌（+++）。

西医诊断：慢性非萎缩性胃炎。

中医诊断：呃逆（肝气犯胃，湿热内蕴）。

治法：疏肝行气，清热祛湿。

处方：黄连 5g，白芍 15g，薏苡仁 20g，甘草 5g，竹茹 10g，枇杷叶 15g，丁香 3g，北柴胡 10g，蒲公英 20g，紫苏梗 10g，海螵蛸 10g，生姜 10g。

7 剂，煎服，日 1 剂。

二诊：2017 年 1 月 17 日。

打嗝明显好转。

处方：白芍 15g，薏苡仁 20g，甘草 5g，竹茹 10g，枇杷叶 15g，丁香 3g，蒲公英 20g，紫苏梗 10g，海螵蛸 10g，生姜

10g，熟党参 15g，法半夏 10g，化橘红 10g。

7 剂，煎服，日 1 剂。

三诊：2017 年 1 月 24 日。

打嗝消失，自觉无明显不适。舌淡红，苔微干，脉缓。

处方：白芍 15g，薏苡仁 20g，甘草 5g，竹茹 10g，枇杷叶 15g，蒲公英 20g，紫苏梗 10g，海螵蛸 10g，生姜 10g，法半夏 10g，石斛 10g，太子参 10g。

7 剂，煎服，日 1 剂。

四诊：2017 年 2 月 10 日。

病情稳定，打嗝消失，无反复，自觉无明显不适。

处方：白芍 15g，薏苡仁 20g，甘草 5g，紫苏梗 10g，海螵蛸 10g，生姜 10g，法半夏 10g，熟党参 15g，蒸陈皮 5g，白术 10g。

7 剂，煎服，日 1 剂。

学生心得：

患者被打嗝困扰半年，余无不适。平素肝气郁结，横逆犯胃，胃失和降，胃气上逆，故打嗝不停。肝气不疏，郁而化热，热与湿结，湿热内蕴，故舌红，苔黄腻，脉弦。治以疏肝、和胃、降气、清热、祛湿。柴胡、白芍疏肝，紫苏梗、丁香、生姜、海螵蛸和胃降逆，黄连、薏苡仁、竹茹、甘草、枇杷叶、蒲公英清热祛湿。气行则湿热易清，湿热清则胃气易降。

1 周后二诊症状好转。方中去黄连、北柴胡，加熟党参、法半夏、化橘红加强健脾化湿，和胃降逆。

症状继续好转，再 1 周后三诊打嗝消失，无明显自觉不适。有气阴两伤之象，加石斛、太子参，去丁香、党参、化橘红。

3 周后病情稳定，打嗝消失，无反复。继续以健脾化湿、和胃调理。

陈师评语：

呃逆即打嗝，指气从胃中上逆，喉间呃呃作声，声音急而短促，其病有因食积、因寒、因热、因肝气犯胃等，胃气上逆，扰动胸膈而发病。

本例医案辨证为肝气犯胃，湿热上冲，以化橘红、竹茹等药加减治疗，药效颇显。体会分析较好。

四、瘾疹案

患者，女，64岁。初诊：2017年4月1日。

主诉：全身皮肤风团瘙痒1年。

患者每天凌晨1点半开始出现全身皮肤风团瘙痒，至凌晨4点瘙痒消失，白天不痒。大便软，7～15日1次，无便意，无腹痛，小便多，夜尿3次，伴头晕乏力，舌淡红，苔白，多条裂纹，脉缓。

西医诊断：慢性荨麻疹。

中医诊断：瘾疹（气血两虚）。

治法：益气补血，祛风止痒。

处方：熟党参15g，白术10g，熟地黄20g，制何首乌20g，枳壳10g，姜厚朴10g，苦杏仁10g，当归10g，地肤子15g，钩藤10g，盐杜仲10g，续断10g，仙鹤草20g，桂枝5g，白芍15g。

7剂，煎服，日1剂。

二诊：2017年4月13日。

服药后瘙痒明显减轻，头晕乏力消失，大便好转，3～4日1排。

处方：熟党参 15g，白术 10g，熟地黄 20g，制何首乌 20g，枳壳 10g，姜厚朴 10g，苦杏仁 10g，当归 10g，地肤子 15g，钩藤 10g，仙鹤草 20g，白芍 15g，防风 10g。

7 剂，煎服，日 1 剂。

学生心得：

患者年老，气血亏虚，血虚生风，故全身皮肤风团瘙痒；阳气不足，寒凝于内，故大便不通，7～15 日 1 排，软而难下；阳虚阴盛，子时阳气初生，尚不能与阴争，丑时至寅时阳气渐长而与阴气相搏于皮肤，故皮肤风团瘙痒。至阳气渐盛而阴气不能与之争，则瘙痒消失，故白天不痒。阳虚膀胱失于气化，故小便多、夜尿频。气血不足则头晕乏力、舌淡红、苔白、多发裂纹。治以益气补血温阳，祛风止痒。予八珍汤加减益气补血，杜仲、续断、制何首乌补肝肾、益精血，地肤子、钩藤祛风止痒，枳壳、厚朴、苦杏仁行气通便，仙鹤草补虚，桂枝温阳。

服药后瘙痒明显减轻，头晕乏力消失。大便好转，继续原方案治疗，并去杜仲、续断、桂枝，加防风加强祛风止痒之功。

陈师评语：

学习体会及辨证用药分析较好。

五、肛周湿疹案

（一）病案 1

患者，男，47 岁。初诊：2018 年 2 月 27 日。

主诉：肛门潮湿瘙痒反复 10 年。

患者近十年来常肛门潮湿、瘙痒，多处治疗，反复发作，大便软，无便血，舌淡红，苔白腻，脉缓。

西医诊断：肛周湿疹。

中医诊断：湿疮（湿热蕴肤）。

治法：清热化湿，祛风止痒。

处方：黄柏 10g，土茯苓 20g，地肤子 15g，蒲公英 20g，甘草片 5g，泡苍术 15g，荆芥穗 10g，熟党参 15g，薏苡仁 15g，白芷 10g。

7 剂，煎服，日 1 剂。

二诊：2018 年 3 月 5 日。

肛门潮湿瘙痒减轻三成，大便软，无便血。

处方：黄柏 10g，土茯苓 20g，地肤子 15g，蒲公英 20g，甘草片 5g，泡苍术 15g，白鲜皮 15g，荆芥穗 10g，熟党参 15g，薏苡仁 15g，白芷 10g。

7 剂，煎服，日 1 剂。

三诊：2018 年 3 月 12 日。

肛门潮湿、瘙痒已不明显。

处方：土茯苓 20g，地肤子 15g，白芷 10g，薏苡仁 15g，熟党参 15g，荆芥穗 10g，白术 15g，白鲜皮 15g，泡苍术 15g，甘草片 5g，蒲公英 20g。

7 剂，煎服，日 1 剂。

学生心得：

湿热下注肛门，故肛门潮湿；湿热蕴结，热为痛为痒，痒为痛之微，故瘙痒；治以清热化湿，祛风止痒。黄柏、苍术、薏苡仁、土茯苓清利湿热，荆芥穗、白芷祛风止痒，地肤子清热利湿、祛风止痒，蒲公英清热解毒。患者素体气虚，加党参健脾补气。

2 周后肛门潮湿、瘙痒已不明显。去黄柏，加白术健脾燥湿，巩固治疗。

本例医案肛门瘙痒乃湿热下注肛门，故治疗上以清湿热、祛风为主。湿去热易清，风行湿易去。

陈师评语：

发于肛周的湿疮称为肛门湿疮，临床常见湿热蕴肤、脾虚湿蕴、血虚风燥三种证型，根据病证可分别选用萆薢渗湿汤、除湿胃苓汤及消风散加减治疗。

湿疮相当于西医湿疹，分急性、亚急性和慢性。若中老年患者发生肛周湿疹，则要注意是否合并糖尿病或慢性腹泻疾病，若同时患有上述疾病，需一并予以治疗，方能提高治疗效果。

（二）病案 2

患者，男，37 岁。初诊：2017 年 3 月 6 日。

主诉：肛门瘙痒、潮湿数月。

大便软、时烂，口干，不思饮，常心烦，舌红，苔黄腻，有齿印，脉缓。肛门检查：肛周皮赘隆起，皮肤苍白水肿。

西医诊断：肛周湿疹。

中医诊断：湿疮（湿热蕴结）。

治法：清热化湿。

处方：黄柏 10g，土茯苓 20g，地肤子 15g，白芷 10g，蒲公英 20g，薄荷 10g（后下），薏苡仁 15g，甘草 5g，泡苍术15g，滑石 15g，栀子 10g。

7 剂，煎服，日 1 剂。

二诊：2017 年 3 月 13 日。

肛门瘙痒潮湿基本消失，口干、心烦消失，大便稀烂，日

1次。

处方：黄柏10g，土茯苓20g，地肤子15g，白芷10g，蒲公英20g，薄荷10g（后下），薏苡仁15g，甘草5g，泡苍术15g，栀子10g，广藿香10g。

7剂，煎服，日1剂。

三诊：2017年3月21日。

病情稳定，肛门瘙痒潮湿消失，无反复，大便软，欠成形，日1次。

处方：土茯苓20g，地肤子15g，白芷10g，薄荷10g（后下），薏苡仁15g，甘草5g，泡苍术15g，广藿香10g，荆芥穗10g，熟党参15g，白术15g，木香10g（后下）。

7剂，煎服，日1剂。

学生心得：

患者大肠湿热下注肛门，故肛门潮湿；湿热蕴结肛门皮肤，气血不和，故瘙痒不适；湿热扰动心神，故心烦。湿热内蕴，津液不能上腾，故口干，但不思饮；湿热困脾，脾失运化，则大便时稀、舌红、有齿印，苔黄腻。

湿热蕴结于内，故治以清热化湿。方中黄柏、苍术清热燥湿，薏苡仁、滑石利尿祛湿，土茯苓清热利湿，地肤子清热利湿、祛风止痒，白芷、薄荷祛风燥湿止痒，蒲公英清热解毒、利尿散结，栀子清心火、除烦。

7剂后二诊肛门瘙痒潮湿基本消失，口干、心烦消失，大便稀、日1次。疗效显著，效不更方，去滑石，加藿香芳香化湿。

再7剂后三诊患者病情稳定，肛门瘙痒潮湿消失，无反复，大便软，欠成形，日1次。去苦寒之黄柏、蒲公英、栀子，加荆芥穗、木香，并加党参、白术益气健脾调理。

陈师评语：

学习体会及辨证用药分析较好。

六、泄泻案

（一）病案 1

患者，男，41 岁。初诊：2015 年 9 月 2 日。

主诉：大便次数增多数年。

常餐后排大便，大便日 5 次，稀烂，时成形，无腹痛，无便黏液，无便血，舌淡，苔白，脉缓。查体：腹软，无压痛。结肠镜检查无异常。

西医诊断：功能性肠病。

中医诊断：泄泻（脾虚夹湿）。

治法：健脾化湿。

处方：白术 15g，茯苓 20g，薏苡仁 20g，白芍 15g，陈皮 5g，炙甘草 5g，焦山楂 10g，神曲 15g，茵陈 15g，炮姜炭 5g，升麻 10g。

7 剂，煎服，日 1 剂。

二诊：2015 年 9 月 18 日。

餐后排大便基本消失，大便较成形，日 3 次，舌淡红，苔微黄，脉缓。

处方：白术 15g，茯苓 20g，薏苡仁 20g，白芍 15g，陈皮 5g，炙甘草 5g，茵陈 15g，升麻 10g，柴胡 10g，黄芩 10g，葛根 30g。

7 剂，煎服，日 1 剂。

学生心得：

患者中年男性，既往饮食不节，脾胃受损，脾失健运，故餐后即大便，大便次数多。治以健脾益气为主。白术、茯苓、薏苡仁、陈皮、炙甘草健脾益气；土虚则木乘，脾虚则肝气乘脾，故以白芍舒肝气；焦山楂、神曲和胃健脾；升麻升清阳止泻；茵陈利湿；炮姜炭温中散寒止泻。

复诊症状改善，餐后大便基本消失，大便较成形，日3次。疗效明显，去炮姜之温燥，去焦山楂、神曲，加黄芩，并加葛根、柴胡增升阳止泻之力。

陈师评语：

餐后即便，大便频多者多见于精神紧张、焦虑的患者，此类患者临床多有肝旺脾弱之证，治疗宜疏肝实脾、升阳化湿。以痛泻要方合四君子汤加减治疗较适宜。偏虚寒者宜加焦山楂、炮姜温阳补火以止泻；偏热者宜加黄芩、葛根以清热化湿；焦虑失眠者宜加五味子、首乌藤、浮小麦以除烦安神。

（二）病案2

患者，女，42岁。初诊：2015年9月8日。

主诉：腹痛腹泻反复数月。

腹隐痛，大便稀烂，日5次，带黏液泡沫，乏力，舌淡，苔白，脉缓，腹软，无压痛。

西医诊断：结肠炎。

中医诊断：泄泻（脾虚夹湿）。

治法：健脾化湿。

处方：党参15g，白术15g，茯苓20g，白芍15g，木香10g，陈皮5g，炙甘草5g，广藿香10g，鸡内金10g，麦芽

10g，鸡血藤 20g，续断 10g。

7 剂，煎服，日 1 剂。

二诊：2015 年 10 月 13 日。

腹痛消失，大便稀烂，日 2 次，带黏液，泡沫消失，肠鸣，纳差，乏力，舌淡红，苔薄，脉缓。

处方：党参 15g，白术 15g，茯苓 20g，白芍 15g，陈皮 5g，炙甘草 5g，广藿香 10g，鸡内金 10g，麦芽 10g，鸡血藤 20g，续断 10g，神曲 10g。

7 剂，煎服，日 1 剂。

三诊：2015 年 10 月 27 日。

无腹痛，大便成形，日 2 次，无黏液，无泡沫，肛门下坠，乏力。

处方：党参 15g，白术 15g，茯苓 20g，白芍 15g，陈皮 5g，炙甘草 5g，鸡内金 10g，麦芽 10g，鸡血藤 20g，续断 10g，神曲 10g，黄芪 20g，当归 10g。

7 剂，煎服，日 1 剂。

学生心得：

患者饮食不节，损伤脾胃，脾不化湿，湿浊内蕴，气机不利，不通则痛，故腹痛；脾不化湿，湿浊下注大肠，故大便稀、带黏液；气虚则乏力；舌淡红，苔白，脉缓为脾气虚之象。治以健脾化湿，党参、白术、茯苓、陈皮健脾化湿，广藿香芳香化湿、散寒止痛，白芍、炙甘草缓急止痛，木香行气止痛，鸡内金、麦芽和胃消食，鸡血藤、续断通络止痛。

二诊时症状明显缓解，腹痛消失，继续上方。

三诊时症状进一步好转，腹痛消失，大便成形，无黏液，泡沫消失；感肛门下坠，仍乏力。治疗上守上方，减藿香、木香，加黄芪益气，当归调血，调血则后重自除。

陈师评语：

本例泄泻辨为脾虚夹湿，以异功散加减。临床观察大便带泡沫的患者多由脾虚气滞或是滥用抗生素致肠道菌群失调等所致。遇此类患者，宜在辨证选方的基础上加入藿香、陈皮、鸡内金、麦芽、神曲等燥湿行气、消食导滞之品，可较快消除泡沫。

另：肛门下坠肛肠在临床较为常见，本例之病机为脾虚气陷、脉筋松弛，临床加入黄芪、当归、鸡血藤、川续断以益气调血，升提举陷，有较好效果。

（三）病案 3

患者，女，55 岁。初诊：2015 年 12 月 7 日。

主诉：腹胀痛半个月。

上腹胀痛，大便稀烂，日 2 次，时有嗳气，口干口苦，舌淡红，苔微黄，脉缓，腹软，无压痛。2015 年 12 月 14 日结肠镜检查示结肠炎，胃镜检查示慢性浅表性胃炎伴糜烂。

西医诊断：①结肠炎；②慢性浅表性胃炎。

中医诊断：泄泻（湿热气滞）。

治法：清热化湿，行气止痛。

处方：黄连 5g，木香 10g，白芍 15g，薏苡仁 20g，白花蛇舌草 20g，甘草 5g，广藿香 10g，大腹皮 10g，葛根 20g，麦芽 20g。

7 剂，煎服，日 1 剂。

二诊：2015 年 12 月 24 日。

上腹胀痛、嗳气及口干口苦减轻，大便成形，日 1 次，舌淡红，苔微黄，脉缓。

处方：黄连 5g，白芍 15g，薏苡仁 20g，白花蛇舌草 20g，甘草 5g，大腹皮 10g，葛根 20g，麦芽 20g，石斛 10g，仙鹤草 20g，竹茹 10g，枇杷叶 10g。

7 剂，煎服，日 1 剂。

三诊：2016 年 1 月 13 日。

上腹胀痛消失，大便成形，日 1 次，嗳气好转，口干口苦减轻。

处方：白芍 15g，薏苡仁 20g，白花蛇舌草 20g，甘草 5g，大腹皮 10g，葛根 20g，麦芽 20g，仙鹤草 20g，竹茹 10g，枇杷叶 10g，枳壳 10g，黄芩 10g。

7 剂，煎服，日 1 剂。

学生心得：

患者饮食不节，湿热中阻，气机不畅，不通则痛，故腹胀痛；湿热下注大肠，故大便稀烂；胃失和降，故嗳气；治以清热化湿、行气止痛。药用黄连、薏苡仁、白花蛇舌草、广藿香清热化湿，木香行气止痛，白芍、甘草缓急止痛，大腹皮行气消胀利湿，麦芽和胃消食，葛根清热生津、升阳止泻。

二诊时症状改善，胃腹胀痛减轻，大便成形，仍口干口苦，热象不退，故治疗上宜加强清热养阴，加仙鹤草、竹茹、枇杷叶。

三诊时腹胀痛消失，其他症状明显改善，但湿热之象未尽除，故药守上方加黄芩、枳壳。

陈师评语：

本病例辨为湿热气滞，以葛根芩连汤加减。方中加藿香、薏苡仁以化湿和胃止泻，加木香、白芍、大腹皮以和营止痛，白花蛇舌草清化湿热。

二诊胃腹胀痛减轻，口干减轻，竹茹、枇杷叶有清胃下气，和胃止逆之功。

（四）病案4

患者，男，82岁。初诊：2016年1月5日。

主诉：大便不成形数年。

大便糊状，日2～3次，无腹痛，夜尿较多，睡眠差，舌淡红，质暗，苔薄腻，脉弦，腹软，无压痛。

西医诊断：结肠炎。

中医诊断：泄泻（脾肾阳虚）。

治法：温补脾肾。

处方：淫羊藿10g，黄芪15g，巴戟天20g，金樱子15g，杜仲15g，黄精20g，益智仁5g，白术15g，茯苓15g，陈皮10g，莲子15g，党参15g。

7剂，煎服，日1剂。

二诊：2016年2月2日。

大便成形，每日基本1次，夜尿好转，无腹痛，睡眠好，舌淡红，苔白，脉弦。

处方：淫羊藿10g，黄芪15g，巴戟天20g，金樱子15g，杜仲15g，益智仁5g，白术15g，茯苓15g，陈皮10g，莲子15g，党参15g，枳壳10g。

7剂，煎服，日1剂。

学生心得：

患者年过八十，五脏皆衰，阳气不足。脾阳虚则水湿不化，大便糊状、次数多；肾主二便，肾虚则二便异常。肾阳虚则膀胱气化不利，故夜尿较多；阳虚则阴盛，虚阳外浮，不入于阴，故眠差。治疗上以温补脾肾为主，淫羊藿、巴戟天、金樱子、益智仁、杜仲温阳，黄芪、党参益气，白术、茯苓、陈皮、莲子健脾化湿，黄精壮筋骨、益精髓、健脾补肾。

复诊症状改善，睡眠好，大便正常，夜尿减少，效不更方，继续巩固。

陈师评语：

本方立意重在健脾益肾，补火生土以治泄泻，温肾缩尿以治阳虚尿频。金樱子功能固精缩尿、涩肠止泻，临床观察有补脾温肾作用，可增强脾肾两虚型泄泻及前列腺肥大患者尿频治疗效果。

（五）病案5

患者，女，30岁。初诊：2016年4月20日。

主诉：腹痛腹泻10余天。

腹隐痛，大便稀烂，日2次，肠鸣，近期脱发明显，舌淡红，苔白，脉缓，腹软，无压痛。

西医诊断：结肠炎。

中医诊断：泄泻（气血两虚）。

治法：益气养血。

处方：白扁豆10g，茯苓15g，党参15g，菟丝子10g，熟地黄15g，当归10g，白芍15g，制何首乌15g。

7剂，煎服，日1剂。

二诊：2016年4月29日。

症状好转，已无腹痛，大便成粒，日1次。

处方：党参15g，白术10g，熟地黄20g，制何首乌20g，郁李仁 15g，火麻仁 15g，枳壳 10g，厚朴 10g，苦杏仁 10g，桑椹 15g，墨旱莲 15g，当归 10g。

7 剂，煎服，日 1 剂。

学生心得：

患者为青年女性，饮食不节伤脾，脾为后天之本，脾失健运，水谷精微化生不足而致气血两虚。脾气虚则水湿不化，故肠鸣、大便稀烂；湿浊内阻，气机不利，不通则痛，故腹痛。发为血之余，血虚则脱发。治以益气养血，白扁豆、茯苓、党参健脾益气，熟地黄、当归、白芍补血，制何首乌、菟丝子补血益肾养发。复诊时已无腹痛，大便干，治疗上继续上法，加润肠之品，巩固疗效。

陈师评语：

本病腹痛不适、腹泻肠鸣十多天，脱发，舌淡红，苔白，脉缓，辨为脾肾两虚，以健脾补肾之药治之。二诊腹痛消失，大便较硬，治疗重点仍为补肾健脾、养血固发。

（六）病案 6

詹某，女，64 岁。初诊：2015 年 5 月 22 日。

主诉：反复腹泻 10 年。

患者饮食稍不慎即腹泻，大便日 5～6 次，稀便，带黏液，无便血，无明显腹痛，胃纳一般，口不渴，乏力，睡眠差，小便频，舌淡红，边有齿印，苔白，脉细。

西医诊断：慢性结肠炎。

中医诊断：泄泻（脾虚夹湿）。

治法：健脾化湿。

处方：参苓白术散加减。党参 15g，白术 10g，茯苓 15g，白扁豆 10g，山药 15g，莲子 10g，薏苡仁 20g，紫苏叶 10g，桔梗 10g，甘草 10g，鸡内金 10g，麦芽 10g，焦山楂 10g。

5 剂，煎服，日 1 剂。

二诊：2015 年 5 月 28 日。

无腹泻，大便 2 日 1 次，黏液减少，睡眠好转，小便次数减少，舌淡红，苔白，脉细。上方加石斛 10g。

5 剂，煎服，日 1 剂。

学生心得：

本病久泻已 10 年，大便稀烂，带黏液，乏力，口不渴，舌淡红，边有齿印，苔白，脉细，为脾虚夹湿之证，病虽久仍在太阴，未传入少阴。《伤寒论》云"自利不渴者，属太阴也"，治疗以参苓白术散加减。方中以党参、白术、茯苓益气健脾渗湿，为主药；山药、莲子助党参健脾益气，兼能止泻；白扁豆、薏苡仁助白术、茯苓以健脾渗湿；山楂、麦芽消食开胃；紫苏叶理气宽中；桔梗宣肺利气，载药上行，以益肺气；甘草健脾和中，调和诸药。诸药合用，共奏益气健脾，渗湿止泻之功。

（七）病案 7

段某，男，40 岁。初诊：2015 年 7 月 9 日。

主诉：反复腹泻腹痛 4 年余。

患者常腹泻，脐腹疼痛，大便日 5～6 次，多为水样，带黏液白冻，伴肠鸣如雷，矢气频作，神疲乏力，多汗，动则大汗淋漓。平时遇寒热天气、空调环境、饥饿、进食油腻、精神紧张等时尤易腹泻。曾到多家省市医院诊疗，诊断为肠易激综合征。屡用中西医药治疗，经久不愈。面色淡白，头面汗出如雨，腹冷肢凉，舌淡红边有齿印，苔白，脉缓无力。

西医诊断：肠易激综合征。

中医诊断：泄泻（脾肾两虚）。

治法：温补脾肾。

处方：附子理中汤加减。党参20g，白术15g，茯苓15g，制附子10g（先煎），炮姜5g，肉豆蔻10g，肉桂5g（泡服），石榴皮15g，陈皮5g，炙甘草5g，黄芪30g，煅牡蛎30g。

7剂，煎服，日1剂。

二诊：2015年7月16日。

患者诉服第1剂药后大便即较成形，精神好转，乏力、肠鸣、腹胀、多屁、出汗等症显减。舌脉如前，守上方加减调治2个月，多年顽泻终得治愈。

学生心得：

久泻是肛肠科常见症，病程迁延，经久难愈，反复发作，泄泻初病在脾，久病及肾，导致脾肾两虚。六经辨证属于太阴、少阴，脾主运化为后天之本，肾主藏精为先天之本，脾主运化水液，肾主水，司二阴。脾之健运，化生精微，需借助肾阳的温煦，故有"脾阳根于肾阳"之说。若肾阳不足，不能温煦脾阳，或脾阳久虚，进而损及肾阳，均导致脾肾阳虚，表现为腹部冷痛，下利清谷，或五更泄泻。患者乏力、多汗、畏寒、腹冷、肢凉，为少阴寒化证无疑，故以附子、肉桂温肾助阳，炮姜温中散寒，党参、白术、黄芪补中益气，茯苓、陈皮化湿，肉豆蔻温中行气，涩肠止泻，石榴皮涩肠止泻，煅牡蛎敛阴潜阳。

（八）病案8

徐某，男，65岁。初诊：2015年4月27日。

主诉：直肠癌术后腹泻6个月。

患者6个月前行直肠癌根治术，术后一直出现腹泻、大便稀烂，甚则水样便，日7～8次，肛门控便功能下降，小便时常同时排出大便，晨起呼吸不畅，动则气短，头晕，无明显咳嗽，面色淡白，听诊肠鸣音亢进，舌淡红，苔白，脉缓无力。

西医诊断：直肠癌术后。

中医诊断：泄泻（脾虚湿蕴）。

治法：健脾化湿。

处方：参苓白术散加减。党参15g，黄芪15g，白术15g，茯苓15g，薏苡仁15g，陈皮5g，五指毛桃20g，白花蛇舌草20g，半枝莲20g，诃子10g，升麻10g，炙甘草5g。

7剂，煎服，日1剂。

二诊：2015年5月11日。

大便已较成形，每日2～3次。行路时已不觉气促，头晕消失。舌淡红、苔白、脉缓。守上方连服2周。

三诊：2015年5月25日。

大便已成形，日1次，体重增加。腹泻已愈。

学生心得：

该患者因直肠癌行手术治疗，术后出现持续腹泻，因病后体虚，加之手术创伤后正气未复，脾胃虚弱，运化失司，升降失常，气血生化无源，故见泄泻、头晕、气短、乏力、面色淡白、脉缓无力，均为中气大亏之象，故治疗当以补中益气、升阳固脱为法，《素问·阴阳应象大论》曰："清气在下，则生飧泄。"方以四君子汤加黄芪、五指毛桃以补中益气；升麻性味辛甘，为发散风邪之药，在此用以升阳举陷，如李东垣《脾胃论》言"味薄风药，升发以伸阳气，则阴气不病，阳气生矣"，李东垚善用升麻、柴胡、葛根之品，升发脾之阳气，如补中益气汤、升阳益胃汤、升阳除湿汤等方，均为此意；陈皮理气健脾；薏苡仁淡渗祛湿；诃子涩肠止泻；白花蛇舌草、半枝莲清解余毒；全方以健脾益气、升阳止泻为主，清解余毒为辅，扶正以驱邪。

（九）病案9

何某，男，61岁。初诊：2015年3月23日。

主诉：直肠癌术后腹泻3个月。

患者因直肠癌于2014年12月14日在本市某医院行直肠癌保肛根治术，术后持续大便稀烂，每日十多次，无便血，伴腹胀，矢气多，头晕，轻度咳嗽，痰黄，右胸肋疼痛，深呼吸加重，形体消瘦。双肺未闻干湿啰音，右肺呼吸音减弱。舌淡红，苔薄而干燥，脉弦细。CT诊断：考虑右肺中叶肺癌并双侧胸膜双肺多发性转移可能性大。

西医诊断：直肠癌术后。

中医诊断：泄泻（瘀毒溜窜，气阴两虚）。

治法：益气养阴，化瘀解毒。

处方：白花蛇舌草20g，半枝莲20g，蒲公英20g，肿节风20g，穿破石20g，浙贝母10g，蜈蚣2g，鳖甲15g，白芥子10g，五指毛桃30g，黄芪15g，太子参10g，灵芝10g。

二诊：2015年3月30日。

大便次数减少至每日3～4次，头晕减轻，无咳嗽，睡眠欠佳，上方加五味子5g、首乌藤20g、木香10g。

上方连服1个月，头晕、咳嗽、胸痛消失，体重增加3kg。

学生心得：

本病的发生以正气虚损为内因，邪毒入侵为外因，两者相互影响。正气虚损，易招致邪毒入侵，更伤正气，且正气既虚，无力抗邪，致邪气留恋，气、瘀、毒留滞大肠，壅蓄不散。虽经手术切除癌肿，但体内热、毒、瘀、湿之邪未清，耗伤正气，故治疗以解毒散结为主，益气扶正为辅。白花蛇舌草、半枝莲、蒲公英、肿节风清热解毒、消肿散结，蜈蚣、穿破石祛风通络，鳖甲滋阴清热、软坚散结，浙贝母、白芥子化痰止咳，五指毛桃、黄芪、太子参、灵芝健脾益气，扶正固本。

（十）病案 10

晁某，男，39 岁。初诊：2017 年 2 月 21 日。

主诉：反复腹泻 5 年。

患者反复腹泻 5 年，大便稀烂，日 5 次，时带黏液泡沫，肠鸣，无腹痛，便时急迫难忍，吃辛辣、油腻及喝酒易加重，胃纳正常，易紧张发怒，睡眠尚可，舌淡红，苔薄白，脉弦而无力。

西医诊断：结肠炎。

中医诊断：泄泻（脾虚肝郁）。

治法：健脾疏肝。

处方：柴芍六君子汤合痛泻要方加减。熟党参 15g，茯苓 15g，北柴胡 10g，白芍 20g，白术 15g，神曲 10g，焦山楂 10g，炙甘草 10g，泽泻 10g，蒸陈皮 5g，防风 10g。

5 剂，煎服，日 1 剂。

二诊：2017 年 2 月 28 日。

大便偏烂，日 3 次，偶有带黏液泡沫，肠鸣，无腹痛，便时急迫难忍好转。舌淡红，苔薄白，脉弦而无力。上方去泽泻，7 剂，煎服，日 1 剂。

学生心得：

本病以反复腹泻、泻下急迫为主症，情绪易怒，舌淡红，苔薄白，脉弦而无力，为肝气乘脾之证。《景岳全书·泄泻》云："凡遇怒气便作泄泻者，必先以怒时挟食，致伤脾胃，故但有所犯，即随触而发，此肝脾二脏之病也。盖以肝木克土，脾气受伤而然。"治疗以健脾疏肝为法，方拟柴芍六君子汤合痛泻要方加减，以党参、白术、茯苓益气健脾渗湿，陈皮燥湿醒脾，柴胡、白芍疏肝平肝，白芍、甘草酸甘缓急，山楂、神曲消食。

（十一）病案 11

何某，女，58 岁。初诊：2016 年 10 月 18 日。

主诉：反复腹泻 3 年余。

患者反复腹泻 3 年余，每日 3 ～ 4 次，肛门坠胀，腹胀，口渴，无便血及腹痛。曾多次服中西药治疗，症状稍改善，但反复发作。舌淡暗，边有齿痕，苔薄白，脉细。

西医诊断：肠易激综合征。

中医诊断：泄泻（脾虚湿蕴）。

治法：健脾化湿，升阳止泻。

处方：拟参苓白术散加减。党参 15g，麸炒白术 15g，茯苓 15g，炙甘草 5g，山药 15g，薏苡仁 20g，葛根 20g，广藿香 10g（后下），枳壳 10g，蒸陈皮 5g，干姜 5g。

7 剂，煎服，日 1 剂。

二诊：2016 年 10 月 25 日。

病情好转，大便日 1 ～ 2 次，稍稀，少量黏液，腹胀减轻，胃纳好转，时有口干，睡眠好转，晨起腰酸，舌淡暗，苔薄白，脉细。守上方 7 剂。

学生心得：

慢性泄泻与脾胃关系最为密切，日久可累及肝、肾。《景岳全书·泄泻》曰："泄泻之本，无不由于脾胃。"《素问·阴阳应象大论》曰："清气在下，则生飧泄。"《素问·脉要精微论》曰："胃脉实则胀，虚则泄。"《素问·脏气法时论》曰："脾病者……虚则腹满肠鸣，飧泄食不化。"因此，脾胃虚弱，健运失职，清阳不升是本病发生的主要病机，治疗以健脾化湿为法，以参苓白术散加减，党参、白术健脾益气，茯苓、薏苡仁健脾利湿，藿香芳香化湿，葛根升阳止泻，生津止渴，山药健脾、生津，干姜温中化饮，枳壳、蒸陈皮理气开胃。

（十二）病案 12

林某，女，38 岁。初诊：2016 年 11 月 10 日。

主诉：反复腹痛腹泻 3 年。

患者 3 年来反复腹痛腹泻，下腹隐痛，肠鸣，大便烂，日 3～4 次，口干、口苦，纳差，眠差。月经后期十多天，有血块，色暗红，带下色黄有异味。曾在门诊服中药治疗，症状反复。

西医诊断：肠易激综合征。

中医诊断：泄泻（脾虚湿蕴）。

治法：健脾化湿，行气活血。

处方：白术 15g，茯神 30g，法半夏 10g，醋香附 15g，木香 10g（后下），白芍 15g，枳壳 15g，甘草 5g，黄柏 10g，四制益母草 10g，土茯苓 20g。5 剂，煎服，日 1 剂。

二诊：2016 年 11 月 17 日。

下腹疼痛好转，大便日 1 次，无黏液，腹胀，舌淡红，苔微黄，脉细。守上方 7 剂。

学生心得：

本病以下腹隐痛、大便烂、肠鸣为主诉，伴白带异常、月经后期夹血块，舌淡红，苔黄腻，脉细。因湿浊不化，日久化热，涉及中下二焦。中焦湿热，故见纳差、口苦；热扰心神，故见眠差；下焦湿热故见下腹痛、大便烂、带下色黄。方以白术健脾化湿；茯神既可渗湿止泻，又可安神；肠鸣为风，配白芍以平肝；半夏燥湿、降气；木香、香附行气止痛；黄柏、土茯苓清下焦湿热；益母草活血调经。

七、腹痛案

（一）病案 1

患者，男，82 岁。初诊：2015 年 8 月 31 日。

主诉：腹胀痛不适 3 天。

右下腹胀痛，大便稀烂，日 6 次，作呕，怕冷，小便不畅，舌淡红，苔黄，脉弦数，腹软，右下腹压痛，无反跳痛。2015年 8 月 31 日彩超：考虑急性阑尾炎，前列腺增大并结石。

西医诊断：急性阑尾炎。

中医诊断：腹痛（湿热蕴结，热重于湿）。

治法：清热解毒化湿。

处方：黄连 10g，薏苡仁 20g，白花蛇舌草 20g，甘草 5g，黄柏 10g，大血藤 20g，半枝莲 20g，当归 10g，桃仁 15g，冬瓜仁 30g，车前子 15g，金钱草 30g，石韦 10g，金银花 20g，延胡索 10g，制大黄 5g。

7 剂，煎服，日 1 剂。

二诊：2015 年 9 月 11 日。

腹胀痛不适减轻，怕冷消失，大便较成形，日 1 次，无便血，恶心，小便调，舌淡红，苔白，脉缓。

处方：薏苡仁 20g，甘草 5g，大血藤 20g，当归 10g，车前子 15g，金钱草 30g，党参 15g，桑寄生 15g，杜仲 10g，茯苓 15g，白术 10g。

14 剂，煎服，日 1 剂。

三诊：2015 年 9 月 25 日。

腹胀痛消失，怕冷消失，大便较成形，日 1 次，舌淡红，苔白。

处方：薏苡仁 20g，甘草 5g，党参 15g，桑寄生 15g，杜仲 10g，茯苓 15g，白术 10g，莲子 15g。

7 剂，煎服，日 1 剂。

学生心得：

患者饮食不节，肠道湿热蕴结，气滞不通，不通则痛，故腹痛。热盛湿轻，热毒蕴结，邪正相争，故恶寒怕冷。湿热下注大肠则大便烂，次数多。湿热下注膀胱，水道不利，则小便不畅。治以清热化湿，清解热毒，以大黄牡丹汤加减。黄连、黄柏、制大黄、金银花、大血藤、白花蛇舌草、半枝莲、生甘草大量清热解毒药直折火势，当归、桃仁活血散结，薏苡仁、冬瓜仁、车前子、金钱草、石韦化湿利尿，延胡索行气活血止痛。

治疗上以清热解毒为主，热清则湿散气行，故一诊显效。然清热解毒之药乃苦寒之品，中病即止。二诊、三诊时去大量清热解毒药，以健脾化湿善后。

陈师评语:

本例为高龄肠痈,腹痛,便烂,癃闭而小便不畅,舌红,苔黄,脉弦数,证属湿热蕴结下焦。方用大黄牡丹汤加金银花、黄柏、大血藤、白花蛇舌草、半枝莲以清里解毒,当归、薏苡仁托毒排脓,车前子、金钱草、石韦制水通淋,前后兼治。治疗后疼痛明显减轻,小便畅顺,疗效显著。

本例为腹痛并发癃闭,病由年老体虚,湿热蕴结下焦而成。治宜标本兼顾、扶正祛邪、清补结合,后期治以调补脾肾。

(二)病案 2

患者,女,59 岁。初诊:2015 年 9 月 10 日。

主诉:右下腹隐痛 1 月余,加重 3 天。

右下腹有灼痛感,大便日 1 次,时硬,舌淡红,苔白,脉缓。腹软,麦氏点压痛、无反跳痛。

西医诊断:阑尾炎。

中医诊断:腹痛(脾虚湿热)。

治法:健脾化湿,清热解毒。

处方:党参 15g,白术 15g,茯苓 20g,薏苡仁 20g,白芍 15g,陈皮 5g,炙甘草 5g,大血藤 20g,当归 10g,白花蛇舌草 15g,蒲公英 20g。

5 剂,煎服,日 1 剂。

二诊:2015 年 9 月 16 日。

右下腹隐痛消失,无灼痛感,大便日 1 次,时硬。

处方:党参 15g,白术 15g,茯苓 20g,薏苡仁 20g,白芍 15g,陈皮 5g,炙甘草 5g,大血藤 20g,当归 10g,白花蛇舌草 15g,蒲公英 20g。

7剂，煎服，日1剂。

学生心得：

患者气虚体质，脾不化湿，又饮食不节而致湿热蕴结于大肠，气机不利，不通则痛，故右下腹痛；热重于湿，故有灼痛感；腑气不通，故大便时硬。治以标本兼顾，健脾补气，清热化湿。党参、白术、茯苓、陈皮健脾化湿，薏苡仁、白花蛇舌草清热化湿止痛，白芍、炙甘草缓急止痛，当归活血散结，蒲公英、大血藤清热解毒，大血藤为治肠痈良药。

复诊时效果明显，右下腹隐痛消失，效不更方，继续用药，巩固疗效。

陈师评语：

本例肠痈，乃脾虚气滞、湿热蕴结而发。治以四君子汤加味健脾扶正，大血藤、白花蛇舌草、蒲公英、白芍、当归解毒活血，数剂药后腹痛消失。

阑尾炎西医大多主张开刀治疗，中医称阑尾炎为腹痛、肠痈。本例患者辨证为本虚标实，治疗时标本兼治，以四君子汤加减健脾扶正，蒲公英、大血藤、白花蛇舌草清热解毒消痈，薏苡仁、当归托毒排脓，白芍、炙甘草缓急止痛。数剂而肠痈、腹痛消失，免于开刀手术之苦。可见善用中医药，不仅能治慢性病，亦可治外科急腹症。

（三）病案3

患者，女，47岁。初诊：2015年9月17日。

主诉：腹痛反复1月余。

上腹痛，嗳气，吞酸，大便日1次，时烂，舌淡红，苔白，脉缓。腹软，无压痛，无反跳痛。

西医诊断：胃炎。

中医诊断：腹痛（脾虚夹湿热）。

治法：健脾化湿，行气止痛。

处方：党参 15g，白术 15g，茯苓 20g，薏苡仁 20g，白芍 15g，陈皮 5g，炙甘草 5g，法半夏 5g，莲子 15g，紫苏梗 10g，郁金 10g，海螵蛸 10g。

5 剂，煎服，日 1 剂。

二诊：2015 年 9 月 22 日。

嗳气、吐酸、腹痛消失，大便日 1 次，时烂。

处方：党参 15g，白术 15g，茯苓 20g，薏苡仁 20g，白芍 15g，陈皮 5g，炙甘草 5g，莲子 15g，紫苏梗 10g，郁金 10g，海螵蛸 10g，茵陈 10g。

7 剂，煎服，日 1 剂。

学生心得：

患者饮食不节，湿热内蕴，气滞不通，不通则痛，故腹痛；胃失和降，则嗳气吞酸。脾不化湿，故大便烂。治以健脾化湿，和胃降逆。以党参、茯苓、白术、薏苡仁、陈皮、莲子健脾化湿，白芍、炙甘草缓急止痛，法半夏降逆止呕，紫苏梗和胃止呕、行气止痛，海螵蛸除湿、制酸，郁金行气活血止痛。

陈师评语：

本病为脾虚夹湿、气滞胃痛，治宜健脾化湿、理气止痛，以参苓白术散，陈夏六君子汤加减治之，加紫苏梗、郁金、海螵蛸以理气、止痛、制酸，疗效颇著。

（四）病案 4

患者，女，46 岁。初诊：2015 年 9 月 8 日。

主诉：右下腹疼痛3年。

怕冷喜按，大便常稀烂，日1次，无黏液，醒后头颈多汗，手心发热，月经失调，间有停经，腰膝酸软，纳差，睡眠差，舌淡红，苔黄，脉弦细无力，腹软，全腹未触及明显包块，无压痛反跳痛。外院胃镜检查诊断为慢性浅表性胃炎，结肠镜检查未见异常。

西医诊断：功能性肠病。

中医诊断：腹痛（脾肾阳虚，虚火上炎）。

治法：温补脾肾，引火归元。

处方：党参15g，白术15g，茯苓20g，白芍15g，炙甘草5g，山茱萸10g，牡丹皮10g，柴胡10g，制附子5g，肉桂5g，鸡内金10g，当归10g，杜仲15g，黄柏10g，女贞子15g。

5剂，煎服，日1剂。

二诊：2015年9月14日。

右下腹疼痛消失，怕冷喜按，大便烂，日1次，无黏液，醒后头颈多汗，手心发热减轻，纳差好转，有饥饿感，睡眠差。

处方：党参15g，白术15g，茯苓20g，白芍15g，炙甘草5g，柴胡10g，鸡内金10g，杜仲15g，紫苏梗10g，麦芽15g，栀子10g，地骨皮15g，山楂10g。

7剂，煎服，日1剂。

三诊：2015年9月28日。

右下腹疼痛消失，大便成形，日1次，怕冷喜按及醒后头颈多汗减轻，手心发热减轻。

处方：党参15g，白术15g，茯苓20g，白芍15g，炙甘草5g，柴胡10g，鸡内金10g，杜仲15g，紫苏梗10g，麦芽15g，地骨皮15g，山楂10g，郁金15g，大血藤20g。

7剂，煎服，日1剂。

学生心得：

患者虚寒体质，脾肾阳虚，阴寒内盛，寒性凝滞，不通则痛，故右下腹疼痛。寒凝中焦，故腹部怕冷喜按。脾失健运则纳差、大便常烂。睡眠差、醒后头颈多汗、手心发热为阴寒盛于下，虚火上浮。月经失调，间有停经、腰膝酸软、脉弦细无力为肾阳虚之象。党参、白术、茯苓、炙甘草健脾益气，制附子、肉桂温阳、引火归元，山茱萸、杜仲、女贞子补肾，柴胡、白芍舒肝理气止痛，鸡内金和胃健脾，当归和血，黄柏、牡丹皮直清虚火。

二诊症状好转，右下腹疼痛消失。去制附子、肉桂热重之品，加麦芽、山楂、紫苏梗和胃消食。去黄柏、山茱萸、女贞子、牡丹皮，加栀子、地骨皮清虚火。

三诊腹痛消失，大便正常，怕冷喜按，醒后头颈多汗减轻，手心发热减轻。症状明显改善，继续用药加强疗效。

陈师评语：

此病腹痛经年，怕冷喜按，便烂，头额多汗，月经失调甚至停经，腰膝酸软，纳呆，失眠。证由中年之后，冲任亏损，阴阳失调，肝肾两虚。治宜补益气血、益肝补胃、滋阴降火。以十全大补丸加减治之。方中女贞子、黄柏、栀子、地骨皮以清虚热，辨治颇佳，疗效满意。

（五）病案5

患者，女，39岁。初诊：2015年9月30日。

主诉：左下腹疼痛数月。

左下腹隐痛，肛门胀痛，大便稀软，日1～3次，手足心发热，舌淡暗，苔腻，脉细，腹软，无压痛。2015年1月21日结肠镜诊断直肠炎。

西医诊断：直肠炎。

中医诊断：腹痛（脾虚湿重）。

治法：健脾化湿，行气止痛。

处方：白术15g，茯苓20g，薏苡仁20g，陈皮5g，炙甘草5g，广藿香10g，豆蔻10g，法半夏5g，茵陈10g，益母草10g，香附10g，党参15g，地骨皮10g，胡黄连10g。

7剂，煎服，日1剂。

二诊：2015年10月8日。

手足心发热消失，左下腹疼痛，肛门胀痛，大便成形，日2次，舌淡红，苔微黄腻，脉缓。

处方：白术15g，茯苓20g，薏苡仁20g，陈皮5g，炙甘草5g，广藿香10g，豆蔻10g，法半夏5g，茵陈10g，益母草10g，党参15g，黄连5g。

7剂，煎服，日1剂。

三诊：2015年10月16日。

肛门胀痛减轻，大便欠畅，日2次，月经提前，量少，带血块，痛经，舌淡红，苔白腻，脉缓。

处方：白术15g，茯苓20g，薏苡仁20g，陈皮5g，炙甘草5g，广藿香10g，豆蔻10g，法半夏5g，茵陈10g，党参15g，葛根15g，干姜5g。

7剂，煎服，日1剂。

四诊：2015年11月2日。

左下腹疼痛明显缓解，肛门胀痛减轻，大便正常，舌淡红，苔白，脉缓。

处方：白术 15g，茯苓 20g，薏苡仁 20g，陈皮 5g，炙甘草 5g，法半夏 5g，茵陈 10g，党参 15g，柴胡 10g，郁金 10g，香附 10g，白芍 20g，当归 10g。

7 剂，煎服，日 1 剂。

学生心得：

患者素体脾虚，脾失健运，水湿不化，故大便稀软、次数多。水湿蕴结，气机不利，不通则痛，故左下腹疼痛，肛门胀痛。脾主四肢，脾虚失于统摄，虚火泛于手足，则手足心发热。治以党参、白术、茯苓、薏苡仁、炙甘草、陈皮、法半夏健脾化湿，广藿香、豆蔻芳香燥湿，香附、益母草行气活血止痛，地骨皮、胡黄连、茵陈清虚火、解湿热。治疗上以健脾益气为主，脾气充沛则虚火不外泛，脾气健则湿可化，湿化则气机利。

陈师评语：

根据本例患者腹痛、肛门胀痛、大便烂、手足心发热、舌淡红、苔腻偏暗等证候，本病宜辨为脾虚夹杂瘀热，方用陈夏六君合三仁汤加减，健脾化湿，加胡黄连、地骨皮以清虚热，益母草、香附以温中调经、疏肝止痛，后期复加当归、白芍养血和营调经。

（六）病案 6

患者，女，66 岁。初诊：2015 年 9 月 15 日。

主诉：腹痛数月。

便前左下腹疼痛，大便稀烂，日 1 次，肛门胀痛，口干不思饮，舌淡，苔白，脉弦无力，腹软，无压痛。2007 年结肠镜检查诊断为慢性结肠炎。

西医诊断：慢性结肠炎。

中医诊断：腹痛（脾虚气滞）。

治法：健脾化湿，行气止痛。

处方：黄芪 20g，甘草 5g，陈皮 5g，升麻 5g，柴胡 5g，白术 10g，五指毛桃 30g，金樱子 20g，党参 15g，木香 10g，山药 15g。

7 剂，煎服，日 1 剂。

二诊：2015 年 9 月 22 日。

便前左下腹疼痛消失，大便稀烂好转，肛门胀痛减轻，大便日 1 次，口干，舌淡红，苔白，脉缓。

处方：黄芪 20g，甘草 5g，陈皮 5g，升麻 5g，白术 10g，五指毛桃 30g，金樱子 20g，党参 15g，山药 15g，法半夏 5g，杜仲 10g。

7 剂，煎服，日 1 剂。

三诊：2015 年 10 月 13 日。

便前无腹痛，大便成形，肛门胀痛减轻，大便日 1 次，口干，怕吹风，头晕，乏力，舌淡，苔白，脉弦。

处方：黄芪 20g，甘草 5g，陈皮 5g，升麻 5g，白术 10g，五指毛桃 30g，金樱子 20g，党参 15g，山药 15g，法半夏 5g，杜仲 10g，肉桂 5g，干姜 5g，制附子 5g。

7 剂，煎服，日 1 剂。

学生心得：

患者素体虚弱，脾肾两虚。脾虚湿蕴，气机不利，不通则痛，故腹痛、肛门胀痛。脾不化湿，则大便烂。清阳不升，津不上腾，故口干。但非津液不足，故不思饮。脾肾两虚则舌淡，苔白，脉无力。治疗上以补中益气汤加减，黄芪、党参、白术、五指毛桃、山药、甘草健脾益气为主，佐以陈皮化湿，升麻、柴胡升提清阳，金樱子补肾，木香行气止痛。

复诊时腹痛消失，大便成形，肛门胀痛减轻，但怕吹风，头晕，乏力，阳虚之象明显，故治疗上在补中益气汤加减的基础上，加附子、干姜、肉桂温补脾肾之阳。

陈师评语：

中老年人腹痛便烂，肛门隐痛不适者，在排除大肠肿瘤的基础上，临床多见于脾肾两虚，中气下陷之患者，本病本人善用补中益气加五指毛桃、金樱子、杜仲等健脾补肾之药治之，临床观察有较好治疗效果。

（七）病案7

患者，男，50岁。初诊：2016年1月28日。

主诉：腹痛20余天。

左下腹隐痛，大便前硬后烂，日1次，无便血，舌淡红，苔微黄，脉弦。腹软，无压痛。

西医诊断：结肠炎。

中医诊断：腹痛（湿热蕴结）。

治法：清热化湿，行气止痛。

处方：黄连5g，白芍15g，薏苡仁20g，白花蛇舌草20g，甘草5g，厚朴10g，竹茹10g，枇杷叶10g，葛根20g，火炭母20g。

5剂，煎服，日1剂。

二诊：2016年2月3日。

腹痛消失，大便已软，日1次，脉弦。

处方：黄连5g，白芍15g，薏苡仁20g，白花蛇舌草20g，甘草5g，厚朴10g，竹茹10g，枇杷叶10g，葛根20g，火炭母

20g，木香 10g（后下）。

5 剂，煎服，日 1 剂。

学生心得：

患者饮食不节，致湿热蕴结肠胃，气机不利则腹痛；脾失健运则大便前硬后烂。苔黄为热象，脉弦主痛。治以清热化湿、行气止痛。黄连、白花蛇舌草、竹茹、薏苡仁、火炭母、葛根清热化湿止泻，白芍、甘草缓急止痛，厚朴行气散结。

复诊腹痛消失，大便正常，效果明显。用上法继续用药，巩固疗效。

陈师评语：

本方用枇杷叶、竹茹诸药配黄连以清热除满、和胃止呃。

（八）病案 8

患者，男，52 岁。初诊：2018 年 1 月 21 日。

主诉：左上腹疼痛数月。

患者左上腹隐痛，并时感右上胸隐痛，反酸，嗳气，咽喉灼热，无咳嗽，睡眠差，舌淡红，苔薄白，脉缓，癌胚抗原升高，有胃炎、结肠炎病史。

西医诊断：①胃炎；②结肠炎。

中医诊断：腹痛（气阴虚，兼气滞）。

治法：益气养阴，行气止痛。

处方：太子参 10g，竹茹 10g，制佛手 10g，黄连 5g，延胡索 20g，蒲公英 10g，海螵蛸 30g，六神曲 10g，甘草 5g，法半夏 10g。

7 剂，煎服，日 1 剂。

二诊：2018 年 2 月 2 日。

仍反酸，嗳气，咽喉灼热，左上腹疼痛，右上胸疼痛，睡眠好转，舌淡红，苔薄，微黄。

处方：法半夏 10g，黄连 5g，甘草片 5g，六神曲 10g，海螵蛸 30g，竹茹 10g，煅瓦楞子 15g，薏苡仁 20g，制佛手 10g，太子参 10g，蒲公英 10g，醋延胡索 20g。

7 剂，煎服，日 1 剂。

三诊：2018 年 2 月 12 日。

复查癌胚抗原恢复正常。右上胸疼痛消失，反酸、嗳气、咽喉灼热及左上腹疼痛明显缓减，睡眠好转。近两日晚上咳嗽。

处方：法半夏 10g，黄连 5g，甘草片 5g，蒲公英 10g，太子参 10g，制佛手 10g，薏苡仁 20g，枇杷叶 10g，苦杏仁 15g，煅瓦楞子 15g，竹茹 10g，海螵蛸 30g，延胡索 20g。

7 剂，煎服，日 1 剂。

学生心得：

肝气郁结，气滞不通，则腹痛、右上胸痛。肝木克胃土，胃气上逆，故嗳气、反酸、咽喉灼热。治疗上以养阴清热，理气止痛。以太子参益气养阴，竹茹、黄连泻火清热，蒲公英清热止痛，佛手、延胡索理气止痛，半夏降逆、利咽，海螵蛸收敛、制酸，神曲消食和胃。

12 天后二诊，仍反酸、左上腹疼痛、右上胸疼痛，上方加煅瓦楞子制酸止痛，薏苡仁健脾渗湿清热。再 10 天后三诊，癌胚抗原恢复正常，右上胸疼痛消失，反酸及左上腹疼痛明显缓减。

本例腹痛责之肝气郁结，肝气犯胃，气滞不畅，治疗上肝胃同治，和胃行气。

陈师评语：

胃痛辨证重在辨寒热虚实与在气在血之分。胃痛治疗以理气止痛为基本原则，旨在疏通气机，恢复胃腑和顺通降之性，通则不痛，从而达到止痛的目的。胃阴亏虚胃痛宜养阴护胃，和中止痛，可选用益胃汤合当归甘草汤治疗。

（九）病案9

吴某，男，40岁。初诊：2015年8月3日。

主诉：腹痛嗳气数月。

患者左下腹隐痛，嗳气，吐酸，大便先硬后成形，日1～2次，胃纳正常，舌淡红，苔微黄，脉弦。

西医诊断：①结肠炎；②胃炎。

中医诊断：腹痛（湿热气滞）。

治法：健脾化湿，和胃降逆。

处方：茯苓15g，白术10g，甘草5g，白扁豆15g，陈皮10g，豆蔻10g，莲子10g，神曲10g，焦山楂10g，广藿香10g，黄连5g，海螵蛸10g，茵陈15g。7剂，煎服，日1剂。

二诊：2015年8月10日。

腹痛不适消失，嗳气吐酸显减，大便时烂，日1～2次，胃纳正常。疗效明显，药守上方加减巩固疗效。7剂，煎服，日1剂。

学生心得：

患者湿热内蕴，气滞不通，不通则痛，故腹痛；胃失和降，则嗳气反酸。脾不化湿，故大便烂。故治以健脾化湿，和胃降逆，以参苓白术散加减立方。茯苓、白术、甘草、白扁豆、陈皮、莲子健脾化湿，广藿香、豆蔻芳香化浊，神曲、焦山楂健脾和胃、消食化积，海螵蛸除湿、制酸，黄连、茵陈清解湿热。

陈师评语：

腹痛嗳气吐酸，大便干结，舌红，苔黄，为胃腹上下同病，上盛下实，治疗宜清上开下，上下同治，以求全效。

本例腹痛，嗳气，吐酸，舌红，苔黄，然大便先硬后软，为实中有虚之象，故治疗用参苓白术散。方中党参以健运脾胃，豆蔻、海螵蛸以制酸下气止嗳，黄连、茵陈以清湿热，疗效颇佳。

（十）病案 10

魏某，女，34 岁。初诊：2017 年 7 月 13 日。

主诉：反复腹痛半年。

患者腹胀、腹痛，早上 6 点开始腹痛，持续约 1 小时，胃纳欠佳，嗳气，夹杂未消化食物，矢气多，怕冷，月经常提前，7～8 日不净，腰痛，带血块，舌淡，苔白，脉缓。结肠镜检查示回肠末端及结肠未见明显异常。胃镜检查示慢性浅表性胃炎伴胆汁反流（轻度）。

西医诊断：①肠易激综合征；②慢性胃炎伴胆汁反流。

中医诊断：腹痛（阳虚寒凝）。

治法：温阳散寒。

处方：熟党参 15g，白术 15g，茯苓 20g，薏苡仁 20g，白芍 15g，木香 10g（后下），蒸陈皮 5g，炙甘草 5g，干姜 5g，山药 15g，高良姜 10g。

4 剂，煎服，日 1 剂，早晚温服。

复诊：2017 年 7 月 20 日。

腹胀痛好转，大便成形。胃纳尚好，大便有未消化食物，较怕冷，刚来月经，一般3天干净，腰痛消失，血块减少，舌淡，苔白，脉缓。

处方：熟党参15g，白术15g，茯苓20g，白芍15g，蒸陈皮5g，炙甘草5g，干姜5g，山药15g，高良姜10g，桂枝10g，附子10g（先煎），黑枣10g，7剂。

学生心得：

脾为阴脏，得温则运，脾阳不振，寒从中生，寒凝气机，或寒与湿凝滞气机，遂致腹痛。《诸病源候论·腹痛病诸候》说："久腹痛者，脏腑虚而有寒，客于腹内，连滞不歇，发作有时。"中焦虚寒则胃纳脾运无力，故食少纳差，大便溏薄；寒凝血脉，运行不畅，故见月经夹杂血块；脾虚统摄无权，故见经血淋漓不止；畏寒怕冷，舌淡苔白，脉缓，皆为虚寒之象。治以温阳散寒，方以理中汤加减。干姜、高良姜温中散寒止痛，党参、白术、山药益气健脾，木香、陈皮行气止痛，茯苓、薏苡仁除湿，白芍、甘草缓急止痛。

陈师评语：

本案，脾胃肾冲任同病，治宜相互兼顾，早上6点即开始腹痛腹胀，大便夹杂未消化食物，月经持续不净，为脾病及肾，火不生土，冲任失调，治以健脾温肾、补火生土，待脾胃健运，饮食化源充足，肾气冲任旺盛，则腹痛止，大便成形，月事正常。

（十一）病案11

何某，女，49岁。初诊：2015年8月8日。

主诉：反复右下腹痛20多年。

患者无明显诱因反复出现右下腹痛 20 余年，曾多次在外院诊治，未发现器质性病变，对症治疗效果欠佳。疼痛时轻时重，不向他处放射，无腰痛，无发热，大便呈颗粒状，有时 2 ～ 4 日 1 次，无便血，无发热，无恶心呕吐，胃纳欠佳，口干，无口苦，睡眠可，小便调，月经量少，色淡。舌淡，苔白，脉细涩。结肠镜检查全结肠未见器质性病变。

西医诊断：肠易激综合征（便秘型）。

中医诊断：腹痛（血虚肠燥，气机不通）。

治法：养血润燥，行气活血。

处方：党参 10g，当归 10g，熟地黄 15g，枳壳 10g，白芍 15g，川芎 10g，木香 10g（后下），厚朴 15g，火麻仁 20g，乌药 10g，佛手 15g，甘草 5g。

7 剂，煎服，日 1 剂，早晚温服。

复诊：2015 年 8 月 15 日。

腹痛减轻，大便 1 ～ 2 日 1 次，稍干，余无特殊。舌淡红，苔微黄，脉弦细。

处方：熟地黄 15g，枳壳 10g，白芍 15g，木香 10g（后下），厚朴 15g，火麻仁 20g，乌药 10g，甘草 5g，生地黄 15g，大血藤 15g。

7 剂，煎服，日 1 剂，早晚温服。

学生心得：

本证以少腹痛、便干为主症，伴口干，月经量少、色淡。少腹属足厥阴，以血为用，体阴而用阳，五行属木，性喜条达。血虚则肝脉失养，疏泄失常，气郁而血滞，不通则痛；肝气不升，木不疏土，则胃气不降，加之津血不足，肠道失润，故见大便艰涩，舌淡、口干为血虚失润之候，腹痛、脉涩为经络不畅之象。《素问·举痛论》曰："经脉流行不止，环周不休，寒气入经而稽迟。泣而不行，客于脉外，则血少，客于脉中则气不通，故卒然而痛。"故治以养血润燥、行气活血，方以归、芎、地、芍四物养血活血，补肝体益肝用，火麻仁生津润燥滑肠，党参健脾益气，增加补血生津之功效。肝主藏血，心主血脉，然治肝血与心血不同，心属火，故治心血宜凉，则心火得降；肝属木，治肝血宜温则升，故以木香、乌药温中行气以止痛，佛手疏肝理气、健脾和胃，枳壳、厚朴下气除满，全方养血活血、生津润肠、行气止痛，使血脉通利则痛止，津生水布则便通。

（十二）病案 12

陈某，女，45 岁。初诊：2015 年 9 月 8 日。

主诉：反复右下腹疼痛 3 年。

患者右下腹疼痛，喜按，怕冷，大便烂，日 1 次，无黏液，腹胀，夜间睡醒后头颈多汗，手心发热，口干，易紧张，月经失调，间有停经，腰膝酸软，纳差，睡眠差。舌淡红，苔微黄，脉细弱。辅助检查：胃镜检查报告慢性浅表性胃炎，结肠镜检查未见异常。

西医诊断：肠易激综合征。

中医诊断：腹痛（脾肾阳虚，虚火上炎）。

治法：温补脾肾，引火归元。

处方：党参 15g，白术 15g，茯苓 20g，白芍 15g，炙甘草 5g，山茱萸 10g，牡丹皮 10g，柴胡 10g，制附子 5g，肉桂 5g（泡服），鸡内金 10g，当归 10g，杜仲 15g，黄柏 10g，女贞子 15g。

5 剂，煎服，日 1 剂，早晚温服。

二诊：2015 年 9 月 15 日。

右下腹疼痛消失，大便日 1 次，无黏液，腹胀，汗出、手心发热减轻，易紧张，月经失调，间有停经，腰膝酸软，胃纳好转，有饿感，睡眠仍差，舌淡红，苔微黄，脉细弱。

处方：党参 15g，白术 15g，茯苓 20g，白芍 15g，炙甘草 5g，柴胡 10g，制附子 5g，肉桂 5g（泡服），鸡内金 10g，杜仲 15g，黄连 5g，紫苏梗 15g，炮姜炭 10g。

7 剂，煎服，日 1 剂，早晚温服。

学生心得：

本病以腹痛、畏寒、睡眠差、汗出、腰膝酸软为主症，属少阴寒化证。阳虚生寒故见腹痛、腹胀；火不暖土故见便溏；腰为肾之腑，肾阳虚衰故见腰酸；水生木，水寒则木郁，故见情绪紧张；手足心通少阴之脉，虚阳外越故见手心发热、汗出、不寐，脉细弱为少阴脉。少阴寒化证治以四逆法，附子、炮姜、肉桂温肾助阳，肉桂可引火归元，辅以四君子汤，健脾益气，以后天补先天，山茱萸、女贞子补益肝肾，配合当归养血，山茱萸配白芍又可敛阴止汗，牡丹皮、黄柏降虚火，柴胡疏肝解郁，杜仲强筋壮骨。

（十三）病案 13

冯某，女，41 岁。初诊：2018 年 1 月 9 日。

主诉：反复腹痛 2 年。

患者近两年来反复脐周疼痛，大便量少、欠畅、软，日 1 次，下腹有牵拉感，嗳气，无吐酸，无呕，胃纳一般，小便畅顺。既往史：2013 年因结肠腺瘤行横结肠部分切除术。体格检查：腹部正中有一条纵形陈旧性隆起性手术瘢痕。左下腹引流口瘢痕增生。腹壁较紧，无压痛、反跳痛。舌红，苔薄微黄，脉缓。辅助检查：结肠镜检查未见异常。

西医诊断：肠粘连。

中医诊断：腹痛（湿热气滞血瘀）。

治法：益气养血，化瘀通络。

处方：姜厚朴 15g，白芍 15g，炙甘草 5g，鸡内金 10g，炒王不留行 10g，丹参 10g，郁金 10g，三七 3g，土鳖虫 5g，制佛手 10g，熟地黄 15g，燀桃仁 15g，熟大黄 10g。

4 剂，煎服，日 1 剂，早晚温服。

二诊：2018 年 1 月 16 日。

胃胀，脐周疼痛显减。大便量少、欠畅、软，日 1 次，舌红，苔薄微黄，脉缓。

处方：姜厚朴 15g，白芍 15g，炙甘草 5g，鸡内金 10g，炒王不留行 10g，丹参 10g，郁金 10g，三七 3g，土鳖虫 5g，制佛手 10g，熟地黄 15g，燀桃仁 15g，熟大黄 10g。

7 剂，煎服，日 1 剂，早晚温服。

学生心得：

患者以腹内疼痛、时作时止为主症，因腹部手术创伤之后，气血失和，血行不畅，经隧不利，脉络瘀阻，气血凝滞，不通则痛，治疗以活血化瘀、通络止痛为法。方以三七、丹参化瘀生新，桃仁、熟大黄活血化瘀、润肠通便，王不留行、土鳖虫功善破血逐瘀、通络止痛，熟地黄、白芍养血补虚，又能缓急止痛，厚朴、佛手辛香走散、行气滞、和脾胃、止疼痛，郁金行气解郁止痛，鸡内金健脾开胃，又能化瘀血而不伤气分，全方行血化瘀、通络止痛，攻邪而不伤正。

陈师评语：

中医无肠粘连病名，但据其临床表现当属腹痛、积聚等范畴，病因为金刃伤，病机为肌损血滞，气滞血瘀，不通则痛，治以活血散瘀、行气通腑为主，常用血府逐瘀汤或桃红四物汤治之。夹热加大血藤、黄连，气虚加党参、黄芪，便秘加制大黄、厚朴，腹痛甚加木香、延胡索。

（十四）病案 14

何某，女，49 岁。初诊：2015 年 8 月 8 日。

主诉：反复右下腹痛 20 余年。

无明显诱因反复出现右下腹痛 20 余年，疼痛时轻时重，不向他处放射，无腰痛，无发热，大便呈颗粒状，有时 2～4 日 1 次，无便血，无发热，无恶心呕吐，胃纳欠佳，口干，无口苦，睡眠可，小便调，月经量少，色淡。曾多次在外院诊治，未发现器质性病变，对症治疗效果欠佳。体格检查：腹软，全腹未触及明显包块，无压痛反跳痛。舌淡，苔白，脉细涩。辅助检查：结肠镜检查全结肠未见器质性病变。

西医诊断：肠易激综合征（便秘型）。

中医诊断：腹痛（血虚肠燥，气机不通）。

治法：养血润燥，行气活血。

处方：党参 10g，当归 10g，熟地黄 15g，枳壳 10g，白芍 15g，川芎 10g，木香 10g（后下），厚朴 15g，火麻仁 20g，乌药 10g，佛手 15g，甘草 5g。

7 剂，煎服，日 1 剂，早晚温服。

二诊：2015 年 8 月 15 日。

腹痛减轻，大便 1～2 日 1 次，稍干，余无特殊，舌淡红，苔微黄，脉弦细。

处方：熟地黄 15g，枳壳 10g，白芍 15g，木香 10g（后下），厚朴 15g，火麻仁 20g，乌药 10g，甘草 5g，生地黄 15g，大血藤 15g。

7 剂，煎服，日 1 剂，早晚温服。

学生心得：

本证以少腹痛、便干为主症，伴口干，月经量少，色淡。少腹属足厥阴，以血为用，体阴而用阳，五行属木，性喜条达。血虚则肝脉失养，疏泄失常，气郁而血滞，不通则痛；肝气不升，木不疏土，则胃气不降，加之津血不足，肠道失润，故见大便艰涩，舌淡、口干为血虚失润之候，腹痛、脉涩为经络不畅之象。《素问·举痛论》云："经脉流行不止，环周不休，寒气入经而稽迟。泣而不行，客于脉外，则血少，客于脉中则气不通，故卒然而痛。"故治以养血润燥、行气活血，方以归、芎、地、芍四物养血活血，补肝体益肝用，火麻仁生津润燥滑肠，党参健脾益气，增加补血生津之功效。木香、乌药温中行气以止痛，佛手疏肝理气、健脾和胃，枳壳、厚朴下气除满。全方养血活血、生津润肠、行气止痛，使血脉通利则痛止，津生水布则便通。

八、便秘案

（一）病案 1

患者，女，51 岁。初诊：2015 年 8 月 21 日。

主诉：大便难排、肛门坠胀半年。

大便颗粒状，带黏液，4～5 日 1 次，舌淡红，苔薄白，脉缓。

西医诊断：便秘。

中医诊断：便秘（气阴两虚）。

治法：益气养阴。

处方：白术 30g，五指毛桃 30g，首乌藤 30g，生地黄 30g，玄参 30g，女贞子 20g，枳实 20g，知母 30g，牛膝 15g，制大黄 10g，太子参 10g。

7 剂，煎服，日 1 剂。

二诊：2015 年 9 月 11 日。

肛门坠胀减轻，大便成粒，带黏液，4～5 日 1 次，脐周疼痛。

处方：白术 30g，五指毛桃 30g，首乌藤 30g，枳实 20g，知母 30g，牛膝 15g，制大黄 10g，党参 15g，当归 10g，熟地黄 15g，陈皮 5g。

7 剂，煎服，日 1 剂。

三诊：2015 年 9 月 23 日。

肛门坠胀显减，大便已软，2～3 日 1 次，脐周疼痛消失。

处方：白术 30g，五指毛桃 30g，首乌藤 30g，枳实 20g，知母 30g，牛膝 15g，制大黄 10g，党参 15g，当归 10g，熟地黄 15g，陈皮 5g。

7 剂，煎服，日 1 剂。

学生心得：

患者中年女性，气阴不足，肠失润燥，故大便干硬难排；腑气不通，魄门气机不利，故肛门坠胀。治以益气养阴，润肠通便。重用白术 30g 以健脾益气通便，太子参、五指毛桃益气，首乌藤、生地黄、玄参、女贞子、知母、牛膝滋阴润肠通便，制大黄、枳实加强通便。

复诊肛门坠胀减轻，仍大便难排，且脐周疼痛。治疗上党参易太子参，加强补气，熟地黄易生地黄，加当归养血润肠通便。

再诊时肛门坠胀显减，脐周疼痛消失，大便改善。继续用上药巩固治疗。

陈师评语：

本例阴虚肠燥则大便秘结成粒，中气下陷则肛门坠胀不适，舌淡苔白，脉缓乃脾虚之象。本例用补气养血通便法治疗，疗效频显。

（二）病案 2

患者，女，33 岁。初诊：2016 年 4 月 5 日。

主诉：便秘数年。

大便硬，难排，需服药才能排便，日 1 次，肛门下坠，睡眠差，胃纳差，舌淡红，苔白，脉缓。腹软，无压痛。

西医诊断：功能性便秘。

中医诊断：便秘（血虚气滞）。

治法：补血润燥通便。

处方：白芍 15g，炙甘草 5g，法半夏 5g，首乌藤 20g，麦芽 15g，党参 15g，白术 10g，陈皮 5g，黄精 15g，枳壳 10g，厚朴 10g，当归 10g。

5 剂，煎服，日 1 剂。

二诊：2016 年 4 月 11 日。

症状好转，大便日 1 次，肛门下坠消失，睡眠差，胃纳好转。

处方：白芍 15g，炙甘草 5g，法半夏 5g，首乌藤 20g，麦芽 15g，党参 15g，白术 10g，陈皮 5g，黄精 15g，当归 10g，干姜 5g，五味子 5g，香附 10g。

7 剂，煎服，日 1 剂。

三诊：2016 年 4 月 18 日。

排便好转，日 1 次，肛门下坠消失，睡眠好转，胃纳好转。

处方：白芍 15g，炙甘草 5g，法半夏 5g，首乌藤 20g，麦芽 15g，党参 15g，白术 10g，陈皮 5g，黄精 15g，当归 10g，干姜 5g，五味子 5g，香附 10g。

7 剂，煎服，日 1 剂。

学生心得：

患者为年轻女性，饮食不节伤脾，脾为后天之本，脾失健运，水谷精微化生不足而致血虚。血虚肠燥，则大便干硬难排，需服药才能排便。血为气之母，血虚则气机不畅，故肛门下坠。血虚阴亏则阳盛，阴虚则阳气外越，不入于阴，故睡眠差。舌淡红、苔白、脉缓为血虚之象。治疗上以补血益气，润燥通便为主。当归、白芍补血润燥，首乌藤、黄精养血滋阴、润燥通便，党参、白术、炙甘草、陈皮健脾益气，补后天之本，强阴血化生之源。厚朴、枳壳下气通便，法半夏能和胃气而通阴阳，故治失眠。方中无泻下通便之药。

二诊症状好转，肛门下坠消失、大便日 1 次，药去枳壳、厚朴行气耗气之品，加五味子益气养阴安神，帮助睡眠；加干姜温中健脾，加强脾运；加香附行气活血。三诊时诸症皆好转，继续上方巩固。

陈师评语：

本病兼症有肛门下坠，该症状临床较为常见也较为难治，临床多见于脾虚气滞或中气下陷，或肝郁气结。本方中用枳壳、厚朴、香附、当归除邪助行气通便之外，还有养血调气以除后重之作用，经治半月其兼症肛门坠胀亦得以消失。

（三）病案 3

患者，女，42 岁。初诊：2016 年 5 月 6 日。

主诉：大便难排 2 个月余。

大便秘结成粒，每日 1 次，带黏液，时有嗳气、呕吐，下午腹痛，舌淡红，苔净，脉缓。腹软，无压痛。辅助检查：胃镜检查诊断为慢性浅表性胃炎伴糜烂，结肠镜检查诊断为结直肠炎。

西医诊断：①结肠炎；②慢性浅表性胃炎伴糜烂。

中医诊断：便秘（阴虚肠燥）。

治法：滋阴润燥。

处方：熟地黄 20g，制何首乌 20g，郁李仁 15g，火麻仁 15g，枳壳 10g，厚朴 10g，苦杏仁 10g，枇杷叶 10g，太子参 10g，女贞子 15g，牡蛎 30g，生地黄 15g，白芍 15g。

7 剂，煎服，日 1 剂。

二诊：2016 年 5 月 20 日。

嗳气、呕吐消失，大便日 2～3 次，黏液显减，腹痛减轻。

处方：熟地黄 20g，枳壳 10g，厚朴 10g，苦杏仁 10g，枇杷叶 10g，太子参 10g，女贞子 15g，白芍 15g，大腹皮 10g，桑寄生 15g，杜仲 10g，生地黄 15g。

7 剂，煎服，日 1 剂。

三诊：2016 年 5 月 27 日。

症状继续好转，无嗳气、呕吐，大便日 1～2 次，黏液消失，腹痛消失。

处方：熟地黄 20g，枳壳 10g，厚朴 10g，苦杏仁 10g，枇杷叶 10g，太子参 10g，女贞子 15g，白芍 15g，大腹皮 10g，杜仲 10g，生地黄 15g，莱菔子 15g。

7 剂，煎服，日 1 剂。

学生心得：

患者阴虚体质，肠失润燥，故大便秘结成粒；腑气不通，胃失和降，浊气上越，故时有嗳气、呕吐；腑气不通，气机不利，故腹痛。治疗上以养阴润燥为主。熟地黄、生地黄、女贞子、制何首乌、白芍养阴生津，郁李仁、火麻仁、苦杏仁润肠通便，枳壳、厚朴下气通便。肺与大肠相表里，润肺宣肺则有助于大肠腑气通畅。枇杷叶、苦杏仁宣肺润肠通便，牡蛎软坚散结通便，太子参健脾益气。复诊症状缓解，效不更方，加大腹皮下气通便。肾主二便，加桑寄生、杜仲补肾通便。三诊诸症消失，继续巩固治疗。

陈师评语：

枇杷叶有清肺和胃、降气化痰止呕作用，本方主要针对患者伴有嗳气、呕吐而设，临床观察对胃气上逆之嗳气呕吐有较好效果。牡蛎咸寒，能软坚散结，本人临床观察体会以牡蛎配合润肠通便之郁李仁、火麻仁、杏仁等治疗顽固性便秘有较好治疗效果。

（四）病案 4

患者，男，47 岁。初诊：2016 年 4 月 27 日。

主诉：腹痛反复 1 年余。

左下腹疼痛，大便偏硬，日 1 次，便意差，乏力，小便余沥，失眠，舌淡红，苔白，脉缓。腹软，无压痛。辅助检查：结肠镜检查诊断为结肠炎；彩超检查示前列腺增生。

西医诊断：结肠炎。

中医诊断：腹痛（脾肾两虚）。

治法：健脾补肾，行气止痛。

处方：白芍 15g，甘草 5g，牛膝 10g，党参 15g，枳壳 10g，火麻仁 15g，山茱萸 10g，鸡内金 10g，佛手 10g，木香 10g（后下），仙鹤草 20g。

7 剂，煎服，日 1 剂。

二诊：2016 年 5 月 24 日。

左下腹疼痛显减，乏力、小便余沥及失眠好转，大便偏硬，日 1 次，便意差，四肢关节疼痛，舌淡红，苔白，脉缓。

处方：白芍 15g，甘草 5g，牛膝 10g，党参 15g，枳壳 10g，鸡内金 10g，佛手 10g，首乌藤 15g，熟地黄 15g，鸡血藤 20g，桑寄生 15g。

7 剂，煎服，日 1 剂。

三诊：2016 年 6 月 4 日。

左下腹疼痛基本消失，大便先硬后烂，日 1 次。

处方：白芍 15g，甘草 5g，牛膝 10g，党参 15g，鸡内金 10g，佛手 10g，首乌藤 15g，鸡血藤 20g，桑寄生 15g，白术 15g，仙鹤草 20g。

学生心得：

患者中年男性，肾气已衰，加上饮食不节伤脾，导致脾肾两虚。土虚木乘，肝气犯脾，气机不利，故左下腹疼痛。脾虚健运失职，腑气不通，故大便偏硬、便意差。气虚则乏力，肾虚膀胱气化不利，故小便余沥。肾虚而虚阳外浮，阳不入阴则失眠。治疗上以健脾补肾，行气止痛为主。党参、牛膝、山茱萸健脾补肾，白芍、甘草缓急止痛，木香、枳壳、佛手行气止痛，火麻仁润肠通便，鸡内金和胃健脾，仙鹤草益气收敛，可治脱力劳伤。

复诊左下腹疼痛显减，但大便偏硬，四肢关节疼痛。治疗上在上方基础上去火麻仁、山茱萸、木香、仙鹤草，加首乌藤、熟地黄滋阴通便，加鸡血藤、桑寄生补肾活血通络。

三诊时左下腹疼痛基本消失。诸症好转，继续上法巩固治疗。

陈师评语：

本方之枳壳主要配合火麻仁以行气通便，首乌藤具有养血安神作用，治疗患者之失眠。

（五）病案5

患者，男，54岁。初诊：2017年3月21日。

主诉：大便难排3年。

2014年3月在当地行左下肢静脉曲张术，术后尿潴留2个多月，大便软而难排，无便意，小便频急，每日20多次（术后因小便频急一直无法上班，已花费了20多万元）。就诊时大便两天未排，直肠内未扪及大便，肛周麻木无感觉，舌淡红，苔白，脉缓。查体：肛周触觉减弱，肛门松弛。

西医诊断：便秘。

中医诊断：便秘（肾阳亏虚，气血不足）。

治法：温阳补肾，益气补血。

处方：熟党参15g，白术10g，熟地黄20g，制何首乌20g，枳壳10g，姜厚朴10g，燀苦杏仁10g，当归10g，升麻10g，淫羊藿 10g，盐杜仲 10g，骨碎补 10g，黄芪 15g。

7 剂，煎服，日 1 剂。

二诊：2017 年 3 月 28 日。

明显好转，大便软，较前易排，已有便意。小便频急好转，次数明显减少，每日排尿 6 ～ 7 次。患者补诉术后出现腰酸痛，术后 3 年至来就诊时，阴茎无法勃起，现入睡后有勃起。

处方：熟党参 15g，白术 10g，熟地黄 20g，制何首乌 20g，枳壳 10g，姜厚朴 10g，燀苦杏仁 10g，当归 10g，升麻 10g，淫羊藿 10g，盐杜仲 10g，骨碎补 10g，黄芪 15g，川牛膝 10g，续断 10g。

7 剂，煎服，日 1 剂。

三诊：2017 年 4 月 11 日。

大便先硬后软，较前易排，每日 1 次，已有便意。小便频急好转，阳痿减轻，腰酸痛消失。

处方：熟党参 15g，熟地黄 20g，制何首乌 20g，枳壳 10g，姜厚朴 10g，燀苦杏仁 10g，当归 10g，升麻 10g，淫羊藿 10g，盐杜仲 10g，黄芪 15g，川牛膝 10g，续断 10g，郁李仁 15g。

14 剂，煎服，日 1 剂。

四诊：2017 年 4 月 25 日。

大便软，易排，每日 1 次，已有便意，小便频急好转，每天排尿 4 次。

处方：熟地黄 20g，制何首乌 20g，枳壳 10g，姜厚朴 10g，燀苦杏仁 10g，升麻 10g，淫羊藿 10g，盐杜仲 10g，黄芪 15g，川牛膝 10g，续断 10g，郁李仁 15g，山茱萸 10g，酒肉苁蓉 10g，盐女贞子 15g。

14 剂，煎服，日 1 剂。

五诊：2017 年 5 月 9 日。

大便软，近日大便难排，有排便不尽感，每日排 1 ～ 2 次，排尿较畅。

处方：熟地黄 20g，制何首乌 20g，枳壳 10g，姜厚朴 10g，燀苦杏仁 10g，淫羊藿 10g，盐杜仲 10g，黄芪 15g，川牛膝 10g，续断 10g，郁李仁 15g，山茱萸 10g，盐女贞子 15g，熟大黄 5g。

14 剂，煎服，日 1 剂。

六诊：2017 年 5 月 31 日。

大便软而难排，2 ～ 3 日 1 次，有便意，小便正常，排尿较畅。

处方：熟党参 15g，白术 10g，枳壳 10g，姜厚朴 10g，当归 10g，升麻 10g，淫羊藿 10g，盐杜仲 10g，骨碎补 10g，黄芪 15g，蒸陈皮 5g。

14 剂，煎服，日 1 剂。

学生心得：

患者 3 年前手术麻醉损伤腰椎，腰为肾府，手术耗气伤血，气损及阳，导致肾阳亏损。肾主二便，阳虚则阴寒内结，故大便不通、无便意；膀胱气化不利，故小便频急；气为血之帅，阳气虚则气血不畅，故肛周麻木无感觉。四诊合参，患者病机责之为肾阳亏虚，气血不足，治以温阳补肾，益气补血。党参、白术补气，熟地黄、当归、制何首乌补血，淫羊藿、盐杜仲、骨碎补温阳补肾，枳壳、厚朴、燀苦杏仁行气润肠通便，升麻升举阳气，阳气升则浊阴易降，大便易排。

7 剂后明显好转，大便软较前易排，已有便意。小便频急好转，次数明显减少，术后阴茎无法勃起，现入睡后有勃起。

效果明显，原方加川牛膝、续断，以加强补肾之功。

陈师评语：

学习体会及辨证用药分析较好。

（六）病案 6

患者，女，29 岁。初诊：2017 年 11 月 6 日。

主诉：大便难排半年。

胃痛，吃硬物时胃痛明显，大便 4～8 日 1 次，颗粒状，无便意，无便血，无黏液，舌红，苔黄腻，脉弦。

西医诊断：①便秘；②胃炎。

中医诊断：便秘（胃肠燥热）。

治法：养阴清热，行气止痛。

处方：火麻仁 20g，生地黄 20g，玄参 20g，北柴胡 10g，瓜蒌子 15g，蒲公英 20g，制佛手 10g，制枳壳 10g，熟大黄 10g，炙甘草 10g，姜厚朴 20g，麦冬 15g，郁李仁 15g。

7 剂，煎服，日 1 剂。

二诊：2017 年 11 月 13 日。

胃痛消失，大便已软，每日 1 次，已有便意。

处方：生地黄 20g，玄参 20g，北柴胡 10g，瓜蒌子 15g，制枳壳 10g，黄芩片 10g，制佛手 10g，蒲公英 20g，炙甘草 10g，姜厚朴 20g，麦冬 15g。

7 剂，煎服，日 1 剂。

三诊：2017 年 12 月 18 日。

胃痛消失，大便较前软，5～6 日 1 次。

处方：生地黄 20g，麦冬 15g，玄参 20g，北柴胡 10g，瓜蒌子 15g，制枳壳 10g，黄芩片 10g，熟大黄 10g，火麻仁 20g，薄荷 10g（后下），制佛手 10g，蒲公英 20g，炙甘草 10g，姜厚朴 20g。

7 剂，煎服，日 1 剂。

学生心得：

患者胃痛、便秘乃腑气不通之故，胃肠以通降为顺，腑气不通则气滞不行，故胃痛。患者腑气不通乃胃肠燥热所致，热燥伤津，故大便干、舌红、苔黄。治疗上以养阴清热，行气止痛。方用增液承气汤加减，生地黄、玄参、麦冬、火麻仁、厚朴、枳壳、熟大黄养阴通下，瓜蒌子、郁李仁润肠通便，蒲公英清热通便，柴胡、佛手疏肝理气，行气止痛。

7 剂后胃痛消失，大便软，每日 1 次。上方去火麻仁、熟大黄、郁李仁，加黄芩清热。

陈师评语：

胃脘痛多由于胃气阻滞，胃络瘀阻，胃失所养，肝郁犯胃，不通则痛而发生疼痛。本例胃脘痛、大便秘结、4～5 日 1 次已半年之久。根据脉症辨为胃燥肠结，气滞犯胃，治宜润燥生津，清热和胃，总体以通为主，通则不痛，治胃痛亦然。

本例辨证用药分析恰当。

（七）病案 7

患者，女，68 岁。初诊：2017 年 12 月 15 日。

主诉：便秘 1 年，腹痛 1 周。

患者餐后腹胀，右中上腹疼痛，大便干，颗粒状，4 日 1 排，难下，舌红，苔黄，脉缓。

西医诊断：功能性肠病。

中医诊断：①便秘；②腹痛（胃肠燥热气滞）。

治法：养阴清热，行气止痛。

处方：北柴胡 15g，黄芩片 10g，白芍 10g，枳实（蒸）10g，姜厚朴 10g，生地黄 20g，郁金 15g，莱菔子 20g，大腹皮 10g，熟大黄 5g，生姜 15g。

7 剂，煎服，日 1 剂。

二诊：2018 年 1 月 9 日。

右中上腹疼痛及餐后腹胀消失，大便软，日 1 次。

处方：白芍 10g，枳实（蒸）10g，姜厚朴 10g，生地黄 20g，郁金 15g，火麻仁 15g，蒲公英 20g，决明子 15g，甘草片 5g，制佛手 10g，莱菔子 20g，大腹皮 10g。

7 剂，煎服，日 1 剂。

学生心得：

患者长期腑气不通，大便干硬难排；大肠属金，金克木，肝木受克则气行不畅，故腹痛，右中上腹正乃肝区之地。治疗上当养阴通便，疏肝行气。柴胡、白芍、枳实疏肝理气，生地黄养阴，莱菔子、熟大黄泻腑通便，厚朴、大腹皮行气，郁金行气散郁止痛，黄芩清腑热。

3 周后复诊，右中上腹疼痛及餐后腹胀消失，大便软，日 1 次。上方去柴胡、黄芩片、熟大黄、生姜，加火麻仁、决明子润肠通便，加蒲公英、甘草清热通便，加制佛手疏肝理气。

陈师评语：

便秘有寒热虚实之分，有阴、阳、湿、冷、气秘之别。辨证以寒热虚实为要，据冷、热、气秘之不同，分别施以泄热、温散、理气、化湿、补益之法。治疗便秘总则以大便软畅为度，但阳明腑实者则应泻下以存阴。

（八）病案 8

患者，女，30 岁。初诊：2018 年 2 月 1 日。

主诉：大便秘结 8 年。

患者平时大便干硬难排，现大便 5 日未下，无便意，时有嗳气，头晕，腰痛，舌淡红，苔薄，脉弦，腹软，无压痛。

西医诊断：功能性肠病。

中医辨证：便秘（大肠燥结）。

治法：养阴润肠通便。

处方：郁李仁 15g，决明子 20g，莱菔子 20g，盐女贞子 20g，燀苦杏仁 10g，姜厚朴 10g，大黄 10g，川牛膝 10g，制枳壳 10g，生地黄 20g，瓜蒌子 15g，火麻仁 15g。

3 剂，煎服，日 1 剂。

二诊：2018 年 2 月 5 日。

嗳气及大便秘结好转，大便软，日 1 次，头晕及腰痛消失。

处方：决明子 20g，生地黄 20g，制枳壳 10g，川牛膝 10g，当归 10g，白芍 15g，熟地黄 15g，姜厚朴 10g，燀苦杏仁 10g，盐女贞子 20g，莱菔子 20g。

7 剂，煎服，日 1 剂。

三诊：2018 年 2 月 14 日。

嗳气消失，大便已软，3～4 日 1 次。无头晕、腰痛。

处方：决明子 20g，莱菔子 20g，生地黄 20g，制枳壳 10g，川牛膝 10g，当归 10g，白芍 15g，盐桑椹 15g，熟地黄 15g，姜厚朴 10g，燀苦杏仁 10g，盐女贞子 20g。

7 剂，煎服，日 1 剂。

四诊：2018 年 3 月 5 日。

偶有嗳气，大便软，2 日 1 次。

处方：决明子 20g，莱菔子 20g，生地黄 20g，制枳壳 10g，川牛膝 10g，当归 10g，白芍 15g，盐桑椹 15g，熟地黄 15g，姜厚朴 10g，燀苦杏仁 10g，盐女贞子 20g。

14 剂，煎服，日 1 剂。

五诊：2018 年 4 月 4 日。

嗳气消失，大便软，每日 1 次。

处方：决明子 20g，莱菔子 20g，盐女贞子 20g，燀苦杏仁 10g，姜厚朴 10g，熟地黄 15g，盐桑椹 15g，钩藤 15g，白芍 15g，当归 10g，川牛膝 10g，制枳壳 10g。

7 剂，煎服，日 1 剂。

学生心得：

肝肾阴虚，大肠燥结，故大便干结难下；腑气不通，胃气上逆，故时有嗳气。浊阴不降则清阳不升，故时有头晕。肾虚则腰痛，故治疗上当补益肝肾，养阴润肠。郁李仁、决明子、苦杏仁、瓜蒌子、火麻仁、厚朴、枳壳、大黄、莱菔子润肠通便，生地黄清热养阴，女贞子补肝肾、强腰膝，川牛膝通经活血下气。

4 天后复诊，症状明显好转，大便软，日 1 次，头晕腰痛消失，嗳气好转。上方去郁李仁、大黄、瓜蒌子、火麻仁，加当归、白芍、熟地黄以加强补血润燥。

陈师评语：

本例血虚则大便不荣，阴亏则大肠干涩，肠道失润，大便干结，通下困难而形成便秘。治肠燥便秘，重在增水行舟，肺与大肠相表里，故方中加杏仁以开肺气，辅助润肠通便，加牛膝以引药下行，宣散降泻，意在提高无便意患者排便的敏感性。

（九）病案9

林某，男，86岁。初诊：2015年9月8日。

主诉：便秘10余年。

患者10余年来一直大便不畅，常5～6日1次，干结难下，需服酚酞片才能排便，近因食酚酞片也无法排便而求诊。平时口干不适，有糖尿病史多年。结肠镜检查示全结肠无明显异常病变。舌淡红，无苔，脉弦细。

西医诊断：慢性便秘。

中医诊断：便秘（阴虚肠燥）。

处方：增液汤加减。桑椹20g，女贞子15g，生地黄20g，怀山药15g，麦冬10g，火麻仁15g，郁李仁15g，枳实10g，甘草10g。

5剂，煎服，日1剂。

二诊：2015年9月15日。

患者诉服药后第3天即排出大便，后两日1次，便软，继按上方5剂善后。

学生心得：

患者年过八旬，肾精已亏，阴津干枯，肠道失养，燥屎内结，故而便秘。舌淡红、无苔、脉弦细、大便干为阴虚燥结之象，加之中秋天气干燥，治宜养阴养血，润肠通便。方以生地黄、麦冬、桑椹子、女贞子滋阴养血，怀山药健脾补肾，火麻仁、郁李仁润肠通便，枳实消胀通腑气。

（十）病案10

杨某，女，35岁。初诊：2017年3月21日。

主诉：便秘6年。

患者近6年来大便秘结，5～8日1次，缺乏便意，腹胀，无便血，无发热，无恶心呕吐，胃纳欠佳，口干，无口苦，睡眠可，小便调，月经量少，色淡，经前腹痛。曾多次在外院诊治，症状反复。

西医诊断：慢性便秘。

中医诊断：便秘（气血两虚）。

治法：益气养血，润肠通便。

处方：八珍汤加减。熟党参15g，白术10g，熟地黄20g，郁李仁15g，制枳壳10g，燀苦杏仁10g，燀桃仁10g，牡蛎30g，当归10g，土鳖虫10g，姜厚朴10g，火麻仁15g，制何首乌20g。

7剂，煎服，日1剂。

二诊：2017年3月28日。

大便软，2日1次，痛经，月经3天干净，舌淡红，苔薄白，脉弦细。

处方：熟党参15g，白术10g，熟地黄20g，制枳壳10g，燀桃仁10g，牡蛎30g，醋香附10g，四制益母草10g，北柴胡10g，当归10g，姜厚朴10g，制何首乌20g。

7剂，煎服，日1剂。

三诊：2017年4月4日。

大便软，1～2日1次，经前腹痛减轻。上方调治2个月，大便正常，痛经不显。

学生心得：

便秘的辨治当先审虚实，《医学启源·六气方治》说："凡治脏腑之秘，不可一例治疗，有虚秘，有实秘。有胃实而秘者，能饮食，小便赤……胃虚而秘者，不能饮食，小便清利。"患者胃纳差，口干，月经量少，色淡，舌淡红，苔薄白，脉细无力，当为气血两虚之候，气虚则大肠传送无力，血虚则津枯肠道失润，导致便下无力，大便艰涩。治疗以益气养血，润肠通便为法，以党参、白术健脾益气，当归、熟地黄、何首乌以养血，燀苦杏仁、燀桃仁、火麻仁、郁李仁富含油脂能润肠通便，枳壳、厚朴行气消胀，牡蛎益阴、软坚、重坠以下行，土鳖虫逐血而利经水。

陈师评语：

本例为气血两虚之肠燥便秘，复兼痛经，选方以八珍汤加减，补益气血、增液行舟，加杏仁以开肺气，牡蛎咸寒以软坚润下，桃仁、土鳖虫以活血调经止痛。

（十一）病案11

王某，男，65岁。初诊：2017年2月15日。

主诉：便秘3年余。

患者便秘3年余，大便约4日1次，大便干硬呈颗粒状，排出困难，伴腹胀，胃纳可，口干欲饮，小便黄。曾服用三黄片、麻仁丸，效果不佳。少苔，脉细弦。

西医诊断：慢性便秘。

中医诊断：便秘（津亏热结）。

治法：滋阴清热，润肠下气。

处方：增液汤加减。生地黄20g，玄参20g，郁李仁10g，火麻仁15g，杏仁15g，决明子20g，瓜蒌子15g，熟大黄5g，女贞子20g，莱菔子20g，姜厚朴10g。

7剂，煎服，日1剂。

二诊：2017年2月22日。

大便从4日1次增加到4日3次，腹胀减轻，矢气增多，舌红，少苔，脉细，上方加黄连5g。

学生心得：

津亏燥热结之便秘，若用承气汤攻下，为治标之法。宜标本兼治，清热泻下治其标，滋阴养血治其本。生地黄、玄参养阴清热，女贞子滋阴养血，火麻仁、郁李仁、决明子润燥通便，莱菔子、厚朴下气消胀。杏仁既可润肠，又可下气。小量大黄以泻热，如热势明显加黄连，大便坚硬难出，可加玄明粉，如腹痛明显，可加桃仁、当归。

（十二）病案12

万某，女，40岁。初诊：2015年8月8日。

主诉：便秘10年。

患者便秘反复10余年，每周排便1次，便干，长期无便意，胃纳欠佳，口干，睡眠可，小便调，月经量少，色淡。曾多次在外院诊治，依赖泻药排便。口唇淡，舌淡红，苔薄白，脉细。

西医诊断：慢性便秘。

中医诊断：便秘（血虚肠燥）。

治法：健脾益气，养血润燥。

处方：熟党参20g，白术10g，熟地黄20g，郁李仁15g，制枳壳10g，焯苦杏仁10g，火麻仁15g，制何首乌20g，牡蛎30g，姜厚朴10g。

二诊：2015年8月15日。

大便从每周1次增加到2～3日1次，余无不适，舌淡红，苔薄白，脉细。守上方继续服 1 周。

先后调治 2 个月，大便 1 周 4 次，质软易排，月经色量恢复正常。

学生心得：

血虚便秘的治疗，单纯补血不如健脾益气养血。脾胃运化功能正常，则气血生化有源，事半功倍。党参补中益气，养血生津。白术为后天资生之要药，健脾生津，治疗便秘宜生用。熟地黄、何首乌益精补血，火麻仁养血润燥，郁李仁、杏仁润肠下气，厚朴、枳壳下气消胀。牡蛎气平微寒，味咸，潜阳补阴，软坚散结。睡眠差加龙眼肉、柏子仁。

（十三）病案 13

童某，女，41 岁。初诊：2017 年 3 月 21 日。

主诉：便秘 5 年。

患者大便难排 5 年，大便软而黏，量少，4 ～ 10 日排便 1 次，无腹胀。平时无便意，怕冷，全身无力，月经量少，带少许血块，胃纳较差，睡眠一般。曾多方医治，以补气导滞通下之品，无好转。舌胖淡红，苔白，齿印，脉弦细。

西医诊断：慢性便秘。

中医诊断：便秘（阳虚湿秘）。

治法：温阳益气，化湿通便。

处方：温脾汤加减。附子 10g（先煎），干姜 10g，熟大黄 5g，当归 10g，熟党参 15g，白术 15g，苍术 15g，茯苓 15g，陈皮 5g，甘草 5g。7 剂。

二诊：2017 年 3 月 28 日。

患者诉服药后 2 天即觉大便较前易排，并有便意感，大便欠成形，全身仍较为乏力，怕冷。药已显效。上方去熟大黄、白术，加炙黄芪、桂枝。

处方：附子10g（先煎），干姜10g，当归10g，熟党参15g，炙黄芪15g，苍术15g，茯苓15g，桂枝10g，陈皮5g，甘草5g。

连服1个月，便意恢复，大便成形，日1次，乏力，怕冷消失。

学生心得：

便秘的同时兼有怕冷，大便软而黏，舌胖，淡红，边有齿痕，脉弦细等为阳虚，湿浊不化之证，治宜温阳化湿通便。方中以姜、附温阳散寒，党参益气，苍术、茯苓健脾祛湿，当归养血润肠，大黄以泻下，二诊加炙黄芪以补中益气，桂枝温经散寒。

（十四）病案 14

刘某，女，69岁。初诊：2017年5月12日。

主诉：反复便秘7年。

患者7年前开始大便难排，排便量少，3～4日1次，时便血性黏液，肛门坠胀，下腹疼痛，胃纳一般，腹胀，头晕，腰痛，口干口苦，胃痛，吐酸。自诉前年外院结肠镜检查无异常。舌淡红，苔少，脉弦细。

西医诊断：功能性便秘。

中医诊断：便秘（气阴两虚）。

治法：益气养阴。

处方：盐杜仲15g，麦冬15g，白术20g，干石斛10g，鸡内金10g，稻芽10g，白芍15g，山药15g，大腹皮10g，莲子

15g，海螵蛸 10g，玉竹 10g。

二诊：2017 年 5 月 19 日。

大便软，日 1 次，舌淡红，苔少，脉弦细。

处方：盐杜仲 15g，麦冬 15g，鸡内金 10g，稻芽 10g，白芍 15g，大腹皮 10g，海螵蛸 10g，玉竹 10g，生地黄 20g，熟地黄 20g，熟大黄 10g，枳壳 10g，姜厚朴 15g，盐女贞子 15g。

学生心得：

血虚津少，不能下润大肠，肠道干涩，故大便干结，努挣难下；气血不能上荣，故头晕；虚热内扰，故口干心烦；舌淡红，苔少，脉弦细为气阴两伤之象。方以白术、山药、莲子健脾益气，生地黄、麦冬、玉竹、白芍、石斛滋阴，鸡内金、稻芽消食，大腹皮行气导滞，海螵蛸制酸治胃痛，盐杜仲补肝肾强腰。

陈师评语：

本例辨证为津伤肠燥便秘，胃津失养则胃脘痛，以自拟养胃生津汤（组成：白术、麦冬、石斛、鸡内金、玉竹、山药、麦芽）加减治疗，功能养胃生津，健脾开胃，脾胃健运则胃能行津液，津液足则舟可行，故方中虽无大队润肠通便之药，但药后能大便畅通而胃脘疼痛渐愈。

（十五）病案 15

王某，男，65 岁。

主诉：大便秘结 3 年。

患者大便难排 3 年，大便干燥，4 日 1 次，无便意，排出困难，伴腹胀，无腹痛，无便血，胃纳可，口干欲饮，小便黄，舌红，少苔，脉细。

西医诊断：便秘。

中医诊断：便秘（阴虚燥热内结）。

治法：滋阴清热，润肠通便。

处方：增液汤加减。郁李仁 10g，火麻仁 15g，决明子 20g，瓜蒌子 15g，莱菔子 15g，熟大黄 5g，生地黄 20g，盐女贞子 20g，燀苦杏仁 15g，姜厚朴 10g，玄参 20g。

7 剂，煎服，日 1 剂。

二诊：便秘好转，4 日排便 3 次。腹胀减轻，矢气多，舌红少苔，脉细。上方加蒲公英 30g、黄连 5g。

学生心得：

本病以大便干燥、排出困难、缺乏便意、腹胀为主症，伴口干欲饮，舌红少苔，脉细，辨证属阴虚燥热内结。《素问·举痛论》曰："热气留于小肠，肠中热，瘅热焦渴，则坚干不得出。"治疗以养阴清热、润肠通便，方以麻仁丸合增液汤加减。生地黄、玄参养阴清热，火麻仁、郁李仁、决明子润肠通便，女贞子滋阴养血，莱菔子、厚朴下气消胀，杏仁既可润肠通便，又可下气，小剂量大黄以泻热通下。

九、下痢案

（一）病案 1

李某，男，67 岁。初诊：2017 年 7 月 20 日。

主诉：大便带血性黏液 10 年。

大便稀烂，日 3 次，常带血性黏液，无腹痛，胃纳差，小便正常，舌淡红，苔微黄，脉缓。结肠镜检查诊断示溃疡性结肠炎。

西医诊断：溃疡性结肠炎。

中医诊断：久痢（湿热蕴结）。

治法：清热化湿。

处方：黄柏 10g，地榆 20g，诃子 10g，大血藤 20g，白芷 10g，三七粉 3g，火炭母 20g，仙鹤草 20g，败酱草 20g，黄连 5g。

7 剂，煎服，日 1 剂。

二诊：2017 年 7 月 27 日。

大便烂，日 3～4 次，大便带血性黏液减少，无腹痛，胃纳正常。

处方：黄柏 10g，仙鹤草 20g，火炭母 20g，三七粉 3g，葛根 20g，白芷 10g，大血藤 20g，诃子 10g，地榆 20g，黄连 5g，败酱草 20g。

7 剂，煎服，日 1 剂。

三诊：2017 年 8 月 10 日。

大便烂，日 3～4 次，大便带血性黏液减少，无腹痛，胃纳差。

处方：黄柏 10g，地榆 20g，火炭母 20g，三七粉 3g，葛根 20g，生蒲黄 10g，丹参 10g，白芷 10g，大血藤 20g，仙鹤草 20g，败酱草 20g，黄连 5g。

7 剂，煎服，日 1 剂。

四诊：2017 年 8 月 21 日。

大便较成形，日 3 次，无血性黏液，无腹痛。

处方：黄柏颗粒 2g，地榆颗粒 4g，大血藤颗粒 4g，葛根颗粒 4g，蒲黄颗粒 2g，丹参颗粒 2g，白芷颗粒 2g，仙鹤草颗粒 4g，败酱草颗粒 4g，黄连颗粒 1g。

冲服，14 剂，日 1 剂。

五诊：2017 年 9 月 15 日。

大便基本成形，日 3 次，无血性黏液。无腹痛，胃纳正常。予院内制剂木香元胡胶囊、独味白及胶囊口服。

学生心得：

便下血性黏液 10 年，当属中医久痢。湿热内蕴，热灼血络，故便血；水湿不化，血湿夹杂，故便下黏液血便、大便烂、次数多；湿热内蕴，失于运化，故胃纳差。治疗当以清热化湿为主，佐以收敛、化瘀。黄柏、黄连、地榆、火炭母、败酱草以清热解毒化湿，白芷清热消肿排脓，诃子涩肠止泻、降火，仙鹤草收敛止血、止痢、解毒，大血藤清热解毒、活血化瘀，三七化瘀通络。

五诊病情稳定，无血性黏液，大便基本成形。患者不愿服中药汤剂，予院内制剂中成药木香元胡胶囊、独味白及胶囊口服巩固治疗。

本例下赤痢 10 年，仍以标实为主，湿热内蕴，久病入络，兼以有瘀。用药上有以下特点：①使用大量清热解毒药和活血化瘀止血药。②未因久病多虚而使用补益药。③收敛止泻药诃子对大便次数多的效果并不理想，转用升阳止泻药葛根后效果更好。

陈师评语：

久病非痰即瘀，患者患溃疡性结肠炎 10 年之久，大便烂，带血性黏液，舌淡红，苔黄，辨为湿热夹瘀证，在诸清热化湿方药基础上加入三七、蒲黄、丹参等药，以活血祛瘀，瘀去则新，结肠溃疡可愈。故患者经数次诊治后，便血消失，大便次数明显减少，患者身在老家梅州，服用中药不便，所以予同具活血生肌止泻的本院本科制剂木香元胡胶囊和白及胶囊巩固善后。

溃疡性结肠炎涉及中医脾胃肝肾及气血湿热阴阳，若临床治疗效果不佳，宜从"脾虚肝乘""久病必瘀""湿热从化""寒热相兼""虚实转化"等辨证论治，临床观察能较好地提高溃疡性结肠炎的治疗效果。

（二）病案 2

患者，男，63 岁。初诊：2017 年 2 月 7 日。

主诉：便血 4 个月。

便血，鲜红，大便烂，日 2 次，有黏液，时腹痛，舌淡红，苔微黄腻，脉缓。结肠镜检查诊断示溃疡性结肠炎。

西医诊断：溃疡性结肠炎。

中医诊断：痢疾（湿热下注）。

治法：清热化湿。

处方：黄柏 10g，黄连 5g，败酱草 20g，地榆 20g，仙鹤草 20g，诃子 10g，薏苡仁 20g，墨旱莲 20g。

7 剂，煎服，日 1 剂。

二诊：2017 年 2 月 15 日。

便血消失，大便时烂，日 2～3 次，无腹痛。

处方：黄柏 10g，黄连 5g，败酱草 20g，地榆 20g，仙鹤草 20g，诃子 10g，薏苡仁 20g，墨旱莲 20g，葛根 20g。

7 剂，煎服，日 1 剂。

三诊：2017 年 3 月 1 日。

偶有便血，大便软，日 2 次，无腹痛。

处方：黄柏 10g，败酱草 20g，地榆 20g，仙鹤草 20g，薏苡仁 20g，墨旱莲 20g，葛根 20g，丹参 10g，蒲黄 10g，茯苓 15g，土茯苓 20g，茜草 15g。

7 剂，煎服，日 1 剂。

四诊：2017 年 3 月 8 日。

便血黏液消失，大便软，日 2 次，无腹痛，舌淡红，苔微黄，前部无苔，脉缓。湿热伤津。

处方：黄柏 10g，败酱草 20g，地榆 20g，仙鹤草 20g，薏苡仁 20g，墨旱莲 20g，葛根 20g，丹参 10g，蒲黄 10g，茯苓 15g，土茯苓 20g，茜草 15g，麦冬 10g。

7 剂，煎服，日 1 剂。

五诊：2017 年 4 月 5 日。

便血黏液消失，大便细少，日 1～2 次，无腹痛。

处方：黄柏 10g，败酱草 20g，薏苡仁 20g，墨旱莲 20g，葛根 20g，丹参 10g，蒲黄 10g，茯苓 15g，土茯苓 20g，茜草 15g，诃子 10g，泽泻 10g。

14 剂，煎服，日 1 剂。

六诊：2017 年 5 月 9 日。

便血黏液消失，大便软，日 2 次，无腹痛，舌淡红，苔微黄，脉缓。

处方：黄柏 10g，败酱草 20g，薏苡仁 20g，墨旱莲 20g，葛根 20g，丹参 10g，蒲黄 10g，茯苓 15g，土茯苓 20g，茜草 15g，白术 15g。

7 剂，煎服，日 1 剂。

学生心得：

患者饮食不节，湿热内蕴，下注大肠，《金匮要略》云"大肠……有热者便肠垢"，故便下黏液血便；水湿不化，故大便烂；湿热内蕴，气滞不畅，故腹痛。舌淡红，苔微黄腻为湿热之象。治以清热化湿，行气和血。予黄柏、黄连苦寒清热、化湿止痢，败酱草清热解毒、凉血祛瘀，地榆清热解毒、凉血止血，薏苡仁健脾化湿、解毒排脓，墨旱莲滋补肝肾、凉血止血，仙鹤草清热解毒、收敛止泻，诃子能降能收、降火收敛。

效果良好，1周后便血腹痛消失。大便时烂，日2～3次。原方微调，加葛根升阳止泻。

陈师评语：

学习体会及辨证用药分析较好。

（三）病案3

患者，女，50岁。初诊：2018年1月24日。

主诉：反复便血1年多，症状反复10天。

大便稀烂，日15次，带血性黏液，纳差，无腹痛，舌淡红，苔微黄干，脉细，腹软，无压痛。辅助检查：去年在南昌二附院结肠镜检查诊断为溃疡性结肠炎。

西医诊断：溃疡性结肠炎。

中医诊断：久痢（湿热蕴结伤津）。

治法：清热化湿养阴。

处方：黄连10g，地榆20g，仙鹤草20g，太子参10g，土茯苓20g，马齿苋20g，甘草片10g，诃子10g，丹参10g，地锦草20g，莲子15g，白芍15g，墨旱莲15g。

7剂，煎服，日1剂。

二诊：2018年2月1日。

大便烂，日4～5次，便血不显，黏液较多，无腹痛，胃纳好转。

处方：黄连 10g，地榆 20g，墨旱莲 15g，土茯苓 20g，地锦草 20g，丹参 10g，白茅根 30g，黄芩片 10g，甘草片 10g，马齿苋 20g，白芍 15g。

7 剂，煎服，日 1 剂。

三诊：2018 年 3 月 14 日。

大便便头成形便尾烂，日 3 ～ 4 次，便血不显，黏液较多，无腹痛，胃纳好转，失眠。

处方：黄连 10g，地榆 20g，墨旱莲 15g，土茯苓 20g，地锦草 20g，丹参 10g，葛根 20g，干石斛 10g，黄芩片 10g，甘草片 10g，马齿苋 20g，白芍 15g。

7 剂，煎服，日 1 剂。

四诊：2018 年 3 月 23 日。

大便成形，日 3 次，无便血，黏液不多，无腹痛，胃纳好转，失眠好转。

处方：黄连 10g，地榆 20g，墨旱莲 15g，土茯苓 20g，地锦草 20g，丹参 10g，葛根 20g，莱菔子 15g，干石斛 10g，黄芩片 10g，甘草片 10g，马齿苋 20g，白芍 15g。

7 剂，煎服，日 1 剂。

学生心得：

溃疡性结肠炎病史 1 年多，气阴两虚为本，湿热内蕴为标。湿热内蕴，热伤血络，故便下血性黏液；水湿不化，故大便烂、次数多；脾失健运，故纳差。舌淡红，苔微黄干，脉细为阴虚内热之象。治以益气养阴、清热止血。黄连、地榆、马齿苋、土茯苓、地锦草清热止痢，太子参益气养阴，莲子健脾化湿，仙鹤草收敛止泻、清热止血，丹参化瘀通络，诃子收敛止泻，白芍、甘草酸甘养阴，墨旱莲滋补肝肾、凉血止血。

用药后效果良好，1周后复诊，症状明显缓解，便血已不明显，大便日4～5次，黏液较多。上方去仙鹤草、太子参、诃子、莲子，加白茅根、黄芩加强清热止血。

本例气阴两虚为本，湿热内蕴为标。实多虚少，故用药上寒凉清热之品多，益气养阴之品少。溃结症状发作期多以清热为主。

陈师评语：

溃疡性结肠炎属于中医"久痢"范畴，本病常虚实夹杂，基本多虚，常夹湿热之象，治宜清化湿热，养阴益气生津以扶正。临证时宜注意辨虚实寒热，治疗上注意驱邪导滞，调和气血，以保护胃气。久痢伤阴，余邪未消者，治宜养阴清肠。宜用驻车丸加减。

（四）病案4

患者，男，64岁。初诊：2018年3月2日。

主诉：便血反复约10年，症状反复1个月余。

患者溃疡性结肠炎病史已10年，数年来大便秘结而干，2～3日1次，此次便血1个多月，大便硬，有血性黏液，量少，舌淡红，苔白稍腻，中无苔，脉缓。

西医诊断：溃疡性结肠炎。

中医诊断：久痢（脾虚夹湿伤津）。

治法：健脾化湿，益气养阴。

处方：熟党参15g，薏苡仁20g，蒸陈皮5g，山药15g，姜厚朴10g，干石斛10g，仙鹤草15g，炙甘草5g，白芍15g，茯苓20g，白术15g。

7剂，煎服，日1剂。

二诊：2018 年 3 月 9 日。

大便已软，每日 1 次，量少，便血显减。

处方：熟党参 15g，茯苓 20g，白芍 15g，炙甘草 5g，仙鹤草 15g，大腹皮 10g，姜厚朴 10g，山药 15g，蒸陈皮 5g，薏苡仁 20g，白术 15g。

7 剂，煎服，日 1 剂。

三诊：2018 年 3 月 27 日。

便血消失，大便软，每日 2 次。

处方：熟党参 15g，白术 15g，茯苓 20g，白芍 15g，炙甘草 5g，仙鹤草 15g，当归 10g，姜厚朴 10g，山药 15g，蒸陈皮 5g，薏苡仁 20g。

7 剂，煎服，日 1 剂。

四诊：2018 年 4 月 25 日。

大便软，每日 1～2 次，量少，无便血，有黄白色黏液，乏力。

处方：熟党参 15g，白术 15g，茯苓 20g，蒸陈皮 5g，山药 15g，姜厚朴 10g，黄连 5g，大腹皮 10g，乌梅 10g，干石斛 10g，仙鹤草 15g，炙甘草 5g，薏苡仁 20g。

7 剂，煎服，日 1 剂。

五诊：2018 年 5 月 8 日。

无便血，大便不成形，每日 1～2 次，量少，黏液不明显，畏寒，乏力。

处方：熟党参 15g，白术 15g，茯苓 20g，蒸陈皮 5g，山药 15g，姜厚朴 10g，大腹皮 10g，附子 10g（先煎），干姜 10g，乌梅 10g，仙鹤草 15g，炙甘草 5g，薏苡仁 20g。

7 剂，煎服，日 1 剂。

学生心得：

患者患溃疡性结肠炎已 10 年，本虚标实，气阴两虚为本，湿热内蕴为标；阴虚肠燥故大便干，热伤血络故便血，舌中无苔为阴伤之象。治以健脾益气，清热养阴。四君子汤党参、白术、茯苓、炙甘草健脾补气，山药健脾养阴，石斛养阴生津，薏苡仁、陈皮、厚朴健脾化湿，仙鹤草清热止血，白芍、甘草酸甘养阴。

本例治疗初期本虚标实，气阴两虚为本，湿热内蕴为标。用健脾益气，清热养阴治疗 2 个月后，恶寒、乏力阳虚之象显露，治疗上及时调整为健脾益气、温中散寒，佐以养阴润燥之品，以防附子、干姜等燥热之品伤阴。

陈师评语：

溃疡性结肠炎属中医"久痢"范畴，本病正虚邪恋为主，需虚实互见，或寒热错杂，久病常脾病及肾，造成脾肾双虚之象。治疗宜调理脾胃气血，祛除腐败之脓，恢复肠道的转运功能，促进损伤之脂膜血络修复以改善腹痛、腹泻、里急后重、下痢脓血等临床症状。

此例为便秘型溃疡性结肠炎，此类型溃疡性结肠炎相对较少见，治疗以通下为主，本例根据脉症应为气虚脾气不运，津液失调而致，肠燥络损而便血，治疗以健脾益气以助脾胃运化，胃布津液，肠道得润而大便则通，后期见恶寒怕冷之象，加干姜以散阴寒，阳气四布而久病之溃结便秘得以康复。本例便秘型溃疡性结肠炎未用通便之药而大便通畅，可见辨证施治之重要。

（五）病案 5

杨某，男，31 岁。初诊：2015 年 5 月 25 日。

主诉：反复排黏液血便2年。

近2年来反复排黏液血便，大便不成形，日5～6次。在两家三甲医院行结肠镜检查，诊断溃疡性结肠炎，服美沙拉嗪片治疗，症状时轻时重。现左下腹时有隐痛，胃纳差，大便烂，肛门坠胀不适，矢气多，肠鸣，无畏寒发热，无恶心呕吐，夜眠欠佳，小便黄。体格检查：下腹部轻压痛，无反跳痛，舌淡，苔薄白，脉沉细。结肠镜检查示溃疡性结肠炎（慢性复发型活动期）。

西医诊断：溃疡性结肠炎。

中医诊断：久痢（脾虚湿蕴）。

治法：健脾化湿。

处方：党参20g，黄芪20g，白术15g，茯苓15g，白芷10g，炙甘草5g，当归10g，黄柏10g，地肤子5g，五指毛桃20g，土茯苓20g。

7剂，煎服，日1剂，早晚分服。

二诊：2015年6月2日。

大便日1次，无血性黏液，腹痛减轻，舌淡红，苔白，脉细。

处方：党参20g，黄芪20g，白术15g，茯苓15g，白芷10g，炙甘草5g，当归10g，黄柏10g，地肤子5g，五指毛桃20g，土茯苓20g，灵芝10g。

7剂，煎服，日1剂，早晚分服。

学生心得：

本病古称下利、肠澼，其病因主要与饮食不节、感受外邪有关，平素饮食过于肥甘厚味，或夏月恣食生冷瓜果，损伤脾胃；邪从口入，滞于脾胃，积于肠腑，壅滞气血，妨碍传导，肠道脂膜血络受伤，腐败化为脓血而成痢，病位虽在大肠，实则与脾胃关系最为密切。患者纳差、便烂、肛门坠胀、肠鸣为脾胃虚弱、水湿内停之证，舌淡，苔薄白，脉沉细为脾虚气弱之候，故治疗以健脾补气为要。以四君子汤加黄芪、五指毛桃，补气健脾，复中焦运化之功；当归配伍黄芪以补气血；白芷、地肤子燥湿祛风，以风药能祛湿；土茯苓健脾胃而祛湿，《本草正义》谓其"利湿去热，故能入络，搜剔湿热之蕴毒"；黄柏专人下焦，燥湿清热。

陈师评语：

中医无溃疡性结肠炎之病名，溃疡性结肠炎多归属于中医"久痢""休息痢""便血""腹痛"等范畴。《丹溪心法》有"血痢久不愈""下痢久不止""其或久痢后，体虚气弱，滑下不止"的记载。本例溃疡性结肠炎中医辨证为"脾虚湿蕴"，治以健脾化湿、益气愈疡，以参苓白术散加减，加黄芪以补气、生肌、愈溃，白芷功能祛湿祛风，消肿止痛，脱毒排脓，《本草衍义》谓白芷能"治带下，肠有败脓，淋露不已，腥秽殊甚，遂至脐腹更增冷痛，此盖为败脓血所致。卒无已期，须以此排脓"，临证在辨证的基础上加入白芷对久痢大便脓血、结肠黏膜溃疡出血者有祛湿化脓、促进创面愈合的作用。

（六）病案6

曹某，男，29岁。初诊：2017年8月3日。

主诉：反复排黏液血便3年。

患者近3年来反复排黏液血便，大便不成形，日2～3次，带血性黏液，曾服中药治疗，症状反复。现左下腹时有隐痛，胃纳差，乏力，大便烂，日2～3次，带血性黏液，矢气，肠鸣，无畏寒发热，无恶心呕吐，夜眠欠佳。体格检查：下腹部轻压痛，无反跳痛，舌淡，苔白，脉沉细。辅助检查：结肠镜检查诊断为溃疡性结肠炎。

西医诊断：溃疡性结肠炎。

中医诊断：久痢（脾肾两虚）。

治法：健脾温肾。

处方：熟党参15g，白术15g，茯苓15g，炙甘草5g，白芷10g，仙鹤草30g，蒸陈皮5g，附子（先煎）10g，黄芪15g，麦芽15g，木香10g（后下），姜炭5g。

7剂，煎服，日1剂，早晚分服。

二诊：2017年8月10日。

精神、胃纳好转，大便日1～2次，血性黏液减少，无畏寒发热，舌淡，苔白，脉沉细。

处方：熟党参15g，白术15g，茯苓15g，炙甘草5g，白芷10g，仙鹤草30g，蒸陈皮5g，黄芪15g，麦芽15g，姜炭5g，当归5g。

7剂，煎服，日1剂，早晚分服。

学生心得：

痢疾日久，中气已虚，脾虚运化无力，故见纳差、便烂、乏力，脾虚不能治水，寒水反来侮土，《医宗必读·痢疾》云："痢之为证，多本脾肾……在脾者病浅，在肾者病深……未有久痢而肾不损者。"舌淡、苔白、脉沉细为脾肾阳虚之候，治疗以温补脾肾为法，以参、术、芪健脾益气，附子、炮姜温阳散寒，茯苓化湿，白芷燥湿行气止痛，陈皮、麦芽、木香健脾开胃，仙鹤草味苦涩、性平，收敛止血。

陈师评语：

本病例辨治，用药分析恰当。黄芪有益气固表、消肿托毒、生肌愈溃之功，白芷有消肿排脓止痛之效，临床观察黄芪配白芷治脾虚及脾肾两虚型溃疡性结肠炎（久痢）有较好的止血、愈疡、收敛的效果。

十、呕吐案

患者，男，44 岁。初诊：2017 年 6 月 29 日。

主诉：进食后胃胀呕吐反复数月。

患者胃腹胀痛，时进食后呕吐，舌淡红，苔白，脉细，腹软，无压痛，无反跳痛。胃镜检查诊断为慢性浅表性胃炎、十二指肠球部溃疡。

西医诊断：①慢性浅表性胃炎；②十二指肠球部溃疡。

中医诊断：①呕吐；②腹痛（脾虚气滞）。

治法：健脾行气，降逆止呕。

处方：熟党参 15g，白术 15g，甘草 5g，茯苓 10g，蒸陈皮 5g，法半夏 5g，砂仁 5g（后下），木香 5g（后下），生姜 5g，海螵蛸 10g，北柴胡 10g，干姜 5g。

7 剂，煎服，日 1 剂。

二诊：2017 年 7 月 14 日。

胃腹胀显减，无呕吐，大便硬，难排，舌淡红，苔白，脉细。

处方：砂仁 5g（后下），法半夏 5g，生姜 5g，干姜 5g，火麻仁 15g，白术 15g，茯苓 10g，蒸陈皮 5g，甘草片 5g，熟党参 15g，鸡内金 10g，海螵蛸 10g。

7 剂，煎服，日 1 剂。

三诊：2017 年 7 月 27 日。

胃腹胀基本消失，无进食后呕吐，大便先硬后软，易排。

处方：熟党参 15g，白术 5g，甘草片 5g，蒸陈皮 5g，砂仁 5g（后下），干姜 5g，豆蔻 10g，熟地黄 15g，鸡内金 10g，海螵蛸 10g，法半夏 5g，茯苓 10g。

7 剂，煎服，日 1 剂。

学生心得：

患者脾气虚，失于健运，胃腑以通降为顺，食物滞于胃而不运化，故呕吐而出；气滞不行则胃腹胀痛。舌淡红，苔白，脉细为脾气虚之象。故治疗上当以健脾行气，降逆止呕。以党参、白术、甘草片、茯苓四君子汤健脾益气，半夏、生姜降逆止呕，陈皮、砂仁、干姜健脾燥湿、温中止呕，木香行气止痛，柴胡疏肝行气，海螵蛸收敛、制酸。一诊服药 7 剂后呕吐消失，胃腹胀明显缓解，大便硬难排。效不更方，以上方略加减，去柴胡、木香，加火麻仁润肠通便，鸡内金健胃消食。再诊时胃腹胀基本消失，大便易排。上方略加减，继续健脾行气，以巩固疗效。

该病例病位在胃，病机责之在脾，脾失健运，胃气上逆。治疗上健脾、和胃、疏肝、理气。

陈师评语：

胃脘痛疾病辨治重在辨寒热虚实以及气血。治疗以理气止痛为原则，在脏腑辨证上除脾胃外，重在疏肝理气，护卫脾土，此外注意巩固治疗，平时避免生冷刺激、肥甘厚味之品。

本例辨证为脾虚气逆，治宜健脾止痛，降逆止呕，方以六君子汤加减治疗，效果显著，本例辨证用药分析恰当。

十一、头痛案

（一）病案 1

患者，男，38 岁。初诊：2016 年 11 月 5 日。

主诉：头顶痛、头麻 1 年多。

头顶痛、头麻，睡眠差，易紧张，易发怒，口苦，大小便正常，舌淡红，苔黄，有裂纹，脉弦。

西医诊断：头痛待查。

中医诊断：头痛（肝郁气结，心火上扰）。

治法：疏肝行气，清心降火。

处方：首乌藤 20g，珍珠母 30g，丹参 10g，细辛 3g，白芍 15g，郁金 10g，竹茹 10g，炒酸枣仁 10g，栀子 10g，麦冬 15g，北柴胡 15g，淡竹叶 10g，甘草 5g，生地黄 15g，黄连 10g。

7 剂，煎服，日 1 剂。

二诊：2016 年 12 月 3 日。

头顶痛、头麻基本消失，睡眠好转，易紧张、易发怒好转，口苦减轻，大小便正常，腰痛不适。舌淡红，苔微黄，裂纹，脉弦无力。

处方：川芎 5g，吴茱萸 5g，合欢皮 20g，续断 10g，盐杜仲 10g，首乌藤 20g，珍珠母 30g，丹参 10g，细辛 5g，白芍 15g，郁金 10g，炒酸枣仁 10g，北柴胡 15g，甘草 5g，黄连 10g。

7 剂，煎服，日 1 剂。

学生心得：

本案例辨证巧，用药妙，1年病痛，一诊7剂而愈。患者以头顶痛、头麻为主诉来诊，细问有睡眠差、易紧张、易发怒。陈师遂以肝郁气结，心火上扰立意。从肝郁心火论治，治以疏肝行气，清心降火。

方用柴胡、白芍疏肝，首乌藤养血安神，珍珠母平肝潜阳安神，酸枣仁宁心安神，栀子、黄连、淡竹叶、竹茹、郁金清心火，其中竹茹"为虚烦烦渴、胃虚呕逆之要药"（《本经逢原》），淡竹叶"去烦热，利小便，清心"（《本草纲目》），郁金"凉心热，散肝郁"（《本草备要》）；再用丹参"入心经，补心，生血，养心，定志，安神宁心"（《滇南本草》）。另，舌有裂纹为阴伤之象，用生地黄、麦冬养阴。而在众多寒凉之品中妙用辛热之细辛，既免过于寒凉，又可辛温通窍，直达颠顶。细辛能祛风止痛，通窍，《神农本草经》谓其"主……头痛脑动"。

7剂后头顶痛、头麻基本消失。睡眠好转、紧张、发怒好转，加诉腰痛。主症消失，继续服药调理。

陈师评语：

能掌握本人本例头痛病证的辨证、诊疗、方药特点，分析较到位。

（二）病案2

于某，女，38岁。初诊：2016年12月13日。

主诉：反复头痛、颈痛4年。

患者头及右颈部疼痛4年，每周发作2～3次，每次持续数秒或一整天，时有头晕，易流泪，无呕吐，常口干，无口苦，睡眠差，舌淡红，苔薄黄，脉弦细。辅助检查：脑MRI检查未见异常。

西医诊断：偏头痛。

中医诊断：头痛（肝风上扰）。

治法：滋阴柔肝，息风止痛。

处方：川芎 10g，细辛 5g，白芷 5g，甘草 5g，天麻 10g，菊花 10g，丹参 10g，珍珠母 30g，钩藤 15g，生地黄 30g，白芍 20g，两面针 10g，熟地黄 15g。

5 剂，煎服，日 1 剂，早晚温服。

二诊：2016 年 12 月 20 日。

后颈部及头痛显减，血压正常，行走时无痛，舌淡红，苔微黄，脉弦细。

处方：川芎 10g，细辛 5g，甘草 5g，天麻 10g，菊花 10g，珍珠母 30g，钩藤 15g，生地黄 30g，白芍 20g，两面针 10g，熟地黄 15g，首乌藤 20g，炒酸枣仁 10g，黑老虎 20g。

7 剂，煎服，日 1 剂，早晚温服。

学生心得：

肝为风木之脏，体阴而用阳，主藏血，肝血不足，阴亏不能涵养，故肝风内动；上扰清窍，故见头痛头晕；肝开窍于目，故见流泪；肝藏魂，肝虚魂不定，故见失眠。治疗以养血柔肝、息风止痛。方用白芍，味酸入肝，补肝血而平肝阳；生、熟地黄助其养血；丹参色赤入心，宁心安神；天麻、钩藤、珍珠母、菊花平肝息风；细辛、白芷、川芎祛风通络止痛。二诊加酸枣仁、首乌藤养心安神。

陈师评语：

学习体会及方药应用分析正确。

十二、胃痛案

（一）病案 1

患者，男，34 岁。初诊：2015 年 11 月 10 日。

主诉：胃脘痛反复 1 年余。

胃脘痛，左下腹痛，大便日 2 次，稀，带黏液，舌淡红，苔白，脉缓，腹软，无压痛。2012 年 8 月 10 日结肠镜检查示慢性结肠炎。

西医诊断：①慢性胃炎；②慢性结肠炎。

中医诊断：①胃痛；②腹痛（脾虚气滞）。

治法：健脾益气，行气止痛。

处方：党参 15g，白术 15g，茯苓 20g，薏苡仁 20g，白芍 15g，木香 10g（后下），陈皮 5g，炙甘草 5g，焦山楂 10g，麦芽 15g，莲子 20g。

7 剂，煎服，日 1 剂。

二诊：2015 年 11 月 17 日。

胃脘痛消失，左下腹痛减轻，大便时烂，日 1～2 次，带黏液，舌淡红，苔薄，脉缓。

处方：党参 15g，白术 15g，茯苓 20g，薏苡仁 20g，白芍 15g，木香 10g（后下），陈皮 5g，炙甘草 5g，焦山楂 10g，麦芽 15g，莲子 20g，白花蛇舌草 15g，黄芩 10g，神曲 10g。

7 剂，煎服，日 1 剂。

三诊：2015 年 11 月 25 日。

胃部疼痛消失，左下腹痛明显减轻，大便成形，日 1～2 次，带黏液，舌淡红，苔微黄，脉缓。

处方：白术 15g，茯苓 20g，薏苡仁 20g，白芍 15g，木香 10g（后下），陈皮 5g，炙甘草 5g，焦山楂 10g，麦芽 15g，莲子 20g，白花蛇舌草 15g，黄芩 10g，神曲 10g，太子参 10g。

7 剂，煎服，日 1 剂。

学生心得：

患者饮食不节，损伤脾胃，脾不化湿，湿浊内蕴，气机不利，不通则痛，故胃脘痛，左下腹痛；脾不化湿，湿浊下注大肠，故大便稀，带黏液；舌淡红，苔白，脉缓为脾气虚之象。治以健脾化湿，以参苓白术散加减，党参、白术、茯苓、薏苡仁、陈皮、莲子健脾化湿，白芍、炙甘草缓急止痛，木香行气止痛，焦山楂、麦芽和胃消食。

二诊时症状缓解，胃脘痛消失，左下腹痛减轻，但大便烂，带黏液，治疗上加白花蛇舌草、黄芩、神曲以清热化湿，加强去大肠湿热之力。

陈师评语：

本病例为脾虚气滞之痛泻证，治疗宜首选参苓白术散加减。此类患者常有大便黏滞，黄色黏冻者多为虚中夹热，可选加黄芩、白花蛇舌草以清解之；清稀白冻者乃脾虚湿盛，宜添白芷、桔梗、薏苡仁以升清除湿。脾虚舌苔微黄者为脾虚夹热，可以党参、白花蛇舌草健脾化湿。

（二）病案 2

患者，女，25 岁。初诊：2016 年 3 月 8 日。

主诉：餐后即泻半年余。

患者餐后即泻，日 2 次，腹痛，肠鸣，多屁，胃纳差，空腹则背部疼痛，乏力，舌淡，苔白，脉缓，腹软，无压痛。钡餐检查示轻度胃下垂。

西医诊断：①结肠炎；②胃下垂。

中医诊断：泄泻（中气下陷）。

治法：补中益气。

处方：莲子10g，砂仁5g（后下），桔梗5g，白扁豆10g，茯苓10g，白术10g，黄芪20g，当归10g，陈皮5g，升麻10g，柴胡10g，党参15g，鸡内金10g。

7剂，煎服，日1剂。

二诊：2016年3月15日。

大便稀烂好转，日1次，腹痛、肠鸣好转，屁多，胃纳差，空腹则背部疼痛，乏力，舌淡，苔白稍干，脉缓。

处方：莲子10g，砂仁5g（后下），桔梗5g，白扁豆10g，茯苓10g，白术10g，黄芪20g，当归10g，升麻10g，柴胡10g，党参15g，鸡内金10g，石斛10g。

7剂，煎服，日1剂。

三诊：2016年3月22日。

大便软、成形，日1次，腹痛、肠鸣消失。

处方：莲子10g，砂仁5g（后下），桔梗5g，白扁豆10g，茯苓10g，白术10g，黄芪20g，当归10g，升麻10g，柴胡10g，党参15g，鸡内金10g，石斛10g。

7剂，煎服，日1剂。

学生心得：

患者读书期间思虑伤脾，饮食不节伤脾，致使脾虚气弱、中气下陷。脾虚失运，故胃纳差、餐后即泻；脾不化湿，故肠鸣、大便稀烂；湿蕴气滞，气机不利，不通则痛，故腹痛、多屁。气虚则乏力。治疗上以补中益气汤合参苓白术散加减，黄芪、白术、陈皮、升麻、柴胡、党参、当归基本上为补中益气汤原方；合莲子、砂仁、桔梗、白扁豆、茯苓健脾化湿，加鸡内金健脾助胃消食。

二诊症状好转，三诊主症消失，大便软，成形，日1次，腹痛、肠鸣消失。效果明显，继续用药巩固疗效。

陈师评语：

本例餐后即泻，大便稀烂，日2次，肠鸣，多屁，纳呆，空腹则背部疼痛，乏力，舌淡，苔白，脉缓，诊为泄泻，属中气下陷、脾虚失运，处方以补中益气汤合参苓白术散加减。本方补中益气基础上重点加健脾开胃中药，如扁豆、鸡内金等以助消化，促进精微营养物质的吸收，增强体质，使下垂之胃体升提，归复上腹，从而消除空腹背疼痛之症状。

（三）病案3

患者，男，42岁。初诊：2016年3月22日。

主诉：腹痛半个月。

胃脘痛，脐周隐痛，时嗳气，肠鸣，口苦，便溏，日1次，带黏液，舌淡红，苔微白，脉弦。腹软，无压痛。2014年8月19日胃镜检查示慢性浅表性胃炎。

西医诊断：①慢性胃炎；②慢性结肠炎。

中医诊断：①胃痛；②腹痛（脾虚气滞）。

治法：补脾益气，行气止痛。

处方：党参15g，白术15g，茯苓15g，五指毛桃30g，木香10g（后下），甘草5g，莲子15g，陈皮5g，焦山楂10g。

7剂，煎服，日1剂。

二诊：2016年3月29日。

胃腹、脐周疼痛显减，嗳气消失，仍肠鸣，口苦，大便基本成形，日1次，无黏液。

处方：党参15g，白术15g，茯苓15g，五指毛桃30g，木香10g（后下），甘草5g，莲子15g，陈皮5g，焦山楂10g，黄连5g。

7剂，煎服，日1剂。

三诊：2016年4月5日。

胃脘、脐周疼痛显减，嗳气消失。仍肠鸣，口苦，大便基本成形，日1次，无黏液。

处方：党参15g，白术15g，茯苓15g，五指毛桃30g，木香10g（后下），甘草5g，莲子15g，陈皮5g，焦山楂10g，桑寄生15g，两面针20g。

7剂，煎服，日1剂。

四诊：2016年4月13日。

胃脘、脐周疼痛消失，嗳气消失，肠鸣不明显，大便成形，日1次，无黏液。

处方：党参15g，白术15g，茯苓15g，五指毛桃30g，木香10g（后下），甘草5g，莲子15g，陈皮5g，桑寄生15g，两面针20g，黄柏10g。

7剂，煎服，日1剂。

学生心得：

患者平素常食寒凉之品，饮食不节，损伤脾胃。脾失健运，湿浊下注大肠，故肠鸣、便溏、带黏液；湿浊中阻，气机不利，不通则痛，故胃脘痛，腹部脐周疼痛；胃失和降，故时嗳气；湿浊内蕴则口苦。治疗以健脾化湿、行气止痛为主。党参、白术、茯苓、五指毛桃、陈皮、莲子、甘草健脾益气化湿，木香行气止痛，焦山楂健胃消食。疗效显著，三诊时诸症基本消失，继续上药加减巩固。

陈师评语：

五指毛桃为岭南草药，其功能健脾补肺、舒气利湿、舒筋活络，本品补而不燥，其效近黄芪，故而有南芪之称，本人善用此药加入健脾化湿药中，起健运脾胃作用。两面针为岭南草药，其功能行气止痛、解表消肿，临床对胃腹疼痛、风湿关节痛等有较好效果，故临床诸痛之症常用之。

（四）病案 4

吴某，男，38 岁。初诊：2017 年 6 月 20 日。

主诉：胃痛、嗳气、反酸数年。

患者胃痛，嗳气，反酸，时右下腹隐痛，大便正常，日 2 次，舌淡红，苔白，脉细。腹软，上腹压痛，右下腹压痛，无反跳痛。

西医诊断：慢性胃炎。

中医诊断：胃痛（气滞脾虚）。

治法：健脾理气疏肝。

处方：熟党参 15g，白术 15g，茯苓 20g，薏苡仁 20g，白芍 15g，木香 10g（后下），蒸陈皮 5g，炙甘草 5g，紫苏梗 10g，制佛手 10g。

7 剂，煎服，日 1 剂。

二诊：2017 年 6 月 27 日。

胃痛减轻，嗳气、反酸消失，右下腹隐痛，大便稀烂，日 2 次，舌淡红，苔白胖，齿印，脉缓。

处方：熟党参 15g，白术 15g，茯苓 20g，薏苡仁 20g，白芍 15g，蒸陈皮 5g，炙甘草 5g，紫苏梗 10g，制佛手 10g，炙黄芪 20g，干姜 5g，煅牡蛎 30g。

7 剂，煎服，日 1 剂。

三诊：2017 年 8 月 16 日。

胃痛及嗳气、反酸、下腹隐痛均消失，大便成形，日 1 次。

处方：熟党参 15g，白术 15g，茯苓 20g，蒸陈皮 5g，紫苏梗 10g，黑枣 10g，山药 10g，海螵蛸 10g，炙黄芪 20g，炙甘草 5g，白芍 15g。

7 剂，煎服，日 1 剂。

四诊：2017 年 9 月 12 日。

无明显不适，大便成形，日 1 次。

处方：熟党参 15g，白术 15g，茯苓 20g，蒸陈皮 5g，炙黄芪 20g，山药 10g，莲子 15g，炒白扁豆 15g，黑枣 10g，炙甘草 5g。

7 剂，煎服，日 1 剂。

学生心得：

木旺土虚，肝木犯胃，胃气上逆则嗳气、反酸；气滞不通，则胃痛、腹痛；故治以健脾疏肝，行气降逆；以四君子汤党参、白术、茯苓、炙甘草健脾益气，佛手疏肝理气，紫苏梗、陈皮和胃行气、降逆止呕，木香行气止痛，白芍疏肝缓急止痛，薏苡仁健脾化湿。一诊 7 剂后嗳气、反酸消失，胃部压痛减轻，右下腹仍隐痛，大便烂。上方去木香，加煅牡蛎收敛固涩，治胃痛吞酸，加干姜温中止痛，加炙黄芪加强益气健脾之力。

再诊时疗效显著，胃部压痛、嗳气、反酸消失，右下腹隐痛也消失，大便成形，日 1 次。效不更法，上方略加减以巩固治疗。

该病例病位在胃，病机责之在肝，木旺土虚，气滞不通。治疗上当疏肝理气，健脾益气。

十三、肛痛案

（一）病案 1

徐某，女，39 岁。2015 年 10 月 22 日。

主诉：反复肛门疼痛 3 年。

患者近 3 年来反复月经期肛痛，凌晨 1～2 点发作，抽搐样疼痛，需服用止痛药，无法入睡，下腹胀，无腹痛，小便不畅，怕冷。多处诊治无好转。体格检查：肛门指诊未扪及包块，肛周无明显压痛。舌淡，苔白，脉沉细。辅助检查：结肠镜检查未见明显异常。

西医诊断：肛门神经痛。

中医诊断：肛痛（阳虚寒凝）。

治法：温阳散寒，通络止痛。

处方：党参 15g，白术 15g，茯苓 20g，白芍 30g，炙甘草 5g，细辛 5g，艾叶 10g，吴茱萸 10g，桂枝 10g，延胡索 15g，两面针 20g，乌药 20g。

2 剂，煎服，日 1 剂，早晚温服。

二诊：2015 年 10 月 29 日。

症状减轻，虽仍有肛门疼痛，但已无需服用镇痛药。

处方：党参 15g，白术 15g，茯苓 20g，白芍 30g，炙甘草 5g，细辛 5g，吴茱萸 10g，延胡索 15g，两面针 20g，乌药 20g，全蝎 5g，钩藤 20g，柴胡 10g，当归 15g，熟地黄 15g。

4 剂，煎服，日 1 剂，早晚温服。

三诊：2015 年 11 月 5 日。

肛门疼痛消失，夜间肠鸣、大便烂、怕冷消失。

学生心得：

本病有以下特点：肛门疼痛，丑时发作，抽搐，醒后无法入睡，怕冷，脉沉细，综合考虑，应属于厥阴病。《灵枢·阴阳系日月》谓"此两阴交尽，故曰厥阴"。丑时为厥阴当令，厥阴属肝木，厥阴之上，风气治之，发则抽搐样疼痛，怕冷，脉沉细，均有阳虚内寒之象。《素问·经脉别论》曰："一阴至，厥阴之治也，真虚㾬心，厥气留薄，发为白汗。"治疗宜温经散寒为大法，用当归四逆汤、当归四逆加吴茱萸生姜汤等方。《伤寒论》载"手足厥寒，脉细欲绝者，当归四逆汤主之""若其人内有久寒者，宜当归四逆加吴茱萸生姜汤主之"。吴茱萸温中，也温经，温肝经经脉，用于寒滞肝脉诸痛证，经脉受寒的头痛、腹痛、痛经，凡胃寒或脾胃有寒的均广泛使用。细辛善搜肝肾血分风寒。《古方选注》云："当归四逆不用姜、附者，阴血虚微，恐重劫其阴也，且四逆虽寒，而不至于冷，亦惟有调和厥阴，温经复营而已，故用酸甘以缓中……辛甘以温表……寓治肝四法，如桂枝之辛以温肝阳，细辛之辛以通肝阴，当归之辛以补肝，甘、枣之甘以缓肝，白芍之酸以泻肝，复以通草利阴阳之气，开厥阴之络。"

（二）病案 2

蒋某，女，43 岁。初诊：2016 年 12 月 6 日。

主诉：肛门灼热胀痛 19 年，伴肛门抽动 3 天。

患者肛门灼热胀痛多年，大便日 1～2 次，无便血，伴阴部灼热疼痛，肛门抽动，失眠，易发火，小便频多，每小时 3

次。既往史：曾做内痔硬化剂注射治疗。体格检查：腹软，全腹未触及明显包块，无压痛、反跳痛。指诊肛门括约肌轻度松弛，肛管触痛，直肠前侧松弛。舌淡红，苔微黄，脉弦。辅助检查：结肠镜检查、肛门直肠彩超检查未见明显异常。

西医诊断：肛门神经痛。

中医诊断：肛痛（肝郁脾虚）。

治法：健脾疏肝。

处方：北柴胡 10g，蒸陈皮 5g，醋香附 10g，白芍 5g，甘草 5g，钩藤 20g，细辛 5g，醋延胡索 15g，两面针 20g，郁金 15g，熟地黄 15g，益智 10g，覆盆子 10g。

5 剂，煎服，日 1 剂，早晚温服。

二诊：2016 年 12 月 13 日。

服第 1 剂原症状减轻 60%。复诊时肛门抽动消失。大便硬烂交替，日 1～2 次，失眠，易紧张，易发火，小便频急较前减轻。查阴部有异味，肛门见混合痔，指检肛门轻度松弛，肛管触痛，直肠前侧直肠松弛。舌淡红，苔薄白，脉弦而无力。

处方：北柴胡 10g，白芍 5g，甘草 5g，钩藤 20g，细辛 5g，醋延胡索 15g，两面针 20g，郁金 15g，黄柏 10g，首乌藤 20g，鸡冠花 15g，地肤子 20g，茯神 15g。

7 剂，煎服，日 1 剂，早晚温服。

学生心得：

本病以肛门灼热胀痛 19 年，伴肛门抽动，情绪易怒，舌淡红，苔微黄，脉弦，为肝郁化火生风之证。治疗以疏肝清热、养血息风为法。方中柴胡味辛微寒，辛能行气，寒可清热；白芍味酸入肝；钩藤味甘微寒，息风、清热、平肝；郁金助柴胡以疏肝；熟地黄、覆盆子合白芍以养肝；两面针、醋延胡索、香附活血化瘀、行气止痛；细辛通络止痛，《本草正义》曰"细辛……芳香最烈，其气直升，故善开结气，宣泄郁滞，而能上达巅顶，通利耳目……旁达百骸，无微不至，内之宣络脉，而疏通百节，外之行孔窍而直透肌肤"。

陈师评语：

覆盆子主要功效为温肾缩尿，治患者小便频急；鸡冠花功能收敛止带，治患者外阴异味。

（三）病案3

患者，女，51岁。初诊：2016年9月22日。

主诉：肛门辣痛、抽搐跳动、异物堵塞感2年。

患者肛门抽痛从早上起床至晚上，大小便时加重，大便硬，2～3日1次，睡眠差，平时怕冷，头部汗出下滴，常叹气，从事高空作业。曾往多地医院就诊，曾用曲马多、文拉法辛缓释胶囊、普瑞巴林胶囊、盐酸多塞平片及普鲁卡因软膏等，无明显疗效。舌淡红，苔微黄，散在裂纹，脉弦细。腹软，无压痛。肛门指检肛管压痛明显，未扪及硬块、硬结。2016年3月曾做结肠镜检查未异常。

西医诊断：肛门神经痛。

中医诊断：肛痛（寒凝气滞）。

治法：温阳散寒，行气止痛。

处方：钩藤15g，黄柏10g，郁金15g，熟党参15g，醋延胡索15g，两面针20g，细辛5g，当归10g，黑老虎20g，甘草10g，白芍30g，醋香附10g，川芎10g，北柴胡10g。

3剂，煎服，日1剂。

二诊：2016年9月26日。

怕冷及头部出汗消失，小便时有疼痛已不显，大便软，日1次，仍便后肛门疼痛、肛门抽搐跳动，右下肢振动发抖，无法睡觉，常惊跳而醒。肛门异物堵塞感，肛门灼热，抽痛从早上起床至晚上。自诉开灯见光、说话、坐在床上都会疼痛加重。舌淡红，苔微，散在裂纹，脉弦细。

处方：木瓜15g，郁金15g，防风10g，桂枝10g，钩藤15g，熟党参15g，醋延胡索15g，两面针20g，细辛5g，当归15g，黑老虎20g，甘草10g，白芍30g，醋香附10g，川芎10g，北柴胡10g。

3剂，煎服，日1剂。

三诊：2016年9月30日。

肛门疼痛减半，大便软，日1次。

处方：木瓜15g，郁金15g，防风10g，桂枝10g，钩藤15g，熟党参15g，醋延胡索20g，两面针20g，细辛5g，当归15g，黑老虎20g，甘草10g，白芍30g，醋香附10g，川芎10g，北柴胡10g。

7剂，煎服，日1剂。

四诊：2016年10月10日。

肛门抽搐跳动消失，肛门疼痛减轻，胃脘胀，舌淡红，苔白，脉缓。

处方：金钱草20g，鸡内金10g，郁金15g，桂枝10g，钩藤15g，熟党参15g，醋延胡索20g，两面针20g，当归15g，黑老虎20g，甘草10g，白芍30g，醋香附10g，川芎10g，北柴胡10g。

14剂，煎服，日1剂。

五诊：2016年10月31日。

肛痛减半，肛门无抽搐跳动，有异物感，蚁爬感消失，时有惊跳，皮肤易起疙瘩。睡眠差，需服盐酸多塞平片。胃腹胀，右上腹灼热，无嗳气，大便两天1次，质软。肛门指检压痛基本消失。舌淡红，苔微黄，散在裂纹，脉缓。

处方：砂仁5g（后下），盐杜仲10g，茯神20g，首乌藤20g，酸枣仁15g，黄柏10g，鸡内金10g，钩藤15g，醋延胡索20g，两面针20g，黑老虎20g，甘草10g，白芍30g，醋香附10g，北柴胡10g。

7剂，煎服，日1剂。

六诊：2016年11月8日。

肛门痛消失，异物感减轻70%，胃腹胀及右上腹灼热感减轻，腹胀时皮肤起疙瘩好转。便后肛门酸痛，有难受感，胃纳差，常叹气，饭后上腹饱胀，右腰酸痛，大便软，2天1次，半入睡时有惊跳，睡眠差，需服盐酸多塞平片。舌淡红，苔微黄散裂纹，脉弦细。

处方：细辛5g，黄连10g，琥珀3g，石菖蒲10g，郁金15g，稻芽15g，麦芽15g，鸡内金10g，钩藤15g，醋延胡索20g，两面针20g，黑老虎20g，甘草10g，白芍30g，北柴胡10g。

7剂，煎服，日1剂。

学生心得：

本例患者辗转多地医院就诊，疗效不佳，治疗棘手。陈师临证细查，了解到患者从事高空作业，心理较紧张。因而从情志致病入手，肝气郁结、气血不畅为主；另高空工作，风寒外袭，致寒气内存、风寒入络。故病机为寒凝气滞证，治疗以温阳散寒，行气通络止痛。用柴胡、白芍、郁金、延胡索、香附等疏肝解郁、行气散结止痛；内有久寒，用细辛，细辛为温阳散寒良药。久痛必瘀，用两面针活血化瘀、祛风通络止痛；黑老虎行气止痛、散瘀通络；辅以党参、当归、川芎补气调血，气行则血行，气血行则寒易散、风易消。诸暴强直，皆属于风，诸风掉眩，皆属于肝，故以钩藤息风定惊平肝。一诊试探式服药 3 天，症状即见缓解；二诊时加重平肝、祛风、温阳、通络；原方去黄柏，加木瓜平肝舒筋；加防风祛风，《本草纲目》云防风"主三十六般风……治风去湿之仙药也"；加桂枝温阳通络。二诊后效如桴鼓，服药 4 天后肛门疼痛减半，效不更方，再继续服药 10 余天，肛门疼痛、抽搐消失。仅感便后肛门酸痛，略有难受感、异物感。困扰两年，痛不欲生的症状，在服药 19 天后已基本消失。但仍需继续服药，以固疗效。

陈师评语：

肛门神经痛又称为肛门神经官能症，本病是指患者由于自主神经功能紊乱，肛门直肠神经失调而发生的一组症候群。本病是以肛门直肠异常感觉为主诉的神经系统机能性疾病，多见于平时较为多疑，情志不畅，心情急躁，或性格内向的人群。

中医无肛门神经痛病名，但根据其症状可归属于郁证范畴，郁证是指情志不舒，气机郁结所引起的一类病症。《素问·至真要大论》病机十九条云"诸痛痒症，皆属于心"，心主神明，久郁伤神，则营血耗损，心神失养，临床表现为精神恍惚，思忧善哭，感觉异常；肝气郁结，气滞不通则疼痛不舒。治宜养血安神，解郁通络止痛。

本例肛门疼痛，甚为严重，病史长达 2 年，患者为广西农村女性，病后曾在广西及上海多家三甲医院治疗，花费医药费高达 20 多万元，但未见效果。患者诊为肛门神经痛，中医辨证为郁证，寒凝气滞型，以当归四逆汤合四逆散治疗，加镇肝息风止痛之药，治疗数周而取得显著效果，期间同时辅以心理辅导治疗，使消除心理负担，放下思想包袱。

诊疗及方药分析较准确，能掌握老师诊疗用药思路。

十四、腰痛案

患者，女，48 岁。初诊：2016 年 12 月 27 日。

主诉：腰痛半年。

腰骶疼痛，无力，不能久坐，左膝关节麻木、微痛，久站无力，双下肢麻木。舌质淡，苔微白，脉弦无力。

西医诊断：腰痛待查。

中医诊断：腰痛（脾肾两虚）。

治法：健脾补肾，益气养血。

处方：熟党参 15g，五指毛桃 20g，茯苓 10g，鸡血藤 20g，牛大力 30g，熟地黄 15g，续断 10g，甘草 10g，牛膝 10g，盐杜仲 10g，白芍 10g，当归 5g，细辛 10g，桑寄生 10g。

7 剂，煎服，日 1 剂。

二诊：2017 年 1 月 3 日。

腰骶疼痛及双下肢麻木明显减轻，舌质淡，苔微黄，脉沉细。

处方：桑寄生 10g，当归 10g，白芍 10g，茯苓 10g，盐杜仲 10g，牛膝 10g，甘草 10g，续断 10g，五指毛桃 20g，熟地黄 15g，鸡血藤 20g，牛大力 30g，黄柏 10g。

7 剂，煎服，日 1 剂。

三诊：2017 年 1 月 11 日。

腰骶疼痛、左膝关节麻木缓解，久站久坐无力。

处方：桑寄生 10g，当归 10g，白芍 10g，盐杜仲 10g，牛膝 10g，甘草 10g，续断 10g，五指毛桃 20，熟地黄 15g，鸡血藤 20g，牛大力 30g，黄柏 10g，广东络石藤 20g。

7 剂，煎服，日 1 剂。

四诊：2017 年 1 月 19 日。

双下肢麻木消失，腰骶疼痛、无力、不能久坐均好转。

处方：桑寄生 10g，当归 10g，白芍 10g，盐杜仲 10g，牛膝 10g，甘草 10g，续断 10g，五指毛桃 20g，熟地黄 15g，鸡血藤 20g，牛大力 30g，广东络石藤 20g，黑老虎 20g，两面针 2g。

7 剂，煎服，日 1 剂。

学生心得：

腰为肾之府，肾主骨，肾气虚则阳气不足、寒凝不通，不通则痛，故腰骶疼痛、膝痛；脾主肌肉，脾主四肢，脾气虚则肌肉无力、不能久坐久站；脾为后天之本，气血生化之源，脾虚日久则气血不足，故舌质淡，苔微白，脉弦无力。气为血之帅，气虚则血滞不行，气血虚而不通，故双下肢麻木。治以健脾补肾，益气养血。熟党参、五指毛桃、茯苓、甘草健脾益气，熟地黄、当归、白芍、鸡血藤养血通络；牛大力、续断、牛膝、盐杜仲、桑寄生补肾益气壮腰膝，细辛散陈寒、通络。

7 剂后腰骶疼痛及双下肢麻木明显减轻。效不更方，原方微调继续。

服药 3 周后，双下肢麻木消失，腰骶疼痛、无力、不能久坐好转。方中加强活血通络之力，予两面针活血化瘀、祛风通络止痛；黑老虎行气止痛、散瘀通络。

陈师评语：

本例患者腰椎肥大变性表现为气血亏损，脾肾双虚的症状，治宜补益气血，健脾补肾，舒经活络，养血止痛。用药分析较准。

十五、失音案

麦某，女，32岁。初诊：2015年3月6日。

主诉：甲状腺瘤术后声音嘶哑、失音1个月。

患者1个月前行甲状腺瘤切除术，术后声音嘶哑，曾服金桑清咽丸治疗，无明显好转。舌淡，边有齿印，苔白，脉缓。血常规无明显异常。

西医诊断：甲状腺术后失音。

中医诊断：失音（气阴两虚）。

治法：益气养阴，疏风润燥。

处方：黄芪20g，甘草5g，人参5g，僵蚕10g，木蝴蝶10g，蝉蜕5g，牛蒡子10g，射干10g，茯苓10g，五味子10g，桔梗10g，浙贝母10g，熟地黄15g。

5剂，煎服，日1剂，早晚温服。

二诊：2015年3月13日。

自诉服药两剂后明显好转，现声音沙哑消失，自觉乏力减轻，胃纳一般，二便正常，舌淡，边有齿印，苔白，脉缓。

处方：黄芪20g，甘草5g，僵蚕10g，党参15g，木蝴蝶10g，蝉蜕5g，牛蒡子10g，熟地黄15g，茯苓10g，五味子10g，浙贝母10g，当归10g。

5剂，煎服，日1剂，早晚温服。

学生心得：

失音病是指声音嘶哑，甚至不能发出声音为主要症状的一类疾病。前人认为声出于肺而根于肾。肺属金，故其病之属实者，称为"金实不鸣"；其病属虚者，称为"金破不鸣"。本证患者甲状腺手术后正气未复，气阴两虚，阴虚则声道燥涩，气虚则鼓动无力，故而失音、嘶哑，舌淡、边有齿印，苔白，脉缓为气虚之象，治疗以培土生金法。黄芪、人参补中益气养阴，熟地黄养血润燥，五味子敛肺、生津，射干、木蝴蝶、牛蒡子清肺利咽，桔梗配伍甘草为桔梗汤，宣肺、利咽，僵蚕疏风通络，蝉蜕利咽开音，浙贝母清肺化痰、散结开郁。

陈师评语：

患者甲状腺腺瘤手术后出现声音嘶哑、失音，面色淡黄，消瘦，说话声哑，声低无力，辨证为气阴两虚、肺金不鸣，治宜补益肺金，振奋中气，开音散结。组方以参芪大补元气，当归、熟地黄、五味子补血润肺，木蝴蝶、蝉蜕、桔梗、牛蒡子轻清上扬，提壶揭盖，以开音，僵蚕、浙贝母、茯苓、射干软坚散结，清利咽喉。药进 2 剂而音开，7 剂而恢复如常。

十六、尿频案

周某，女，17 岁。初诊：2016 年 3 月 9 日。

主诉：尿频尿急 5 个月。

5 个月前，患者连饮 1 周海带绿豆糖水后，尿频尿急，日约 30 次，腰酸痛，小便无刺痛，平时口干，喜温水，胃部疼痛，胃纳正常，大便硬或烂，日 3 次。曾在外院住院治疗 8 天无好转。舌淡红，苔微黄，脉细数无力。辅助检查：生化、尿液检查及静脉肾盂造影未见异常。

西医诊断：无菌性尿道炎。

中医诊断：劳淋（脾肾亏虚）。

治法：补肾健脾，固精缩尿。

处方：熟地黄 25g，山茱萸 25g，山药 10g，泽泻 10g，牡丹皮 10g，茯苓 10g，黄柏 5g，知母 5g，益智 10g，升麻 10g，菟丝子 10g，乌药 20g，首乌藤 15g。

5 剂，煎服，日 1 剂，早晚温服。

二诊：2016 年 3 月 16 日。

小便次数减少，减至日 10 余次，夜尿 1 次，腰酸减轻，舌淡红，苔微黄，脉缓。

处方：熟地黄 25g，山茱萸 25g，山药 10g，牡丹皮 10g，茯苓 10g，黄柏 5g，知母 5g，益智 10g，升麻 10g，菟丝子 10g，乌药 20g，首乌藤 15g，杜仲 15g。

7 剂，煎服，日 1 剂，早晚温服。

1 周后尿频明显好转，夜尿每晚 1 次，腰酸减轻。

学生心得：

绿豆性寒凉，解暑止渴，利小便，但不宜久服，一则利水过度，肾阴耗损，二则损伤阳气。肾司二便，肾阳不足，膀胱气化障碍，故见小便频数、夜尿多；肾中精气不足，故见口干、脉细数无力。纵观本证，属少阴病，治以补肾健脾，固精缩尿。方中重用熟地黄，滋阴补肾，填精益髓，为君药。山茱萸补养肝肾，并能涩精；山药补益脾阴，亦能固精，共为臣药。三药相配，滋养脾肾，以补肾阴为主。配伍泽泻利湿泄浊，并防熟地黄之滋腻恋邪；牡丹皮清泄相火，并制山茱萸之温涩；茯苓淡渗脾湿，并助山药之健运，渗湿浊，清虚热，平其偏胜以治标；黄柏、知母滋阴清热；益智仁、菟丝子固精缩尿；乌药行气止痛，温肾散寒；首乌藤养心安神。

陈师评语：

中医淋证是以小便频数、少腹拘急引痛为主症的疾病，有热淋、血淋、石淋、气淋、劳淋、膏淋六证，首辨淋证类别，再审证候虚实、标本缓急。劳淋的主要症状有小便不甚赤涩，溺痛不显，淋沥不已，时作时止，遇劳而发，腰膝酸软，神疲乏力等，患者因连饮清凉利湿之绿豆海带糖水1周而致尿频数月不止，并伴胃脘痛，大便硬烂交替，腰酸痛，舌淡红，苔嫩黄，脉细无力。肾与膀胱相表里，肾者主蛰，封藏之本，主津液，开窍于二阴，今患者脾肾之气受损，则尿频而大便烂硬相兼，辨之为脾肾亏虚，膀胱失约，故以知柏地黄汤以滋肾养阴，加益智仁、升麻、菟丝子、台乌药以温肾缩尿，气化膀胱，药证相符而效显。

十七、虚劳案

岑某，女，58岁。初诊：2015年11月6日。

主诉：气短乏力10年，伴口干舌燥3个月。

患者平素体弱，气短懒言，近3个月自觉口干舌燥，消渴，常有盗汗，胃纳正常，常心悸不适，睡眠差，大便成形。舌淡、边有齿印，苔白，脉缓。

西医诊断：疲劳综合征。

中医诊断：虚劳（气阴两虚）。

治法：益气养阴。

处方：人参5g，茯苓20g，薏苡仁20g，白芍20g，炙甘草5g，五味子5g，麦冬10g，五指毛桃30g，葛根30g，煅牡蛎30g，浮小麦30g。

5剂，煎服，日1剂，早晚温服。

二诊：2015年11月13日。

口干减轻，呼吸说话无力及心悸不适减轻，睡眠明显好转，口干渴多饮减轻，胃纳正常，大便成形。去葛根，加红景天10g、乌梅5g，7剂。

学生心得：

患者以气短懒言、口干舌燥、消渴、心悸、不寐为主症，舌淡，边有齿印，苔白，脉缓，为气阴两虚之证。人参益气、益肺、生津，五指毛桃健脾益气，补而不燥，麦冬、葛根生津止渴，白芍、乌梅、五味子酸甘滋阴、收敛，茯苓、薏苡仁健脾利湿，煅牡蛎重镇安神，配合浮小麦敛阴止汗，炙甘草补气养阴、调和诸药。

陈师评语：

肺主皮毛，肺气宣发，输精于皮毛，布散于全身，则皮肤润泽，肌肤柔滑。肺气虚，津液不布则皮毛失濡而枯涩不泽，肺开窍于鼻，肺不布津则口鼻干燥失润而口渴引饮。患者气短乏力日久，口干舌燥数月，舌淡苔白脉缓，辨证为燥证，病由气虚日久，气不蒸腾津液，复因盗汗，津液暗耗而雪上加霜，治宜益气生津，收敛固表，以生脉散加减治之。人参"补五脏，安精神，定魂魄"(《神农本草经》)，配以麦冬、五味子、五指毛桃、乌梅、葛根、白芍能益气生津，调营血，酸甘化阴。茯苓、薏苡仁健脾化湿，煅牡蛎、浮小麦固表止汗，红景天能主治"诸不足，久服通神不老"(《名医别录》)。

十八、咳嗽案

患儿，男，7岁。初诊：2016年3月10日。

主诉：反复咳嗽咯痰 1 个月。

患儿平素易感冒，此次感冒后咳嗽咯痰 1 个月，曾服用消炎药等治疗，症状时轻时重，伴打喷嚏，流涕，天气转凉时加重，盗汗较多。舌淡，苔白，脉细数。体格检查：肺部听诊无明显啰音。辅助检查：血常规无明显异常。

西医诊断：上呼吸道感染。

中医诊断：咳嗽（风寒束表，肺气失宣）。

治法：解表疏风，宣肺止咳。

处方：紫苏叶 5g，法半夏 5g，茯苓 10g，前胡 5g，桔梗 5g，甘草 5g，杏仁 5g，陈皮 5g，太子参 10g，苏子 10g，钩藤 10g，射干 5g，牡蛎 15g。

3 剂，煎服，日 1 剂，早晚温服。

二诊：2016 年 3 月 14 日。

咳嗽减轻，无流涕，汗出减少。

处方：紫苏叶 5g，法半夏 5g，茯苓 10g，前胡 5g，桔梗 5g，甘草 5g，杏仁 5g，陈皮 5g，太子参 10g，苏子 10g，钩藤 10g，射干 5g，牡蛎 15g，黄芪 10g。

3 剂，煎服，日 1 剂，早晚温服。

学生心得：

患儿素体虚弱，肺脾气虚，卫表不固，易感虚邪贼风。肺主气属卫，开窍于鼻，风邪上受，首先犯肺，故见流涕、打喷嚏、咳嗽、咯痰、盗汗等，治以培土生金法。太子参、黄芪补中益气，陈皮、半夏、苏子、射干燥湿化痰，前胡、桔梗、杏仁利肺止咳，紫苏叶、钩藤祛风解表，牡蛎收敛止汗。

陈师评语：

有声无痰谓之咳，有痰无声谓之嗽，统称为咳嗽。咳嗽有外感与内伤之别，小儿咳嗽多为外感。肺主皮毛，开窍于鼻，司呼吸。患者平素体虚，易受风寒之邪侵袭而咳嗽、咯痰，鼻塞流涕，喷嚏频作，治以扶正解表、疏风止咳，以参苏饮加减，患儿有脉细数、晚上盗汗之象，有气阴两虚之虑，故以太子参易党参，考虑近年小儿咳嗽、鼻塞、打喷嚏多由过敏所致，故加苏子、钩藤以镇痉止咳，后期加牡蛎、黄芪补气摄汗而收功。

（本节由彭林、马普伟撰写，吕智豪、莫德龙整理）

第二节　陈金泉点评弟子医案

一、肛门坠胀案

患者，男，45岁。初诊：2016年8月13日。

主诉：肛门坠胀约1年。

肛门坠胀，大便不成形，日1次，小便调，无腰痛，倦怠，舌淡红，苔薄黄，脉细弦。腹软，无压痛。结肠镜检查示直肠炎。前列腺彩超检查无异常。

西医诊断：直肠炎。

中医诊断：肛门坠胀（肾气不足）。

治法：温阳散寒补肾。

处方：金匮肾气丸加减。熟地黄20g，山茱萸20g，山药15g，茯苓20g，白术15g，枳壳10g，炙甘草10g，升麻10g，巴戟天15g，乌药10g，仙鹤草30g，党参15g。

7剂，煎服，日1剂。

二诊：2016 年 8 月 20 日。

症状好转，肛门坠胀减轻，大便不成形，日 1 次，黏性大，无腹痛。

处方：山茱萸 20g，茯苓 20g，白术 15g，枳壳 10g，炙甘草 10g，升麻 10g，山药 15g，巴戟天 15g，熟地黄 20g，乌药 10g，仙鹤草 30g，神曲 10g，翻白草 15g。

7 剂，煎服，日 1 剂。

三诊：2016 年 8 月 27 日。

无明显肛门坠胀，便后肛门偶略感不适，大便日 1 次。

处方：山茱萸 20g，茯苓 20g，白术 15g，枳壳 10g，炙甘草 10g，升麻 10g，山药 15g，巴戟天 15g，熟地黄 20g，乌药 10g，火炭母 20g，党参 10g。

7 剂，煎服，日 1 剂。

按：肾主二便，开窍于二阴。患者肾气不足，失于温化，阴寒凝滞，气血不畅，故肛门坠胀。肾气不足，则神疲。治以温阳散寒补肾，以肾气丸加减。巴戟天温而不燥，力主二阴，故用巴戟天易附子。用四君子汤补气，气为阳，气盛则易于流通，枳壳、乌药行气；升麻升阳，以助阳气运行。诸药合力，温阳益气行气，则凝阴消散，有助于肛门坠胀的消除。

陈师评语：

肛门坠胀与肛门里急后重类似，其病因多由湿热下注，寒邪下迫，气虚下陷，肾阳虚亏，气滞血瘀等所致，其中气虚下陷型表现为肛门坠胀，纳呆便溏，舌淡苔白，脉细弱等，肾阳虚亏表现为肛门坠胀，腰膝酸软，形寒肢冷，大便软而难排，舌淡脉细弱等。

《景岳全书》曰："凡里急后重，病在广肠最下之处，而其病本则不在广肠，而在脾肾……盖中焦有热，则热邪下迫，中焦有寒，则寒邪下迫，脾肾气虚，则气陷下迫。欲治此者，但当察其所因，以治脾肾之本。"

本例患者肛门坠胀，大便不成形，神疲，脉细弦，应侧重于脾虚下陷，舌淡红，苔微黄而略兼有热象，因患者无腰膝酸软，形寒肢冷，因而肾气不足，阴寒凝滞之证据不足，况患者大便不成形，方中应用熟地黄、山茱萸等阴柔之品，有虚虚之嫌。建议以补中益气加金樱子、五味子、台乌药治疗较宜。

前后阴二便通调与否有赖于肾气的气化，肾气充足，气化正常，则二便通畅，开合有度；肾虚气化失常，则可出现尿频、失禁、尿闭，以及大便不通，或滑脱不禁，或肛门坠胀等症状。本病例运用肾主二便理论，并用之治疗肾虚温化失常、阴寒凝滞之肛门坠胀症状，以肾气丸加减治疗取得较好效果，建议本方加五指毛桃可望进一步提高临床效果。

二、肠癌术后案

患者，男，68岁。初诊：2016年2月20日。

主诉：直肠癌术后1个月余。

1个月前行直肠癌根治术，现大便控制差，日7～8次，稀烂，无便血，无腹痛，疲倦乏力，舌淡红，苔薄白，脉弦。腹软，无压痛，无反跳痛。

西医诊断：直肠癌术后。

中医诊断：泄泻（气血不足）。

治法：益气补血，佐以活血化瘀。

处方：八珍汤加减。党参10g，白术15g，茯苓15g，炙甘草10g，当归10g，川芎10g，三七粉3g（冲服），麦冬10g，仙鹤草 30g，肿节风 30g，地榆 15g，山药 15g。

7 剂，煎服，日 1 剂。

二诊：2016 年 3 月 4 日。

精神明显好转，大便次数减少，日 5～6 次，大便黏性大。

处方：党参 10g，白术 15g，茯苓 15g，炙甘草 10g，仙鹤草 30g，肿节风 30g，地榆 15g，三七粉 3g（冲服），山药 15g，陈皮 10g，石菖蒲 15g，神曲 10g，炙黄芪 10g，五指毛桃 30g。

14 剂，煎服，日 1 剂。

三诊：2016 年 4 月 6 日。

大便日 4 次，软，精神好。

处方：党参 10g，白术 15g，茯苓 15g，炙甘草 10g，仙鹤草 30g，肿节风 30g，陈皮 10g，炙黄芪 15g，干姜 10g，五味子 10g，麦冬 15g，升麻 10g。

14 剂，煎服，日 1 剂。

四诊：2016 年 6 月 4 日。

精神好，大便日 2 次，软，无明显不适。

处方：党参 10g，白术 15g，茯苓 15g，炙甘草 10g，仙鹤草 30g，肿节风 30g，陈皮 10g，炙黄芪 15g，干姜 10g，山药 15g，麦冬 15g，升麻 10g。

14 剂，煎服，日 1 剂。

按：患者直肠癌手术耗气伤血，气血两虚，气虚则疲倦乏力，脾失健运，水湿不化，故大便次数多、稀烂；手术所伤，必兼气滞血瘀。故治以八珍汤益气养血，三七粉活血化瘀，肿节风抗肿瘤，仙鹤草补气收敛，大便次数多也致阴伤，山药健脾养阴、麦冬养阴健胃，地榆入大肠经，作为引经药。

治疗两个月后，患者恢复良好，精神好，大便正常，无明显不适，天气逐渐炎热，治疗上改以益气养阴为主，以四君子汤合生脉散加减调理，巩固治疗。

陈师评语：

大肠癌术后患者大多气血大伤，脾虚失运而大便频作，气机逆乱而大便失控，开腹摘瘤则易致瘀血内停，故肠粘连而腹痛时作，肿瘤术后有形之瘤体虽能摘而除之，然无形之残余瘤毒常滞留不去。

本例能抓住肠癌术后气血两伤，气滞血瘀与癌未清之特点，以八珍汤去熟地黄之滞腻，防大便泄泻便频之虑，加黄芪以益气，干姜以温阳，妙在加肿节风以兼解癌毒，处方能紧扣病机，随症加减，故疗效颇彰。如有纳差者，可加鸡内金、焦山楂、莲子以助脾开胃，对恢复患者之体能更有助益。

三、腹痛案

患者，男，42 岁。初诊：2016 年 9 月 13 日。

主诉：左下腹痛约 1 年。

患者左下腹隐痛，大便正常，畏寒，脚冷，手指晨略僵，舌红，苔黄厚，脉弦。腹软，无压痛，无反跳痛。结肠镜检查无异常，腹部 CT 检查示升结肠及横结肠近段管壁增厚，考虑炎症。

西医诊断：功能性肠病。

中医诊断：腹痛（中虚脏寒）。

治法：温中散寒，行气止痛。

处方：桂枝 10g，白术 15g，白芍 15g，炙甘草 10g，制附子 10g（先煎），干姜 10g，麻黄 10g，大枣 20g，杏仁 15g，细辛 5g。

7 剂，煎服，日 1 剂。

二诊：2016 年 9 月 30 日。

效果明显，偶腹痛，腹痛轻微，脚冷明显好转。另补诉平时有小便滴白现象，前列腺检查无异常。

处方：桂枝 10g，白术 15g，白芍 15g，炙甘草 10g，制附子 10g（先煎），干姜 10g，麻黄 10g，大枣 20g，杏仁 15g，细辛 5g，金樱子 15g，乌药 10g。

7 剂，煎服，日 1 剂。

按：患者畏寒、脚冷，一派寒象，但舌红，苔黄厚，舌象与症状不符，舍舌象而从症状。患者中虚脏寒，阴寒内盛，阳失温煦，故腹痛、畏寒、脚冷、晨起手指僵，治以温中散寒，行气止痛。用四逆汤合桂枝汤温里寒，加麻黄散表寒，细辛散久寒。用药后效果明显。效不更方，因有小便滴白，证属肾阳虚，加金樱子。

陈师评语：

舍脉从症是指临床当脉象与症状所反映的病机有矛盾时，通过综合分析确诊，脉象或舌象不能反映真实的病机，便舍弃脉象或舌象，遵从症状进行证候诊断的方法。

本例舌红，苔黄厚乃里热积滞之象，然其腹痛畏寒肢冷，晨起手指略僵，为寒凝中焦，四末失于温煦，辨证时能舍舌从症，知达变，选用四逆汤合桂枝汤加减，故能取得较好效果。

四、脱肛案

患者，女，52 岁。初诊：2016 年 9 月 30 日。

主诉：肛门坠胀 3 个月。

肛门坠胀，便意频，大便日 1 次，细条，腰痛，疲倦，乏力，舌淡，苔薄，脉细。腹软，无压痛。无反跳痛。肛门检查示直肠黏膜松弛。2016年8月30日结肠镜检查示结肠黑变病。

西医诊断：直肠内脱垂。

中医诊断：脱肛（脾虚气陷）。

治法：补中益气升提。

处方：补中益气汤加减。炙黄芪20g，白术15g，陈皮10g，党参10g，柴胡10g，升麻10g，当归10g，乌药10g，枳壳10g，火炭母20g，淫羊藿10g，干姜5g，仙鹤草30g。

7剂，煎服，日1剂。

二诊：2016年10月8日。

略好转，肛门坠胀，便意频，大便日1次，细条，腰痛，疲倦，怕冷，夏天汗多。

处方：炙黄芪20g，白术15g，升麻10g，当归10g，干姜5g，制附子10g（先煎），细辛5g，炙甘草10g，桂枝10g，白芍15g，大枣20g。

7剂，煎服，日1剂。

三诊：2016年10月15日。

便意频好转，肛门坠胀减轻，大便日1次，细条，腰痛，口干。

处方：炙黄芪20g，白术15g，升麻10g，当归10g，干姜5g，制附子10g（先煎），细辛5g，炙甘草10g，桂枝10g，白芍15g，大枣20g，杜仲15g，枳壳15g，巴戟天10g，生地黄15g。

7剂，煎服，日1剂。

四诊：2016年10月22日。

明显好转，便意频明显减轻，肛门不坠胀，大便日1次，较前粗。

处方：炙黄芪 20g，白术 15g，山茱萸 20g，当归 10g，干姜 5g，制附子 10g（先煎），炙甘草 10g，桂枝 10g，白芍 15g，大枣 20g，杜仲 15g，怀牛膝 15g，巴戟天 10g，生地黄 20g。

7 剂，煎服，日 1 剂。

按：患者直肠黏膜松弛，疲倦，乏力，舌淡，苔薄白，脉细。常规辨证为脾虚气陷证，以补中益气汤加减。

故初诊时以补中益气汤益气升提，再加淫羊藿、干姜温阳，服药后略好转。细加了解，患者怕冷，夏天汗多。怕冷畏寒为阴寒内盛之象。加上汗多阳气外泄，患者以阳虚为主，气虚为次。故二诊时以四逆汤合桂枝汤、补中益气汤加减，以温阳为主，细辛可散久寒，故加之。三诊时便意频好转，肛门坠胀减，用药上以巴戟天易细辛，因巴戟天温肾而不燥，又力主二阴，加枳壳行气宽肠，加杜仲增强补肾，口干加生地黄。服药后，症状明显缓解。效不更方，继续上法巩固疗效。

此例初诊时受传统思维及检查结果影响，见到松弛就只想到气虚，故效果欠佳。二诊以后以补肾温阳立法则效果明显。此例对肾主二便，开窍于二阴又增加了一点体会。

陈师评语：

直肠黏膜脱垂又称为直肠黏膜内脱。本病主要症状为肛门便后有排不尽感。肛窥检查时可见直肠黏膜不同程度的松弛下垂及直肠壅塞变窄现象。黏膜脱出肛外的称为脱肛（直肠脱垂）。

本病临床伴有乏力、体倦、纳差者为中气下陷，临床以补中益气汤加减治疗有较好效果。本病例临床有肛门坠胀、大便频急、腰痛、乏力、怕冷多汗，舌淡，苔白，脉细，辨证为脾肾虚损，中气下陷，选用补中益气汤加附子、桂枝、巴戟天、杜仲等临床药证较为相符，建议适当加入金樱子、五味子以收敛固脱，提高治疗效果。

本例辨证用药较为适宜，三诊出现口干，加入生地黄滋阴，并制姜、桂、辛之燥热，也颇为合度。

（本节由彭林整理）

第三节　陈金泉学术思想学习体会

一、陈金泉治疗溃疡性结肠炎经验

溃疡性结肠炎（UC）是一种病因尚不十分清楚的慢性非特异性肠道炎症性疾病，临床表现有持续或反复发作的腹泻，黏液脓血便伴腹痛、里急后重和不同程度的全身症状，可有关节、皮肤、眼、口腔及肝胆等肠道外表现。结肠镜检查及病理检查是 UC 诊断的主要依据。结肠镜下 UC 病变多从直肠开始，呈连续性、弥漫性分布，表现为：①黏膜血管纹理模糊、紊乱或消失，黏膜充血、水肿、质脆，自发或接触出血和脓性分泌物附着，亦常见黏膜粗糙、呈细颗粒状。②病变明显处可见弥漫性、多发性糜烂或溃疡。③可见结肠袋变浅、变钝或消失以及假息肉、桥黏膜等。内镜下黏膜染色技术能提高内镜对黏膜病变的识别能力，结合放大内镜技术，通过对黏膜微细结构的观察和病变特征的判别，有助 UC 诊断。

（一）中医对溃疡性结肠炎的文献记载

溃疡性结肠炎以腹痛、腹泻、黏液脓血便、里急后重为主要临床表现，根据 UC 黏液脓血便的临床表现及反复发作、迁延难愈的病情特点，属于中医"痢疾""久痢"范畴。

久痢属于痢疾的一种，古代亦称"肠澼""滞下"等，早在2000多年前的《黄帝内经》中就有记载。《素问·太阴阳明论》曰："故犯贼风虚邪者，阳受之；食饮不节，起居不时者，阴受之。阳受之，则入六腑，阴受之，则入五藏。入六腑，则身热不时卧，上为喘呼；入五藏，则䐜满闭塞，下为飧泄，久为肠澼。"指出本病病因与饮食不节有关。《素问·至真要大论》曰"火淫所胜……民病注泄赤白，少腹痛溺赤，甚则血便"，指出本病的病因与气候有关，症状为腹痛，便下赤白。

《金匮要略·呕吐哕下利病脉证并治》将本病与泄泻合称"下利"，并记载了治痢的经典方剂白头翁汤和桃花汤。

隋《诸病源候论》有"赤白痢""血痢""脓血痢""热痢"等 20 余种痢候记载，对本病的临床表现和病因、病机已有较深刻的认识。

宋《严氏济生方》正式启用"痢疾"之病名，"今之所谓痢疾者，即古方所谓滞下是也"，一直沿用至今。

《丹溪心法·痢》已有久痢的描述，如"血痢久不愈""下痢久不止""其或久痢后，体虚气弱，滑下不止"。

久痢的病因，多由于暴痢治疗不当；或过早用止涩之品，积热未净；或饮食不节，不戒嗜好；或过用寒凉，脾胃受损，气血不足，久则肾气不固所致；亦可因日久阴液亏耗所致。

《证治汇补·痢疾》曰："久痢忌攻。气本下陷，而再行其气，后重不益甚乎；中本虚衰，而复攻其积，元气不愈竭乎；湿热伤血者，自宜调血，若过行推荡，血不转伤乎；津亡作渴者，自宜止泄，若但与渗利，津不转耗乎。"

《圣济总录·泄痢门·久痢》曰："久痢不瘥，则谷气日耗，肠胃损伤，湿气散溢，肌肉浮肿，以胃土至虚故也。虫因虚动，上蚀于膈，则呕逆烦闷，下蚀肠中，则肛门疮烂，久而不瘥，变成痔，或下赤汁，水血相半，腥不可近，是谓五脏俱损而五液杂下，此为难治。"明确指出久痢难治。

明代著名医家喻昌在《医门法律·痢疾门·痢疾论》指出治痢律三条："凡治痢不分标本先后，概用苦寒者，医之罪也。以肠胃论，大肠为标，胃为本；以经脉论，手足阳明为标，少阳相火为本。故胃受湿热，水谷从少阳之火化，变为恶浊，而传入于大肠。不治少阳，但治阳明，无益也。少阳生发之气，传入土中，因而下陷，不先以辛凉举之，径以苦寒夺之，痢无止期矣。凡治痢不审病情虚实，徒执常法，自恃专门者，医之罪也。实者邪气之实也，虚者正气之虚也。七实三虚，攻邪为先。七虚三实，扶正为本。十分实邪，即为壮火食气，无正可扶，急去其邪，以留其正。十分虚邪，即为淹淹一息，无实可攻，急补其正，听邪自去。故医而不知变通，徒守家传，最为误事。"

（二）陈金泉治疗溃疡性结肠炎（久痢）的经验

陈金泉从事中医临床工作40多年，是全国中医肛肠病名家，广东省名中医指导老师，学验俱丰，有丰富的中医临床经验。在治疗溃疡性结肠炎（久痢）方面主张中医宏观辨证和结肠镜微观辨证结合治疗，取得良好的临床效果，现将其经验介绍如下。

1. 微观辨证的概念

辨证论治是中医认识疾病和治疗疾病的基本原则，是中医学的基本特点之一。而辨证是论治的基础，辨证的准确性和完整性直接影响到治疗效果。《中医基础理论》云辨证是决定治疗的前提和依据，而望诊是辨证的基础，如《灵枢·本脏》所说"视其外应，以知其内藏，则知所病矣"。传统中医望诊法仅以裸眼观察，为了使中医望诊更为深入细致，应借助现代仪器开展望诊。这些方法可用于提高医生视觉的分辨率，增强对患者机体内外表面的观察力，是医生直接观察的扩展，也是望诊的深入。传统望诊的视觉观察在人体的表面，得到整体宏观的信息，通过结肠镜，我们的视觉观察可以深入到人的体内，观察到大肠黏膜表面的变化，得到大肠局部微观的信息。对这些微观信息进行中医辨证分析称为结肠镜下的微观辨证。

陈金泉认为"微观辨证"对于传统的"宏观辨证"起到了发展、补充和深化的作用，治疗溃疡性结肠炎时除进行传统中医辨证外，还要结合肠镜下表现，如肠黏膜充血、水肿、糜烂、溃疡、狭窄、息肉形成等进行微观辨证，宏观辨证和微观辨证相结合组方用药。

陈金泉指出电子结肠镜"微观辨证"是利用现代电子结肠镜的先进检测手段，以中医整体辨证为指导，在四诊"司外揣内"宏观辨证的基础上，通过电子结肠镜使中医"望诊"得以深化和扩展，从而对结肠炎"证"的诊断和治疗起到更好的辅助和指导作用。

2. 结肠镜下大肠黏膜表象的属性特点

结肠镜下显示大肠黏膜充血、色红者为热象，《灵枢·五色》云"黄赤为热"；糜烂、溃疡而色红者为火（热甚）象。

糜烂、溃疡而色白者为寒象，《灵枢·五色》云"白为寒"。

水肿或黏液多者为湿象，《素问·至真要大论》云"诸湿肿满"，《素问·六元正纪大论》云湿"甚则水闭附肿"。

色白为气血虚象，《灵枢·决气》云"血脱者，色白"。

痉挛为寒象，《素问·举痛论》云"寒则气收"，《中医基础理论》云"寒性收引，收引即收缩牵引之意"。

黏膜松弛为气虚象，《中医基础理论》云"气有固摄作用"。气虚则升提乏力，《中医藏象学》云"内脏脱垂常是气虚的表现"。

静脉曲张为血瘀及寒象，《素问·举痛论》云"寒气入经而稽迟，泣而不行"。

大肠黏膜附着黏液较多者为湿象，《中医基础理论》云"湿性粘滞"。

黏膜干涩者为燥象，《素问·阴阳应象大论》云"燥胜则干"，《素问玄机原病式》云"诸涩枯涸……皆属于燥"。

肠腔蠕动甚者为风象，《素问·风论》云"风者，善行而数变"，《素问玄机原病式》云"诸风掉眩……掉，摇也"，又云"曲直动摇，风之用也"。

黏膜有黑变征者为阳虚象，肠黏膜黑变征为脂褐素沉着，多与长期服用泻剂有关，久泻伤阳，阳虚则阴寒内生，《中医辨治学》云"黑色，主寒证"。

3. 溃疡性结肠炎（久痢）的发病特点

溃疡性结肠炎病变主要局限于结直肠黏膜，多累及直肠和远端结肠，可逐渐遍及全结肠。

陈金泉指出，了解结肠黏膜病变的特点对掌握病机演变及辨证施治尤为重要，并总结出以下特点：直肠受累时以便血为主要表现，腹泻占其次；累及乙状结肠后和右侧结肠或区域分布时以腹泻为主，次为腹痛；累及降结肠则转为腹痛为主，腹泻居其次；累及次全和全结肠时腹痛发生率更高，其次为便血；腹泻与便秘交替主要表现在乙状结肠以下受累时，且以直肠受累最常见；发热常发生在降结肠以下和全结肠受累时，后者更常见。其临床表现一定程度上反映出肠黏膜病变部位及严重程度。

4. 结肠镜下微观镜像中医辨证用药特点

陈金泉指出：脾虚失运是溃疡性结肠炎的基本病机。

溃疡性结肠炎腹泻迁延日久，耗伤气血，往往易正虚邪恋，形成虚实夹杂之证，病变主要在脾胃与大小肠，主要表现为脾虚为本，湿热为标，肠络瘀阻为局部病理变化。在各个不同阶段及各种证型中脾虚失运、湿蕴胃肠的病机贯穿始终，证明了脾虚湿滞乃其发病的基本原因，脾虚是溃疡性结肠炎发生的关键。

治疗时根据结肠镜下微观辨证，有的放矢用药。如结肠镜见肠壁黏膜弥漫性红肿充血，脆而易出血，溃疡较大，覆盖黄白色或血性渗出物，此乃热毒深重，宜用金银花、蒲公英、马齿苋、秦皮清热解毒，败酱草、生薏苡仁、白芷、土茯苓去腐消痈，赤芍、牡丹皮、茜草、蒲黄、侧柏叶凉血活血，祛瘀止血；伴息肉，加白花蛇舌草、半枝莲、莪术以消肿散结；肠管僵硬、狭窄、结肠袋消失、肠管血络暗滞、腹部可触索条状包块，加丹参、桃仁、红花等；湿热型出血加茜草、地榆、槐花、赤芍、牡丹皮、侧柏叶、紫珠草等，可以增强毛细血管抵抗力，改善血管脆性的药物；脾虚型出血加当归、仙鹤草、白及、赤石脂、阿胶；瘀血型溃疡性结肠炎者，宜加制大黄，盖制大黄擅走肠中，能破积散滞，泻热攻毒，推陈致新，去陈垢而安五脏。

5. 中医宏观辨证结合微观辨证

宏观辨证与微观辨证是相对的，从宏观信息进行的辨证是宏观辨证，从微观信息进行的辨证是微观辨证。宏观辨证是对众多微观信息的综合分析，概括出疾病总体的"证"，是从微观到宏观的抽象。而微观辨证是对某一局部微观信息的分析，重点突出疾病在某个局部的"证"，是对宏观辨证的补充。通过结肠镜下微观辨证治疗溃疡性结肠炎，可探索中医宏观辨证与微观辨证相结合的辨证新思维，丰富中医的辨证论治。

（1）湿热蕴结型

主症：起病较急，腹痛即泻，泻下脓血或赤白黏冻，里急后重，腹痛，肛门灼热，胸脘痞闷，小便短赤，舌红苔黄腻，脉滑数。

内镜湿热镜像：黏膜充血、水肿、潮红，有广泛糜烂，有溃疡，其边缘有红晕，附着黄色脓苔，肠腔有黄色黏液或脓血残留。

病机：湿热蕴结。

治法：清热化湿，调气行血。

处方：清肠愈溃饮。白头翁20g，黄柏10g，黄连5g，败酱草20g，大血藤10g，白及15g，地榆30g，甘草5g。水煎服。

宏观辨证加减：腹痛甚加木香10g、延胡索20g，黏液便加滑石20g、土茯苓15g。

镜下微观施药：黏膜水肿、潮红，为湿热下注，加蒲公英

20g，黄连 5g 以清热消肿。溃疡明显者为湿热蕴结，肠膜溃腐，加薏苡仁、败酱草清热化湿，祛腐愈溃。出血明显，血色鲜红为血热妄行，加赤芍、地榆、牡丹皮、仙鹤草、三七粉或云南白药以凉血止血。乙状结肠、直肠水肿明显伴肛门急坠后重，为湿热壅盛，加泽泻、葛根、桔梗以升清、消肿、除重。

灌肠方：苦参、仙鹤草、五倍子、白及各 30g。保留灌肠，每晚 1 次。

（2）脾虚夹湿型

主症：腹泻经久不愈，完谷不化，黏液清稀色白，血色清淡，纳呆乏力，腹部发凉，面色淡白，舌淡，苔白，细弱。

内镜脾虚镜像：黏膜色泽淡红或淡白，充血区域呈斑片状，黏膜稍粗糙，反光减弱，黏膜下血管纹灰蓝，大肠表面覆盖清稀白色黏冻。

病机：脾虚夹湿，中阳不运。

治法：健脾益气，化湿止泻。

处方：健脾愈溃饮。党参 20g，白术 10g，茯苓 15g，白扁豆 15g，山药 20g，白芷 10g，赤石脂 30g，石榴皮 20g。水煎服。

宏观辨证加减：兼湿热加黄连 5g、白花蛇舌草 20g，肠鸣加泽泻 10g、桂枝 10g，大便带泡沫加布渣叶 20g、神曲 10g，肢寒怕冷加干姜 10g、炮姜 5g，食后即泻加山药 20g、升麻 10g。

镜下微观施药：黏膜水肿淡白、松弛伴肛门急坠为湿困脾土、中气下陷，加黄芪、升麻、续断、杜仲，以益气、补肾、固脱。黏膜出血，血色淡红，或暗淡清稀，为脾不统血，宜重用参、芪，并加仙鹤草、地榆炭以补气摄血。黏膜水肿，黏液消稀为脾虚水泛，宜加白芷、陈皮以燥湿利水消肿。

灌肠方：党参 20g，白术 10g，白芷 10g，赤石脂 30g，乌梅 10g，当归 10g，海螵蛸 20g。保留灌肠，每晚 1 次。

（3）气滞血瘀型

主症：腹泻日久，泻下不爽，腹部刺痛，痛有定处，按之痛甚，痛时欲便，便血色暗，面色晦滞，腹部痞块。舌质暗红，或有瘀点或瘀斑，脉弦或涩。

内镜血瘀镜像：黏膜暗红，血管纹理粗乱，肠管发硬，出血暗红或紫暗，溃疡凝结紫暗血迹，息肉形成或肠管狭窄、僵硬。

病机：气滞血瘀，瘀湿交阻。

治法：活血化瘀，行瘀化湿。

处方：散瘀愈溃饮。红花 10g，当归 12g，蒲黄 10g，五灵脂 10g，益母草 20g，三七粉 3g（冲服），败酱草 20g，赤芍 20g。水煎服。

宏观辨证加减：气虚乏力加党参 20g、黄芪 20g，血虚加当归 15g、阿胶 10g，大便不爽加酒大黄 5g，便血暗红较多加血竭 5g、大黄炭 5g。

镜下微观施药：肠管发硬为血瘀阻络，加牡蛎 30g、炮穿山甲 10g、王不留行 15g，以软坚散结消肿。并发息肉或病理检查组织增生活跃为痰瘀交结，湿毒凝滞，加白花蛇舌草、半枝莲、僵蚕、牡蛎以化瘀散结，解毒防变。血色暗红，量多，加血竭 5g、大黄炭 5g、蒲黄 10g 以散瘀止血。

灌肠方：红花、丹参、乳香、没药各 10g，莪术 15g，蒲黄 20g，白及 30g，三七粉 3g（冲），血竭粉 3g（冲）。保留灌肠，每晚 1 次。

（4）热毒肠腐型

主症：腹痛腹胀明显，腹泻频作，脓血鲜紫，肛门灼热，后重明显，壮热口渴，甚或昏厥，舌红绛，苔黄燥，脉滑数。此为暴发急重之症，有穿孔、变症之危候。

内镜热毒肠腐镜像：肠膜重度充血，溃疡深大，黏膜菲薄，血水淋漓，或肠腔狭窄，肠壁黏膜瘀暗（此时一般不宜行结肠镜检查）。

病机：热毒肠腐，气血两燔。

治法：清热解毒，凉血宁神。

处方：解毒愈溃饮。白头翁 20g，黄柏 10g，黄连 10g，制大黄 10g，黄芩 12g，金银花 30g，生地黄 30，大血藤 30g，水牛角 20g。水煎服。

宏观辨证加减：腹胀加大腹皮、枳实，高热加石膏、生地黄，神昏加安宫牛黄丸、紫雪丹或至宝丹，高热抽搐加羚羊角、钩藤、珍珠母。

镜下微观施药：溃疡黏液多，为湿热蕴结、肠膜溃腐，加薏苡仁、败酱草清热化湿，祛腐愈溃。出血明显，血色鲜红为血热妄行，加赤芍、牡丹皮、仙鹤草、三七粉或云南白药以凉血止血。

灌肠方：暂不宜灌肠。

（5）肝郁脾虚型

主症：腹痛欲泻，泻后痛减，大便溏薄，或烂硬交替，黏液较多，时带少量白冻或血性黏液。常伴胸脘痞满，嗳气不舒，急躁多疑，失眠多梦。常因情志波动而症状加重，脉弦细，舌质红，苔薄白。

内镜肝郁脾虚镜像：肠膜淡红或淡白，黏膜血管纹理较粗乱，肠管易痉挛，进镜较难较痛，肠腔蠕动明显。

病机：脾虚气滞，肝郁犯脾。

治法：抑肝扶脾，理气化湿。

处方：疏肝愈溃饮。柴胡 10g，白芍 15g，枳壳 10g，甘草 10g，防风 10g，薏苡仁 20g，五味子 10g，蒲公英 20g。水煎服。

宏观辨证加减：腹痛甚加延胡索 20g、郁金 15g，失眠多梦加酸枣仁 20g、合欢皮 20g、珍珠母 30g，大便秘结加女贞子 20g、酒大黄 5g、决明子 20g，纳呆加山楂 20g、麦芽 20g、鸡内金 10g。

镜下微观施药：肠镜检查中大肠易痉挛疼痛为脾虚肝郁，宜重用白芍 30g，加甘草 10g 以解肌和营止痛。血管纹理粗乱，腹痛不适为肝气郁结，气滞血瘀，宜加郁金 10g、丹参 10g、赤芍 10g 以疏肝解郁、活血通络止痛。肠腔蠕动明显伴肠鸣不适者，为脾虚肝郁夹风，加柴胡 10g、防风 10g、陈皮 5g 以抑肝疏风清阳。

灌肠方：柴胡、郁金、当归、白术、防风各 10g，白芍、党参各 20g，牡蛎 30g。保留灌肠，每晚 1 次。

（6）脾肾阳虚型

主症：久泻不愈，泻下稀薄，带有白冻及脓血，腹痛绵绵，泻后痛减，口淡不渴，纳呆乏力，畏寒肢冷，腰膝酸软，甚者四肢逆冷，滑脱不禁，舌淡，苔白，脉沉细无力。

内镜脾肾阳虚镜像：黏膜色泽淡红或苍白，充血区域呈斑片状，黏膜稍粗糙，反光减弱，黏膜下血管纹灰蓝，黏膜面有稀薄黏液覆盖。

病机：脾肾两虚，中阳不运。

治法：温脾补肾，固肠止泻。

处方：温阳愈溃饮。熟附子 10g，党参 20g，白术 12g，焦山楂 30g，赤石脂 30g，肉豆蔻 10g，炮姜 10g，仙鹤草 30g。水煎服。

宏观辨证加减：脱肛加黄芪 30g、金樱子 30g、升麻 15g，腰膝酸软加巴戟天 15g、杜仲 20g，腹痛加干姜 10g，泻痢滑脱者加乌梅 10g、诃子 10g。

镜下微观施药：出血，血色淡暗为气血两虚，脾不摄血，加艾叶 10g、炮姜 10g、鹿角胶 15g，以温经散寒，补血摄血。溃疡面淡白，日久不愈，为气血两虚，化源衰败，宜加黄芪 30g、红参 10g、当归 10g、白芷 10g，以补气生肌愈疡。

灌肠方：白及 20g，五倍子 15g，党参 20g，龙骨 30g，赤石脂 30g，珍珠层粉 5g（冲），补骨脂 10g，炮姜 5g。保留灌肠，每晚 1 次。

（7）阴虚燥热型

主症：大便燥结，或先硬后软，或烂硬交替，夹有少许黏液或血液，便前腹痛，便后痛减，腹痛腹胀，口干不欲饮，失眠多梦，纳少消瘦，舌红，苔净，脉细或数。

内镜阴虚燥热镜像：黏膜中度充血，色红而干，缺乏光泽，无明显水肿，或有黏膜萎缩，少量散在的糜烂出血点，溃疡色红干洁，边无红晕，无黏液脓苔附着。

病机：阴虚火旺，大肠燥热。

治法：滋阴清热。

处方：养阴愈溃饮。熟地黄 20g，山茱萸 10g，牡丹皮 10g，茯苓 15g，山药 20g，泽泻 10g，女贞子 15g，墨旱莲 15g，白芍 15g，蒲公英 20g。水煎服。

宏观辨证加减：便血鲜红加地榆 20g、槐花 10g，午后低热加黄柏 10g、知母 10g、墨旱莲 20g、生地黄 20g，大便烂硬交替加酒大黄 5g、诃子 10g，大便秘结加郁李仁 15g、火麻仁 15g，腹痛加延胡索 20g、川楝子 10g，胃纳差加鸡内金 10g、谷芽 15g、麦芽 15g。

镜下微观施药：黏膜干涩加麦冬 15g、沙参 15g、玉竹 15g。

灌肠方：乌梅 10g，生地黄 30g，玉竹 15g，制大黄 10g，白芍 15g，蒲公英 20g，女贞子 10g，墨旱莲 20g。保留灌肠，每晚 1 次。

6. 溃疡性结肠炎（久痢）中医辨证要点

病位在大肠，与脾、肝、肾、肺诸脏的功能失调有关。病理因素主要有湿邪、瘀热、热毒、痰浊、气滞、血瘀等。

活动期多属实证，主要病机为湿热蕴结、阴虚燥热、热毒肠腐，缓解期多属虚实夹杂，主要病机为脾虚夹湿、肝郁脾虚、脾肾阳虚、气滞血瘀。随着病情演变，可出现虚实、寒热、气血的病机转化。如脾气虚弱，运化不健，易为饮食所伤，酿生湿热之邪，由虚转实。而湿邪内蕴，情志不畅，或过用攻伐之品，损伤脾胃，常由实转虚，虚中夹实。素体脾胃虚弱，湿盛阳微，或过用苦寒之品，日久伤阳，可致病情由热转寒。脾虚生湿，久蕴化热，或过用温燥之品，可由寒转热，或寒热错杂。大便白多赤少，病在气分；大便赤多白少，病在血分。在病程中可出现气血转化和气血同病。

7. 溃疡性结肠炎（久痢）中医治疗要点

溃疡性结肠炎主要临床表现为腹痛、黏液脓血便，部分伴有发热，肠镜可见肠壁弥漫性多发糜烂或溃疡，病理示隐窝脓肿，符合中医"疮疡"的特征，临床可参合"内疡""内痈"的治疗方法，以提高疗效。

陈金泉指出治疗上以消疡生肌护膜为要，并注意参合凉血宁络之法。

如肠道热（湿）毒明显者，可加黄芩、金银花、蒲公英等清肠化湿解毒。左右或两少腹疼痛者，加白花蛇舌草、薏苡仁、败酱草、大血藤以清热解毒。有黏膜溃疡者宜加排脓生肌之药，如黄芪、白及、白芷、桔梗等。黄芪的主要作用之一就是排脓生肌，如《神农本草经》所说"主痈疽，久败疮，排脓止痛"，《日华子本草》亦云其治"肠风……赤白痢"，特别适合于虚证或虚实夹杂患者。白及，《神农本草经》云"主痈肿、恶创、败疽、伤阴、死肌、胃中邪气、贼风鬼击、痱缓不收"，《本草蒙筌》亦说其"名擅外科，功专收敛……去溃疡败疽，死肌腐肉"，凡有溃疡者皆可使用。白芷，《本草衍义》谓"治带下、肠有败脓"，《本草蒙筌》云"内托肠风痔瘘，排脓消毒，长肉生肌，一切疮疡，并用调治"，临证可与清肠化湿之品联合应用。

陈金泉指出溃疡性结肠炎的临床表现多以便血或脓血便为主，提示本病多存在肠道血络的损伤，也符合该病多有结肠微血管病变的病理特点。针对这一病理特点，治疗上应注意参合凉血宁络的方法，如地榆、槐花、仙鹤草、侧柏叶、牡丹皮、紫草、黄芩炭、黄连等。

（三）小结

溃疡性结肠炎临床症状主要为慢性反复发作性腹痛、腹泻、黏液血便，是一种病因尚未完全清楚的慢性非特异性结肠炎症性疾病。本病反复发作，不易治愈，是国内外公认的难治性疑难炎症性肠病之一。

陈金泉在大量临床与电子结肠镜检查实践中，探索开展以中医宏观辨证结合电子结肠镜进行"微观辨证施药"介入溃疡性结肠炎的治疗，在中医理论"有诸内而形诸外"与"司外揣内"宏观辨证的基础上，通过电子结肠镜微观观察镜下大肠黏膜的病候特征，使中医"望诊"得以深化和扩展，从而对溃疡性结肠炎进行微观辨证。中医宏观辨证和微观辨证结合，更好地提高溃疡性结肠炎的治疗效果。

陈金泉将溃疡性结肠炎按中医宏观与镜下微观辨证分为湿热蕴结型、脾虚夹湿型、肝郁脾虚型、脾肾阳虚型、气滞血瘀型、阴虚燥热型、热毒肠腐型等7种证型。并自拟出清肠愈溃饮、健脾愈溃饮、散瘀愈溃饮、解毒愈溃饮、疏肝愈溃饮、温阳愈溃饮、养阴愈溃饮等7个基本方，然后结合结肠镜下微观镜像辨病进行加减施药治疗，取得良好的临床疗效。

（彭林）

二、陈金泉谈大肠疾病的病因病机及主要治法

（一）大肠的功能及与其他脏腑的关系

大肠为六腑之一，居腹中，其上口在阑门处接小肠，下端连肛门。五行属金，为肺之腑，肺气足则大肠之气足。大肠之气自小肠传来，小肠上承于胃，故胃为大肠之上源。大肠的功能主要有以下几个方面：

1. 传导糟粕，排泄大便

大肠是水谷精微运化转输后，糟粕不洁之物贮存传导之所，

行道传泻之腑。《素问·灵兰秘典论》:"大肠者,传道之官,变化出焉。""传道"同"传导",即传导不洁之糟粕,"变化",即将糟粕变成有形之粪便。明代彭用光《体仁汇编·大肠药性》谓其"传不洁之道,变化物之形"。

如果大肠传导糟粕功能失常,则出现排便异常,常见的有大便秘结或泄泻。若湿热蕴结大肠,大肠传导功能失常,还会出现腹痛、里急后重、下痢脓血等。

大肠传导糟粕、化形为粪便、排出于体外的过程,不是大肠本身单独所能完成的,还与其他脏腑密切相关。

①肺。大肠与肺相表里,经络相互络属,以气相通。肺主气司呼吸,其气下降,行于大肠,推动糟粕沿大肠向下传导,唐容川在《中西汇通医经精义·脏腑之官》中说:"大肠所以能传道者,以其为肺之腑,肺气下达,故能传道。"

②胃。大肠与胃同属阳明,以降为顺,以通为用。大肠属金,金气主降,承胃气下行之气,传导糟粕。《灵枢·五味》云:"水谷皆入于胃,五脏六腑皆禀气于胃……谷气津液已行,营卫大通,乃化糟粕,以次传下。"

③肾。肾司二便,开窍于耳及前后二阴。若肾失气化,则可引起大便异常;肾阳虚衰,不能温煦脾阳,进而导致肠腑阳虚失运,出现腹中冷痛、下利清谷或五更泄泻等症。

④脾。脾胃同居中焦,为气机升降之枢纽。脾主运化水谷,若脾虚运化失常,清浊不分,下注大肠,引起飧泄;脾主升清,若脾虚升举无力,中气下陷,可导致脱肛之证。

⑤肝。肝为风木之脏,性喜条达,主疏泄,具有疏调人体气机和推动气血津液运行的功能。肝的疏泄功能对全身脏腑组织的气机升降起着平衡、调节作用。其通过协调脾胃气机升降,

使清阳之气上升以助脾的运化，浊阴之气下降以助胃的受纳腐熟以及大肠的传导排泄。

总之，大肠排泄糟粕的功能与胃气的通降、肺气的肃降、脾气的运化、肾气的蒸化和固摄、肝气的疏泄以及小肠的泌别清浊等密切相关。

2. 大肠主津、输布津液

李东垣《脾胃论·大肠小肠五脏皆属于胃胃虚则俱病论》曰："大肠主津，小肠主液。大肠小肠受胃之荣气，乃能行津液于上焦，溉灌皮毛，充实腠理。若饮食不节，胃气不及，大肠小肠无所禀受，故津液涸竭焉。"大肠主津功能失常，则大肠中的水液不得吸收，水与糟粕俱下，可出现肠鸣、腹痛、泄泻等症；若大肠实热，消烁津液，或大肠津亏，肠道失润，又会导致大便秘结不通。

3. 排出毒素

饮食水谷经运化转输后，下注大肠之不洁糟粕，或人体功能失调，内生之热毒、湿毒，也有赖于大肠的排出。如不能及时排出，毒邪结聚于大肠，则易引起肠痈、肠蕈等病；或热毒结聚肛门，引发肛痈、痔漏等疾患；或热扰神明，还能引起神志失常。如《伤寒论》阳明病燥屎内结引起"大便难，不大便五六日""上至十余日"而出现"烦不解""心中懊𢙐而烦""烦躁发作有时者""谵语"等。

大肠的生理功能失常，常引起便秘、泄泻、腹满、腹痛、下痢、肠痈、肠结、肠蕈等病症。

（二）大肠疾病的病机特点

1.气机阻滞

六腑以通为用，大小肠皆属于腑，故均以通为顺。各种因素作用于脾胃大小肠，皆可导致气机阻滞。如风寒湿热等外邪侵犯胃肠，或实热、痰饮、宿食、瘀血、虫积等病理产物，皆可阻滞气机；或肺气逆郁，导致大肠腑气壅滞；或因肝气郁滞，侵犯脾胃，均可使胃肠气机通降失司，而引起脘腹疼痛，肠鸣腹胀，大便失调等症。另外，胃肠气机阻滞日久，既可生热化火，又可由气及血，由经入络，气血俱病形成瘀血；也可导致聚湿为痰，于是在气滞的基础上进一步形成湿阻、食积、火郁、痰结、血瘀等诸证。

2.湿浊困阻

湿邪有内外之分，外湿由外受湿邪所引起，内湿由脾胃虚弱或功能失调，不能正常运化，导致湿从中生，困阻脾胃。内外湿邪相互关联，外邪困脾，必致脾失健运；内湿停聚，又常易招致外湿侵袭。湿邪阻滞脾胃后，由于人体脏腑功能不同，体质的差异以及治疗不当等，在病理上又可表现为寒化和热化两种倾向。如素来脾胃虚寒，或过用寒凉者，则湿邪易于寒化，在临床上表现为寒湿证象。如属胃肠积热或胃火炽盛，或妄服温燥者，则湿邪易于热化，在临床上表现为湿热证象。寒湿或湿热下注大肠，可致泄泻不爽，腹中胀满，肠鸣腹痛，便秘，便血，或下痢赤白脓血。

另外湿邪蕴结日久，必然影响气机畅达，既可化热伤阴而致阴虚湿热之复合病机；亦可伤及脾阳而成阳虚湿盛之候。由于湿性黏滞，不易速去，故缠绵难愈。

3. 痰饮内停

痰饮作为一种病理产物，其生成与肺脾肾三脏功能失调有关，而以脾胃功能失调占主导地位。脾胃虚弱，升降失常，运化不健，气化无力，水谷不归正化，则水湿聚而为痰为饮。饮停于肠，则可见水走肠间，沥沥有声，腹满，便秘，苔腻等症。

另外，痰饮中阻，必然导致胃肠气机阻滞；痰饮日久，亦可导致痰气交阻，痰瘀互结等证。痰饮滞于胃肠，脾胃升降失常，清阳不升，浊阴不降，痰饮水湿留滞更甚，病情迁延日久。

4. 寒热失调

胃肠之热的形成，可因风寒暑湿燥等外邪入里而化热；亦可因脏腑功能失调，劳倦内伤，七情过度而化热；或其他脏腑之热传入于胃肠，如肺热、肝火、胆热等均可导致胃肠热证。寒邪为病，既可直中胃肠，形成胃肠之寒实证，又可由脾阳素虚，寒从内生，而出现脾胃大小肠之虚寒证候。胃肠寒热可以相互转化，相互夹杂，相互影响。

5. 升降失司

脾胃为气机升降枢纽，脾主升，胃主降，大小肠以通降为顺。因为大小肠皆属于胃，胃气主降，则大小肠也主降，但又降中有升，其气不降为病，而降之太过也为病，在胃肠病中，主要表现为升降不及、升降反作、升降失调三个方面。

6. 出血瘀血

胃肠病出血虽有多种原因，但其共同病理变化可归结为火热熏灼、迫血妄行及气虚不摄、血溢脉外两类。出血日久或出血过多，必致气血俱虚，气虚血不得摄，可加重出血。

出血之后，离经之血蓄而为瘀，容易形成瘀血；也有阳虚生寒，寒凝血滞，形成瘀血；或肠道津亏，阴虚生热，煎灼津液，血液黏滞，运行不畅，停滞而为瘀血。

（三）大肠疾病的主要治法

1. 健脾补气法

适用于脾胃气虚为主，或兼夹气滞、痰湿，临床见倦怠乏力、纳呆身重、脘腹胀痛、大便溏薄等，常用方剂为四君子汤、参苓白术散、六君子汤、香砂六君子汤等。常用补气健脾药物如党参、白术、山药、五指毛桃、炙甘草，配以理气化湿的药物如陈皮、木香、砂仁、茯苓、薏苡仁、藿香、法半夏、白芷、桔梗等。部分便秘患者，辨证为脾气虚者，亦可使用本法，临证酌情加入降气润肠之品。

2. 益气升阳法

适用于脾胃气虚、清阳不升、中气下陷之证，症见：头昏、气短、乏力，耳目不聪、脘腹或肛门坠胀、脱肛等。常用方剂有补中益气汤、升阳益胃汤等，在四君子汤基础上加用黄芪补气升提，柴胡、升麻、金樱子等升举清阳，收敛固脱。

3. 调和肝脾法

适用于肝气乘脾，症见情绪易激、腹胀胁痛、腹痛泄泻、肠鸣矢气、脉弦细等，常选用逍遥散、痛泻要方、柴芍六君子汤等，常用药为柴胡、郁金、香附、合欢皮、素馨花、白术、茯苓、白芍、当归、乌梅、青皮、陈皮等。

4. 祛湿法

祛湿法是一类治法，包括芳香化湿法、苦味燥湿法、淡渗祛湿法等。

①芳香化湿法：适用于外感湿邪秽浊之气，困阻脾胃，症见呕吐、泄泻、脘腹胀满、食少体倦等，常用药物如广藿香、

佩兰、苍术、砂仁、白豆蔻、厚朴花、扁豆花等。

②苦味燥湿法：适用于湿浊阻滞中焦，闭郁阳气，症见呕恶、不饥或饥不欲食、胸脘腹痞闷胀痛、泄泻等，若偏于寒湿，方宜平胃散加味，常用药物有厚朴、苍术、半夏等；若偏于湿热，常用黄连、黄芩、黄柏、冬瓜皮等。

③淡渗利湿法：适用于水湿停中、下二焦，症见泄下清稀，或如水样，小便不利，舌苔白，脉濡；常用茯苓、猪苓、土茯苓、泽泻、冬瓜仁、薏苡仁等。

5. 清热法

大肠热证分为热在气分、热在血分，以及有夹湿与不夹湿之别。

如热在气分，不夹湿者，症见口渴欲饮，大便干结，面红身热，舌红苔干，脉洪滑有力，常用石膏、知母、天花粉、麦冬、决明子、栀子等；热盛津伤者加玉竹、石斛、麦冬等。夹湿者，症见大便不爽，肛门灼热，舌苔黄腻，方宜连朴饮加减，常用黄连、黄芩、黄柏、蒲公英、土茯苓。如热入血分，症见便血色赤、下痢脓血，舌红或绛，方用白头翁汤加减，常用药物白头翁、地榆、槐花、火炭母、马齿苋、大叶紫珠、地锦草等。

6. 消积导滞法

消积导滞法用于食滞不化，脘腹胀痛，嗳腐，泄泻，脉滑。常用方为枳术丸、保和丸、枳实导滞丸等。常用的药物为枳实、木香、焦三仙（焦麦芽、焦山楂、焦神曲）、鸡内金、谷芽、稻芽、陈皮、莱菔子、白术、大黄等。

7. 温阳散寒法

温阳散寒法适用于脾胃阳虚，阴寒内盛，症见脘腹冷痛作胀，畏寒喜暖，四肢不温，脉沉细，舌苔白。方用理中汤、附子理中汤、当归四逆汤。常用药物：干姜、附子、桂枝、肉桂、细辛、党参、白术、台乌药。

8. 润肠通便法

润肠通便法用于年老体弱，或大病久病，或妇女产后，津亏血少，肠液不足，无水舟停，大便干结，或如羊屎，腹胀腹痛，方用麻子仁丸、润肠丸、增液汤等加减，常用药物如生地黄、熟地黄、何首乌、麦冬、火麻仁、当归、郁李仁、杏仁、桃仁等。

9. 养阴增液法

养阴增液法适用于脾胃阴液亏耗，多见于大病久病之后，如癌肿患者经放、化疗后，食欲差，口干，大便干，舌绛少苔甚或无苔。常用方为益胃汤、增液汤、沙参麦门冬汤。

10. 气阴双补法

气阴双补法适用于气阴两虚证，少气乏力，头晕目眩，耳鸣，食少，口渴，大便干或溏泄，舌质嫩，苔少或花剥苔。常用方如生脉饮、参苓白术散合增液汤，常用太子参代替人参，加入麦冬、玉竹、石斛等。

11. 活血化瘀法

①行气化瘀，用于治疗气滞血瘀证之腹痛，有些药物能行血中之气或化气中之血，具有理气化瘀的双重作用，如延胡索、郁金、降香、姜黄、莪术、刺猬皮，常与理气药或化瘀药配伍使用；或以行气药与活血化瘀药配伍，气为血之帅，气行则血行，如膈下逐瘀汤用当归、川芎、桃仁、红花、五灵脂等与香附、乌药、枳壳同用。

②清热化瘀，用于热瘀互结之证，活血化瘀药与清热解毒

药配伍使用,药以金银花、黄芩、地榆、大血藤、大黄为主,方剂有清肠饮,红藤煎等。

③温中化瘀,性温的活血化瘀药与温中散寒药配伍,治疗寒凝血瘀之腹痛,药用当归、蒲黄,五灵脂、没药、延胡索、肉桂、干姜、小茴香等,方剂如少腹逐瘀汤。

④化瘀消癥,用于腹部之癥瘕积聚,药以三棱、莪术、桃仁、土鳖虫、大黄、水蛭、当归、川芎、桂枝等,方剂如桂枝茯苓丸之类。

以上仅为大肠疾病常用治法,临证时需仔细了解病史,详细查体,根据患者症状、体征、舌象、脉象,四诊合参,知病之源,抓住主要病机,有的放矢,知常达变,不拘于常法。对于疾病的病因病机,辨证分析,必须以中医基本理论为指导,反对用西医的病理概念代替中医辨证。遣方用药具有针对性,用药简练,反对大处方、大包围,不主张超常规、大剂量用药,只要辨证准确,用药精准,常能达到四两拨千斤的疗效。因地制宜,善用岭南本土草药如火炭母、土茯苓、白花蛇舌草、木棉花、鸡蛋花、藿香、田基黄、鸡骨草、叶下珠、牛大力、鸡血藤、五指毛桃、千斤拔、黑老虎、毛冬青、岗梅根等。

（马普伟）

三、陈金泉中医辨证治疗痔病经验

痔是肛肠科最常见的疾病,陈金泉认为,痔的发生,多因饮食不节,过食辛辣肥甘,或素体湿热,或负重远行,或长期便秘,或泻痢日久,或脏腑本虚,功能失调,风燥湿热下迫,气血瘀滞不行,阻于魄门,结而不散,筋脉横解面生痔。常如下辨证治疗。

1. 湿热下注

主症：外痔红肿，或有糜烂，坚硬肿痛，坐卧不安，便血鲜红，或内痔脱出、黏膜糜烂、分泌物较多，或伴大便黏滞不爽，肛门灼热。舌红苔黄，脉弦数。

治法：清热利湿消肿。

方药：肛肠炎痛消颗粒（陈金泉经验方）。黄柏、延胡索、地榆、决明子、车前草、白鲜皮、白芍、甘草等。

陈金泉认为，湿热下注是痔病常见的类型，多由过食辛辣、油腻肥甘，或醇酒炙煿，或久居潮湿之地，湿与热结，蕴于肛门，经络阻塞，气血凝滞，发为本病，《素问·生气通天论》中有"因而饱食，筋脉横解，肠澼为痔"，《疮疡经验全书·痔漏》曰："脏腑所发，多由饮食不节，醉饱无时，恣食肥腻、胡椒辛辣、炙煿酽酒、禽兽异物，任情醉饱，耽色不避，严寒酷暑，或久坐湿地，恣意耽看，久忍大便，遂致阴阳不和，关格壅塞，风热下冲，乃生五痔。"

经验方肛肠炎痛消颗粒具有清热解毒，活血消肿，止血生肌，通利二便，化湿止痒等作用，用于治疗痔病急性发作引起的肿痛、出血、脱出、肛门瘙痒等可取得较好的疗效。除用于治疗湿热型痔病外，对肛周脓肿、肛瘘、肛裂、肛周湿疹等所致的肛门肿痛、瘙痒不适、大便出血，以及痔瘘术后伤口疼痛、出血、小便困难，或湿热型肛周脓肿、慢性结肠炎、溃疡性结肠炎、腹痛、便秘、黏液血便等均有较好的疗效，经严格的药效学评价，目前已经主管部门批准，作为院内制剂生产使用。

2. 血热风燥

主症：便血色鲜红，滴血或射血，时作时止，或内痔脱出，糜烂渗血，或外痔红肿充血、触痛，或伴口渴喜饮，大便秘结，小便短赤，舌质红，苔黄，脉洪数。

治法：清热凉血，祛风润燥。

方药：槐角丸加减。槐花 15g，地榆 20g，当归 10g，防风 10g，黄芩 10g，墨旱莲 20g，生地黄 20g，炒枳壳 10g，甘草 5g。

3. 气血瘀滞

主症：肛缘肿胀，痔核瘀暗，质硬，触痛明显，或内痔嵌顿不能回纳，表面紫暗糜烂，舌质红，或有瘀斑，苔薄，脉弦微数。

治法：行气活血化瘀。

方药：桃红四物汤加减。桃仁 10g，红花 5g，当归 10g，川芎 5g，生地黄 15g，赤芍 10g，丹参 10g，三七粉 3g（冲服）、延胡索 15g，泽兰 10g，黄柏 10g，甘草 10g。

4. 气血两虚

主症：内痔便血日久，色淡红，面色苍白或萎黄无华，神疲乏力，头晕，心悸。舌质淡，苔薄，脉细弱或芤。

治法：益气养血。

方药：八珍汤加减。党参 20g，白术 10g，黄芪 20g，当归 10g，白芍 15g，熟地黄 20g，川芎 5g，茯苓 15g，甘草 5g，阿胶 15g（烊化）。

（马普伟）

四、陈金泉治疗便秘经验

便秘即大便秘结不通，排便时间延长，粪质干燥、坚硬，或大便虽不干硬而排出困难。

便秘在古代医籍中有很多名称，如《素问》中的"大便难""后不利"，《伤寒论》中的"脾约""阳结""阴结"，《金匮要略》中的"闭"，《类证活人书》中的"大便秘"，《兰室秘藏》《医宗金鉴》中的"大便燥结"，《丹溪心法》《景岳全书》中的"燥结"，《医宗必读》中的"大便不通"，皆为本病。《素问·灵兰秘典论》曰"大肠者，传道之官，变化出焉"，《景岳全书》曰"秘结一证，在古方书有虚秘，风秘，气秘，热秘，寒秘，湿秘等说"。

陈金泉认为，便秘的病位在大肠，大肠的传导功能失职，饮食糟粕留滞大肠，津液亏乏，失于濡润滑利，水不行舟，则便结难出，其病因主要有饮食失节、劳倦过度、情志失调、六淫侵扰、津伤血燥、年老体弱等，与脏腑经络、气血津液、精神情志也有密切的关系，是人体阴阳、脏腑、气血失调的局部表现。便秘的病因是多方面的，其中主要的有外感寒热之邪，内伤饮食情志，病后体虚，阴阳气血不足等。本病病位在大肠，并与脾胃肺肝肾密切相关。脾虚传送无力，糟粕内停，致大肠传导功能失常，而成便秘；胃与肠相连，胃热炽盛，下传大肠，燔灼津液，大肠热盛，燥屎内结，可成便秘；肺与大肠相表里，肺之燥热下移大肠，则大肠传导功能失常，而成便秘；肝主疏泄气机，若肝气郁滞，则气滞不行，腑气不能畅通；肾主五液而司二便，若肾阴不足，则肠道失润，若肾阳不足，则大肠失于温煦而传送无力，大便不通，均可导致便秘。便秘临床常见病机：津亏热结、血虚肠燥、阳气虚衰、湿浊内阻。

（一）临床常见证型

1. 大肠燥热

过食醇酒厚味，或过食辛辣，或过服热药，或素体阳盛，或热病之后，余热留恋，或肺热肺燥，下移大肠，均可致肠胃积热，耗伤津液，令肠道干涩，粪质干燥，难于向外排出，即所谓"热秘""阳结"。症见大便干结难解，腹胀满，口干苦，舌红、苔黄燥，脉滑实。

2. 血虚肠燥

病后产后，或失血亡汗，或年高体弱，或过食辛香燥热，或过服泻剂，耗劫正气，内伤阴血，气不足则推动乏力，阴不足则失于濡润，症见排便困难，欲解不下，时有排便不尽感，便质偏干，伴气短乏力，口干，头晕，舌淡、苔薄白，脉细弦。

3. 脾肾两虚

饮食劳倦，脾胃受损；或素体虚弱，阳气不足；或年老体弱，气虚阳衰；或久病产后，正气未复；或过食生冷，损伤阳气；或苦寒攻伐，伤阳耗气，均可导致气虚阳衰，气虚则大肠传导无力，阳虚则肠道失于温煦，阴寒内结，导致便下无力，大便艰涩。《景岳全书・秘结》曰："凡下焦阳虚，则阳气不行，阳气不行，则不能传送，而阴凝于下，此阳虚而阴结也。"《兰室秘藏・大便结燥门》云："肾主大便，大便难者取足少阴。"故年老体弱，久服泻药，苦寒伤脾，肾虚精亏不能蒸化津液，温润肠道，均可致排便困难，症见排便困难，努挣不下，便质不干，伴腰膝酸软，畏寒喜温，小便清长或排尿点滴难下，舌淡胖、苔薄白，脉沉细。

4. 湿浊内阻

感受雾露，或冒雨涉水，或久居潮湿之地，或饮食不洁，或素体阳虚，均可感受湿邪，困阻脾胃，下注大肠。症见大便黏腻，排出不畅，或夹杂黏液，质软，量少，有排便不尽之感，难以冲干净。可伴乏力（身重），腹胀，口黏，舌淡红，边有齿痕，苔润或滑，色或白或黄，脉细。

临床中所见往往不是单纯的实证或单纯的虚证，也不只是单一的病机改变，更多的是寒热虚实错杂，各种病机相互兼夹，应该立足整体，把握气血阴阳的动态变化。便秘的治疗忌过用通下，宜调节升降及气血阴阳平衡。

（二）便秘的治疗

根据便秘实证为邪滞大肠，腑气闭塞不通；虚证为肠失温润，推动无力，导致大肠传导功能失常的基本病机，其治疗当分虚实而治。原则是实证以祛邪为主，据热、冷、气秘之不同，分别施以泻热、温散、理气之法，辅以导滞之品，标本兼治，邪去便通；虚证以养正为先，依阴阳气血亏虚的不同，主用滋阴养血、益气温阳之法，酌用甘温润肠之药，标本兼治，正盛便通。六腑以通为用，大便干结，解便困难，可用下法，但应在辨证论治基础上以润下为基础，个别证型虽可暂用攻下之药，也以缓下为宜。便秘常用治法为滋阴清热降气法、益气养血（养阴）法、温阳散寒法、祛湿化浊法。

1. 大肠燥结

主症：大便秘结，干燥难下，数日一行，口干，舌红少津、苔燥，脉细涩。

治法：生津润燥，行气降气。

方药：清燥润肠汤加减。郁李仁 10g，火麻仁 15g，决明子 20g，盐女贞子 20g，瓜蒌子 15g，杏仁 10g，白芍 15g，生地黄 20g，莱菔子 20g，姜厚朴 10g，制枳壳 10g。

阴虚明显加麦冬、牡蛎、玉竹、石斛、沙参；热盛较甚加玄参、蒲公英、大黄、黄芩、桑叶。

2. 血虚肠燥

主症：大便干结、排便困难，面色少华、口唇色淡，女子月经量少，舌质淡、苔薄白，脉细弱。

治法：健脾益气，养血润肠。

方药：八珍汤加减。熟党参 15g，白术 15g，茯苓 15g，当归 10g，熟地黄 15g，白芍 15g，制何首乌 20g，火麻仁 15g，枸杞子 10g，盐桑椹 15g，制枳壳 10g，蒸陈皮 5g。

3. 气阴两虚

主症：食欲不振，乏力，心烦，口干咽燥，手足心热，大便干燥，尿少，舌红，苔少，脉细数。

治法：益气养阴。

方药：白术 15g，太子参 10g，山药 15g，白芍 15g，牡蛎 30g，盐女贞子 20g，山茱萸 10g，生地黄 20g，制枳壳 10g，盐桑葚 15g，炙甘草 5g。

4. 阳气虚衰

主症：肛门有下坠感，排便无力，神疲困倦，腰膝酸软，夜间尿频，舌淡，脉沉弱。

治法：健脾益气，温肾助阳，补血填精。

方药：熟党参 15g，黄芪 20g，锁阳 15g，盐巴戟天 10g，淫羊藿 10g，酒肉苁蓉 10g，熟地黄 20g，盐桑椹 15g，制枳壳 10g，制何首乌 20g，火麻仁 15g，陈皮 10g。

5. 湿浊内阻

主症：大便黏腻，排出不畅，或夹杂黏液，质软，量少，有排便不尽之感，难以冲干净。可伴乏力（身重）、腹胀、口黏。舌淡红，边有齿痕，苔润或滑，苔色或白或黄，脉细。

治法：化湿浊，调气机。

方药：平胃散合三仁汤加减。广藿香10g，佩兰10g，厚朴10g，法半夏10g，木香10g，槟榔5g，莱菔子15g，郁李仁15g，石菖蒲10g，陈皮5g。

寒湿明显者用温脾汤、厚朴温中汤。

6. 湿热蕴结

主症：大便黏腻，排出不畅，排便不尽感，腹胀，肛门灼热。舌红，苔黄腻，脉滑数。

治法：清热燥湿，调畅气机。

方药：黄连5g，鱼腥草30g，蒲公英20g，决明子20g，生地黄20g，燀苦杏仁15g，姜厚朴10g，制枳壳10g，冬瓜子10g，大腹皮10g。

（马普伟）

五、陈金泉治疗大肠癌术后常见症的经验

在中医古文献中没有"癌症"一词，大肠癌属于中医"肠覃""积聚""肠瘤""锁肛痔"等范畴。目前多以"肠覃"名之。如《灵枢·水胀》谓："肠覃何如……寒气客于肠外，与卫气相搏，气不得荣，因有所系，癖而内著，恶气乃起，瘜肉乃生。其始生也，大如鸡卵。"《灵枢·五变》谓："人之善病肠中积聚者……则肠胃恶，恶则邪气留止，积聚乃伤，脾胃之间，

寒温不次，邪气稍至，蓄积留止，大聚乃起。"

陈金泉认为，大肠癌术后正气大伤，正气尚未完全恢复，大多数患者又受到化疗或放疗等火热之毒损伤，正气不复则无力祛邪，余邪不尽则迁延不愈，此时患者除较易发生食欲不振、恶心呕吐、大便溏泻频作之外，还可有便秘、排便无力、不能自控、白细胞减少、脱发、妇女月经失调甚至闭经、肿瘤复发或加重等症。

对大肠癌手术及化疗后的中医治疗上，陈金泉认为不同并发症及不同时期，均应辨病辨证结合，扶正祛邪并施。术后早期（15～30天）重点在于恢复食欲，调理患者胃肠功能康复；中后期则标本兼治，在扶正的基础上适当伍入有抑癌抗癌作用的中草药；接受化疗患者，化疗期间原则上不用有抑癌抗癌作用的中草药，以免犯"虚虚实实之戒"，而应将治疗重点放在扶正固本，对化疗的不良反应进行纠偏补闭，增效减毒，让患者顺利完成化疗疗程，待正气恢复后再视情况以中药固本清源，巩固治疗。如为晚期大肠癌，或患者有较严重并发症，年纪老迈，难以承受手术、化疗等者，则直接以中医药进行调治，以减轻痛苦，延续患者生命。

（一）大肠癌手术及放化疗后食欲不振的中医治疗

食欲不振是指进食的欲望降低。完全的不思进食则称之为厌食。大肠癌术后特别是化疗后，由于身心的创伤以及患者对病情的紧张、担心、忧虑，失眠以及化疗药物的不良反应等，常致相当多患者出现食欲不振、饮食无味等症状。

饮食是人体赖以生存的重要营养物质来源。《素问·平人气象论》曰"人以水谷为本，故人绝水谷则死"，脾胃为后天之本，气血生化之源。《景岳全书·脾胃》说："土气为万物之源，胃气为养生之主。胃强则强，胃弱则衰，有胃则生，无胃则死，是以养生家当以脾胃为先。"及时调理手术及化疗后患者的食欲，对恢复患者体能，有效完成化疗疗程具有重要的意义。

1. 湿困脾土

主症：纳呆厌食，脘中痞闷，身重乏力，倦怠懒言，口甘黏腻，舌苔白腻，脉濡。

病机：湿困脾土，脾不运化。

治法：祛湿运脾。

方药：苍白二陈汤加减。苍术 10g，白术 10g，陈皮 5g，法半夏 5g，茯苓 15g，甘草 5g，山楂 10g，鸡内金 10g，炒谷芽、炒麦芽各 10g，大枣 10g。

加减：兼气虚加党参、五指毛桃。

2. 湿热蕴结

主症：口干苦，或口甜黏浊，纳呆恶心或厌恶油腻，脘腹痞闷胀痛，身重肢倦。小便色黄，大便不畅，舌质红，舌苔黄腻，脉象滑数。

病机：湿热中阻，胃肠积滞。

治法：清化湿热，理气导滞。

方药：清中汤加减。黄连 5g，炒山栀子 10g，陈皮 5g，茯苓 15g，半夏 5g，甘草 5g，白豆蔻 5g，神曲 10g，大腹皮 10g，佩兰 10g，布渣叶 10g，山楂 10g。

加减：作呕加竹茹、枇杷叶。大便烂加葛根，腹痛加木香。

3. 胃阴不足

主症：饥不欲食，口渴喜饮，唇红干燥，大便干结，或五心烦热，小便黄赤、短少，舌红少津，少苔或无苔，脉细数。

病机：气阴两伤，纳化失常。

治法：益胃养阴，健脾助运。

方药：益胃汤加减。北沙参 15g，生地黄 12g，麦冬 10g，白芍 15g，石斛 10g，太子参 10g，鸡内金 10g，山楂 10g，麦芽 10g，火炭母 15g。

加减：乏力明显党参、五指毛桃。

4. 脾胃虚弱

主症：面色淡白，消瘦，胃纳欠佳，甚至不知饥饿，胃胀嗳气，或闻食则恶心欲吐，大便溏薄，苔薄白，脉沉弱无力。

病机：脾胃虚弱，运化失职。

治法：健脾助胃，消食和中。

方药：六君子汤加减。党参 15g，白术 10g，茯苓 15g，陈皮 5g，法半夏 5g，炙甘草 10g，鸡内金 10g，麦芽 10g，大枣 10g。

加减：兼脾肾阳虚加制附子 10g、干姜 5g。

（二）大肠癌放化疗后呕吐的中医治疗

大肠癌化疗后常可引起不同程度的消化道反应，常见有食减退、恶心呕吐、腹泻等症状。恶心呕吐是大肠癌化疗期消化道最常见的不良反应，发生率为 65%～85%，甚至几乎达 100%。频繁呕吐可大大降低患者的生活质量与治疗信心，严重影响化疗方案的顺利执行及整体治疗效果。减轻与控制化疗期间恶心呕吐症状，是顺利完成有效化疗的关键。恶性肿瘤是进行性消耗性疾病，化疗可使机体免疫功能急剧下降，尤其是多次化疗后，化疗药物的不良反应累加，更易克伐人体正气。

1. 痰湿困脾

主症：呕吐清水痰涎，纳差甚至饮食无味，乏力懒言，脘腹胀满，便软或烂。舌淡胖，苔白腻，脉缓。

病机：痰湿内阻，胃气上逆。

治法：温化痰湿，和胃降逆。

方药：苓桂术甘汤加味。茯苓 15g，桂枝 5g，白术 10g，甘草 5g，陈皮 5g，法半夏 5g，生姜 10g，藿香 10g，紫苏叶 10g。

加减：呕吐甚者加丁香、吴茱萸。偏虚加党参、白术。

2. 脾胃虚弱

主症：呕吐时作，饮食稍多则吐，面色淡白，神疲乏力，纳呆，大便烂，舌淡苔薄白，脉细弱。

病机：脾虚不运，胃气上逆。

治法：温中健脾，和胃止呕。

方药：六君子汤加减。党参 15g，白术 10g，茯苓 15g，法半夏 5g，陈皮 5g，砂仁 5g（后下），紫苏叶 10g。

加减：呕吐清水加桂枝、吴茱萸，脘冷加制附子、干姜。顽固性呕吐合旋覆代赭汤。

3. 胃阴不足

主症：反复呕吐，量不多或干呕，恶心，口燥咽干，饥不欲食，舌红津少，脉细数。

病机：胃失濡养，和降失常。

治法：滋养胃阴，和胃止呕。

方药：麦门冬汤加减。麦冬 10g，半夏 5g，太子参 15g，甘草 5g，枇杷叶 10g，竹茹 10g。

（三）大肠癌术后腹泻的中医治疗

1. 大肠癌术后腹泻的病因

腹泻是大肠癌术后常见问题，陈金泉认为其原因主要有以下几个方面：

（1）手术因素。部分肠段被切除，肠黏膜吸收面积和肠管内有效容积减少，以致大便含水量增加而腹泻。中低位直肠癌保肛术，因肿瘤离肛门较近，位置较低，术中肛门括约肌或盆底神经受损，导致术后肛门括约肌功能失调，直肠癌术后原直肠壶腹贮便功能下降或消失等也可致腹泻。

（2）放化疗因素。大肠癌手术后，化疗药物对肠黏膜产生直接的毒性作用，引起肠壁细胞坏死，造成吸收障碍，而致腹泻，放疗可引起放射性肠炎，出现腹泻甚至直肠糜烂、溃疡、出血。

（3）肠道菌群失调。大肠癌手术及应用抗生素后肠内细菌生态环境发生变化，某些有益的定植细菌数目减少，加上抗生素的使用，使肠道对抗生素敏感的正常菌群受到抑制，某些抗药菌株及有害菌群得以大量繁殖，引起肠内菌群失调，而致腹泻。

（4）饮食因素。手术后患者往往身体虚弱，但患者的胃肠功能还没有完全恢复，术后过多过快补充营养造成吸收消化不良，增加了胃肠负担，导致腹泻。此即中医所谓"水反为湿，谷反为滞"也。

2. 大肠癌术后腹泻的常见证型

（1）湿热下注

主症：腹痛腹泻，大便急迫，肛门灼热，下坠不适，大便黄白黏冻，舌淡红，苔黄腻，脉滑数。

病机：湿热内蕴，下迫大肠。

治法：清热利湿，厚肠止泻。

方药：葛根芩连汤加减。葛根20g，黄芩10g，黄连5g，茯苓15g，土茯苓20g，薏苡仁15g，白花蛇舌草20g，半枝莲20g，焦山楂10g，甘草5g。

加减：恶心呕吐加法半夏、竹茹以清胃止呕，腹胀痛加木香、厚朴以行气止痛，胃纳差加鸡内金、布渣叶以消食导滞，里急后重加木香。

（2）脾虚夹湿

主症：大便烂，体倦乏力，腹胀肠鸣，纳差少食。舌淡，苔白腻，脉缓。

病机：脾虚湿阻，运化失职。

治法：健脾益气，运中止泻。

方药：参苓白术散加减。党参15g，白术10g，茯苓15g，甘草5g，白扁豆10g，山楂10g，六神曲10g，麦芽10g，莲子15g，薏苡仁15g，豆蔻10g，陈皮10g，广藿香10g。

加减：大便失禁者加石榴皮、益智仁、赤石脂，大便无力者加黄芪、升麻，怕冷、四肢不温者加制附子、炮姜。

（四）白细胞减少的中医治疗

化疗药对人体骨髓常可造成不同程度的抑制作用，可导致白细胞特别是粒细胞减少，随着化疗药物剂量的增加，血小板和红细胞也会受不同程度的影响。进而出现头晕乏力、皮下及牙周出血、皮肤瘀斑及易并发感染等症状。

陈金泉认为大肠癌化疗后由于化疗药物的不良反应可致人

体的脾肾虚损，气血亏虚。肾主骨，骨生髓，脾主受纳，主统血，为气血生化之源。脾肾功能受损，致肾不生髓，脾不生血，出现一派气血两虚，脾肾亏损的症状。

陈金泉经验方：参芪升白汤。

主症：化疗后神疲乏力，畏寒，易发感冒，自汗乏力，腰腿酸软，头晕眼花，纳差，低热咽干，生化检查白细胞明显减少，舌淡红，苔白。

病机：脏腑亏损，气血两亏。

治法：益气生血，补益脾肾。

方药：党参20g，黄芪20g，鸡血藤30g，五指毛桃30g，当归10g，黄精15g，枸杞子10g，白术10g，骨碎补10g，灵芝10g。

加减：食欲不振加鸡内金、麦芽；脱发加菟丝子10g、何首乌15g；腰膝酸软加桑寄生、杜仲；偏阴虚加女贞子、桑椹子；气血两虚甚者加红参、鹿茸；血小板减少加鹿茸、阿胶、仙鹤草。妇女患者月经不调加益母草、熟地黄；闭经加淫羊藿、菟丝子、熟地黄。

方解：参芪升白汤以党参为君。党参具有补中益气、健脾益肺的功效，能"大补肺中元气"（《本草从新》），可"主补五脏，安精神，定魂魄"（《神农本草经》）。以黄芪、当归为臣。黄芪配伍当归，为当归补血汤，可补气生血。以鸡血藤、五指毛桃、黄精、枸杞子、白术、骨碎补、灵芝为佐使。五指毛桃，又名五爪龙、土黄芪，具有健脾补肺、行气利湿、舒筋活络之功效，药性平和，补而不燥，有"南芪"之称。白术健脾益气，燥湿利水。鸡血藤味苦微甘、性温，色赤入血，质润行散，具有活血舒筋，养血调经的功效。黄精"补中益气，安五脏，益脾胃，润心肺，填精髓"(《本草从新》)。枸杞子养肝，滋肾，润肺，补益精气。骨碎补入肝、肾经，补益肝肾，强筋壮骨。灵芝益气血、安心神、健脾胃。全方有益气生血、健脾滋肾、补髓填精之功效。

（马普伟）

六、陈金泉治疗泄泻经验

陈金泉认为，泄泻的病因，概括起来主要有外感和内伤，外感风、寒、热、湿均可引起泄泻，《素问·生气通天论》曰："因于露风，乃生寒热，是以春伤于风，邪气留连，乃为洞泄。"《素问·阴阳应象大论》曰："清气在下，则生飧泄。"又曰："湿胜则濡泄。"外感之中湿邪最为重要，脾恶湿，外来湿邪，最易困阻脾土，致脾失健运，升降失调，水谷不化，清浊不分，混杂而下，形成泄泻，其他诸多外邪只有与湿邪相兼，方能致泻。内伤主要有饮食不节、起居失常、情志失调等，均可发生泄泻。内伤当中脾虚最为关键，《素问·脉要精微论》曰："胃脉实则胀，虚则泄。"《素问·脏气法时论》曰："脾病者……虚则腹满肠鸣，飧泄食不化。"脾胃为泄泻之本，脾主运化水湿，脾胃当中又以脾为主，脾病脾虚，健运失职，清气不升，清浊不分，自可成泻，其他诸如寒、热、湿、食等内、外之邪，以及肝、肾等脏腑所致的泄泻，都只有在伤脾的基础上，导致脾失健运时才能引起泄泻。同时，在发病和病变过程中，外邪与内伤、外湿与内湿之间常相互影响。外湿最易伤脾，脾虚又易生湿，互为因果。因此，本病的基本病机是脾虚湿盛致使脾失健运，大小肠传化失常，升降失调，清浊不分。

　　泄泻的辨证，要看起病新、久，新病多实，久病多虚或虚实夹杂。从大便性状、伴随症状、舌象、脉象辨证寒热虚实，如粪质清稀如水，或完谷不化，腹中冷痛，肠鸣，畏寒喜温，多属寒证；泻下急迫，肛门灼热，粪便臭味较重，便后不爽，常因进食辛辣燥热食物而诱发者，多属热证；病程较长，腹痛不甚且喜按，稍进油腻或饮食稍多即泻者，多属虚证；起病急，病程短，腹痛拒按，泻后痛减，多属实证；大便完谷不化，臭如败卵，苔腐脉滑，多为伤食；大便稀溏，其色黄褐，泻物臭秽，舌红苔黄腻，多系湿热。

　　本病初在脾胃，病久及肝肾，形成肝脾不和、脾肾两虚之候。每因情志因素使泄泻发作或加重，腹痛肠鸣即泻，泻后痛减，矢气频作，胸胁胀闷者，多属病在肝；五更泄泻，完谷不化，小腹冷痛，腰酸肢冷者，多属病在肾。

　　临床治疗急性泄泻以湿盛为主，重在祛湿，根据夹寒、夹热的不同，分别采用温化寒湿与清化湿热之法，如平胃散和葛根芩连汤；兼有表证者，佐以疏表，如藿香正气散；食滞者，佐以消导之剂。慢性泄泻以脾虚为主，当予健脾补虚，佐以祛湿，如参苓白术散；脾虚清阳不升，加入风药如升麻、葛根、柴胡等，以升举阳气；兼有肝郁气滞者，合用疏肝解郁，如四逆散；肝旺疏泄太过者，佐以敛肝缓急，如痛泻要方；脾肾两虚者，宜附子理中丸合四神丸；久泻滑脱不禁者，可加入收涩之品如赤石脂、石榴皮、诃子等。

　　温脾固泻汤（陈金泉经验方）

　　主症：泄泻、腹痛、腹胀经久不愈，畏寒怕冷。舌淡苔白，脉缓无力等。

　　应用：健脾补肾，温阳止泻。

主治：脾肾阳虚型慢性泄泻等。

处方：党参 20g，白术 15g，茯苓 15g，制附子 10g（先煎），炮姜 5g，肉豆蔻 10g，肉桂 5g（泡服），石榴皮 15g，陈皮 5g，炙甘草 5g。

用法：水煎服，加水 800mL，煎至 200mL，温服，药渣复煎，日服 2 次。

方解：党参、白术、茯苓、陈皮健脾化湿，理气消胀；制附子、炮姜、肉豆蔻、肉桂温肾散寒，补火生土；石榴皮合炮姜、肉豆蔻固肠止泻；甘草补中兼调和诸药。全方共奏健脾补肾，温阳止泻之功。

适应人群：脾肾阳虚型慢性结肠炎及溃疡性结肠炎等人群。

临床加减：腹痛加木香，纳呆加鸡内金、炒谷芽、炒麦芽，溃疡性结肠炎便血加赤石脂、仙鹤草等。

案例：段某，男，40 岁。脐腹疼痛，大便泄泻，日排 5～6 次，时为水样，带黏液白冻 4 年多。伴肠鸣如雷、矢气频作，神疲乏力，多汗，动则大汗淋漓。平时遇寒冷天气，空调环境，饥饿，进食油腻，精神紧张等时尤易腹泻。全结肠结肠镜检查未见异常，曾到多家省市医院诊疗，诊断为肠易激综合征。屡用中西医药治疗，经久不愈。陈金泉初诊见患者身高体胖，面色淡白，头面汗出如雨，腹冷肢凉，舌淡红，苔白，齿印，脉缓无力。给予温脾固泻汤补火生土，固肠止泻，加黄芪、煅牡蛎以固表止汗。7 日后复诊患者诉服药第 1 剂大便即较成形，精神好转，乏力、肠鸣、腹胀、多屁、出汗等症显减，舌脉如前，守上方加减调治 2 个月，多年顽泻终得治愈。随访 3 年，以上诸症无复发。

（马普伟）

七、陈金泉治疗缺血性结肠炎经验

缺血性结肠炎是结肠供血不足而导致结肠黏膜坏死和溃疡形成的一种缺血性肠病，临床主要表现为急性腹痛、便血、大便次数增多等，病情发展迅速，严重者可出现肠坏死、穿孔及休克，是临床急症之一，多见于60岁以上的老年人。陈金泉认为，本病尚没有统一的诊断标准，加之部分临床医生对本病的认识不足，误诊率高，提高早期诊断率对于本病的治疗和预后尤为重要。

陈金泉认为，根据本病的临床表现可归属于"蓄血""瘀血腹痛""便血"等范畴。中医辨证多为"血瘀证"，如临床多见腹痛痛有定处，拒按，便血色暗或夹有血块，舌质紫暗，或有瘀斑，脉涩等。《血证论·瘀血》云："瘀血在中焦，则腹痛胁痛……瘀血在下焦，则季胁、少腹胀满刺痛，大便黑色。"《三因极一病证方论·失血叙论》曰："夫血犹水也……万一微爽节宣，必至壅闭，故血不得循经流注……或泣或散，或下而亡反，或逆而上溢，乃有吐、衄、便、利、汗、痰诸证生焉。"本病的病机多为瘀血阻络，不通则痛；血不循经，血溢脉外。其治疗以"通"为治疗大法，以活血化瘀为基本治则，《医学真传·心腹痛》曰："夫通则不痛，理也。但通之之法，各有不同，调气以和血，调血以和气，通也。"

陈金泉认为，本病的病机为气虚血瘀，不通则痛，肠膜失营则溃烂。治法上提倡以通为用，祛瘀生新，慎用止血法。以祛瘀活血，行气止痛，和营生肌为法。方药可选用膈下逐瘀汤、少腹逐瘀汤、桃红四物汤、失笑散等。

在辨证为气滞血瘀的基础上，陈金泉常用经验方——自拟活血通瘀汤，处方：当归 10g，赤芍 10g，桃仁 10g，红花 5g，毛冬青 30g，五灵脂 10g，延胡索 20g，川芎 10g，台乌药 10g，枳壳 10g，甘草 5g。便血较多者加三七粉（冲服）3g；兼有湿热者加黄芩 10g、黄连 5g；伴有脾胃虚弱者，加党参 15g、炙黄芪 30g；肠腔狭窄者加牡蛎 30g、土鳖虫 10g。每日 1 剂，水煎分 2 次温服。

方中当归、川芎、赤芍养血活血，与逐瘀药同用，可使瘀血祛而不伤阴血；桃仁、红花、五灵脂破血逐瘀，以消积块；乌药、枳壳、延胡索行气止痛；川芎不仅养血活血，更能行血中之气，增强逐瘀之力；甘草调和诸药；共奏活血化瘀、行气止痛之功，对缺血性结肠损伤可起到化瘀生新的作用。临床可随证加减灵活使用，不仅可以改善微循环和防治血栓形成，而且对缺血再灌注损伤也具有明显的改善作用。

近年来，一些中老年人反复餐后或入睡后突然出现不明原因腹痛，甚至痛醒为止。患者醒后，或行走活动或饮热水后，腹痛缓解。此类患者腹痛的同时很少伴有便血症状，而且结肠镜检查及有关血液流变检查一般也无明显异常。但患者多伴有高血压、高血脂、冠心病、糖尿病、肥胖等基础疾病，临床不少医师以常规对症或辨证治疗，效果并不理想。陈金泉认为这种腹痛可能为早期无便血型缺血性肠炎，辨之为瘀血性腹痛，以上方自拟活血通瘀汤治之，常收到比常规辨证治疗更好的效果。

（马普伟）